O GUIA COMPLETO DOS ÓLEOS ESSENCIAIS

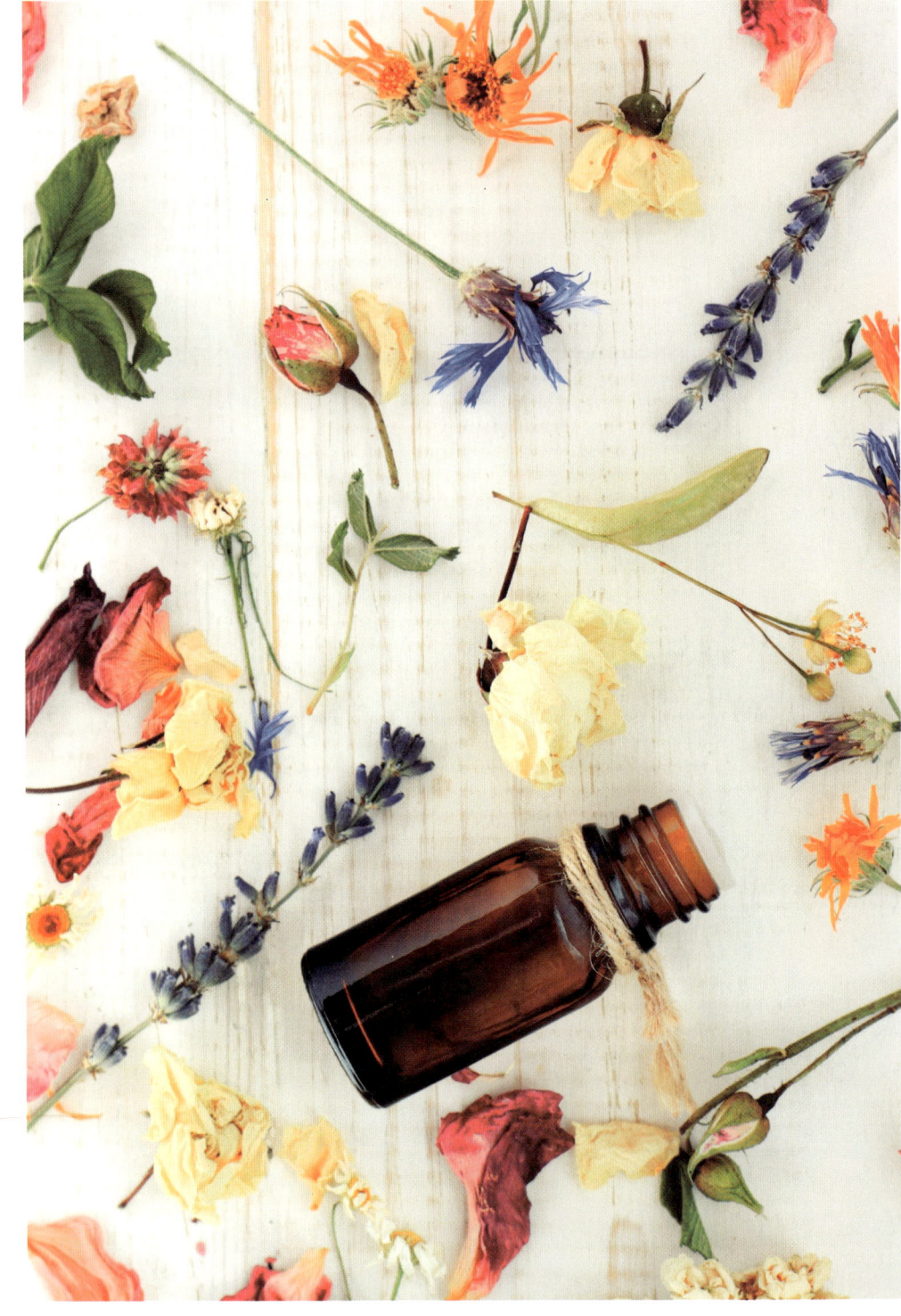

O GUIA COMPLETO DOS ÓLEOS ESSENCIAIS

Como usar os óleos essenciais para a saúde, a beleza e o bem-estar

GILL FARRER-HALLS

Tradução
Marcelo Cipolla

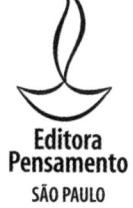

Editora
Pensamento
SÃO PAULO

Título do original: *The Complete Guide to Essential Oils.*
Copyright © 2017 Quintet, um selo da Quarto Group.
Edição publicada pela Sweet Water Press, mediante acordo com a Quinted, um selo da Quarto Group.
Copyright da edição brasileira © 2018 Editora Pensamento-Cultrix Ltda.
Texto de acordo com as novas regras ortográficas da língua portuguesa.
1ª edição 2018. / 2ª reimpressão 2021.

Todos os direitos reservados. Nenhuma parte deste livro pode ser reproduzida ou usada de qualquer forma ou por qualquer meio, eletrônico ou mecânico, inclusive fotocópias, gravações ou sistema de armazenamento em banco de dados, sem permissão por escrito, exceto nos casos de trechos curtos citados em resenhas críticas ou artigos de revista.

A Editora Pensamento não se responsabiliza por eventuais mudanças ocorridas nos endereços convencionais ou eletrônicos citados neste livro.

Concebido, projetado e produzido por:
Quintet, um selo da Quarto Group
Ovest House
58 West Street
Brighton
BN1 2RA
Reino Unido

Editores do projeto: Jessica Cowie, Cara Frost-Sharratt, Leah Feltham
Designers: Tania Gomes, Tokiko Morishima, Marie Boulanger
Pesquisa de imagens: Lauren Azor

O objetivo deste livro é puramente educativo e ele não tem a pretensão de oferecer nenhum tipo de conselho médico. As gestantes e lactantes, os idosos e todos quantos sofrem de uma doença grave devem consultar um profissional de saúde qualificado antes de usar óleos essenciais. Antes de usá-los, sempre leia as informações fornecidas, e saiba que alguns óleos não são adequados para uso em bebês e crianças.

Os óleos essenciais devem ser armazenados fora do alcance das crianças e dos animais domésticos. Evite o contato com os óleos; caso ocorra tal contato, consulte um médico imediatamente. Alguns óleos podem causar irritação na pele, e aconselha-se que as pessoas de pele sensível façam um teste numa pequena área de pele 24 horas antes do uso. A ingestão de óleos essenciais é desaconselhada, exceto em casos indicados de forma específica.

Dados Internacionais de Catalogação na Publicação (CIP)
(Câmara Brasileira do Livro, SP, Brasil)

Farrer-Halls, Gill
   Guia completo dos óleos essenciais: como usar os óleos essenciais para a saúde, a beleza e o bem-estar/Gill Farrer-Halls; tradução Marcelo Cipolla. -- São Paulo: Editora Pensamento Cultrix, 2018.

   Título original: The Complete Guide to Essential Oils.
   ISBN 978-85-315-2024-2

   1. Aromaterapia 2. Essências e óleos essenciais 3. Essências e óleos essenciais - Uso terapêutico I. Título.

18-15731   CDD-615.3219

Índices para catálogo sistemático:
1. Aromaterapia : Terapia alternativa 615.3219
Iolanda Rodrigues Biode - Bibliotecária - CRB-8/10014

Direitos de tradução para o Brasil adquiridos com exclusividade pela EDITORA PENSAMENTO-CULTRIX LTDA., que se reserva a propriedade literária desta tradução.
Rua Dr. Mário Vicente, 368 – 04270-000 – São Paulo – SP
Fone: (11) 2066-9000
http://www.editorapensamento.com.br
E-mail: atendimento@editorapensamento.com.br
Foi feito o depósito legal.

Créditos das imagens
a = no alto, b = embaixo, e = à esquerda, d = à direita, m = no meio

Alamy: Tim Gainey, p. 69be; Phanie, p. 69bd, 72bd; Avalon/Photoshot License, p. 132; D. Hurst, p. 142be; Art of Nature, p. 157

Getty Images: Anna-Ok, p. 2; MacoMarchi, p. 6a; JGI/Jamie Grill, p. 6be; Russell Sadur, p. 9; 5second, p. 11ae; ChamilleWhite, pp. 13, 103; Bernard Radvaner/Corbis, p. 19; Albertem, p. 21; Thuy Tran/EyeEm, p. 29; Tier Und Naturfotografie J. und C. Sohns, p. 35; Milles Studio, p. 37b; Foxys_forest_manufacture, p. 39be; Nanthaphiphat_Watto, p. 41; Kerrick, p. 50a; violetta, p. 53; bunhill, p. 63; Westend61, p. 67; La_vanda, p. 69a; sykono, p. 71d; Garo/Phanie, p. 72a; Stieglitz, p. 72be; Victoria Pearson, p. 79e; Erika McConnell, p. 79d; simaric, p. 83; Merethe Svarstad Eeg/EyeEm, p. 84a; gehringj, p. 91e; SondraP, p. 92a; jennybonner, p. 92be; janaph, p. 92bd; Ignacio Palacios, p. 95; Anne Hyde, p. 97bd; LazingBee, p. 100a; hereswendy, p. 100be; Visuals Unlimited, Inc./David Sieren, p. 100bd; Joan Ransley, p. 105bd; Flowerphotos/Contributor, p. 107; Maya23K, p. 109; Rimma_Bondarenko, p. 111; Coput, p. 112a; Yelena Yemchuk, p. 117; Taka, p. 119; Bico_raro, p. 123; microgen, p. 127; JohnnyGreig, p. 129; EasterBunnyUK, p. 131; GlobalStock, p. 135; Fran Gealer, p. 137a; sorsillo, p. 137b; jaminwell, p. 141a; DavorLovincic, p. 142bd; James and James, p. 143; Yannick Tylle, p. 151; fotomem, p. 153; moodboard, p. 155

Shutterstock: lizabarbiza, p. 11be; Madeleine Steinbach 22t; Antonova Ganna, p. 25; janaph, p. 27; Leonardo Da, p. 33; Kerdkanno, p. 39a; spkphotostock, p. 39be; Todja, p. 39md; Artem Shadrin, p. 42a; VICUSCHKA, pp. 42be, 49; SherSor, p. 50be; Fortforks, p. 57a; Hulia Sudnitskaya, p. 64; Oleysa Baron, p. 71e; Melpomene, p. 77ae; Cindy Hughes, p. 77ad; Shumytskyi Oleh, p. 77md; images, pp. 72, 77b; Billion Photos, p. 81b; MATHIR MOHD YASIN, p. 84bd; NeydtStock, p. 105a; Bozhena Melnyk, p. 114; BABAROGA, p. 121; Dory F., p. 144; Swapan Photography, p. 149a; KatieKK, p. 149b

Stocksy: Nataša Mandic, p. 6bd; Helen Rushbrook, p. 11bd; Pixel Stories, p. 14a; Jovana Rikalo, p. 22me; Juan Moyano, p. 30; Mosuno, p. 42bd; Daniel Kim Photography, p. 45; Zocky, p. 57be; Naoko Kakuta, p. 57bd; Dobránska Renáta, p. 59; Federica Di Marcello, p. 61; Lumina, pp. 75, 81a, 147; Marilar Irastorza, p. 84be; Rhonda Adkins, p. 87e; Good Vibrations Images, p. 97a; Lyuba Burakova, p. 97be; Elessio Bogani, p. 105be; Nadine Greeff, p. 125; Christine Han, p. 139

Também: Lauren Azor, p. 112

Embora tenhamos enviado todos os esforços para atribuir aos fotógrafos os devidos créditos, o selo Quintet, do Quarto Group, gostaria de pedir desculpas antecipadamente caso tenha ocorrido qualquer omissão ou erro. Assumimos o compromisso de fazer as correções cabíveis nas futuras edições deste livro.

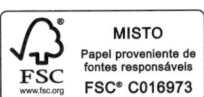

SUMÁRIO

INTRODUÇÃO 7
OS ÓLEOS ESSENCIAIS

FLORAIS
Lavanda 10
Camomila-romana e
   Camomila-vulgar 14
Gerânio 18
Rosa-damascena e
   Rosa centifólia 22
Néroli 26
Jasmim 30
Ilangue-ilangue 34

CÍTRICOS
Bergamota 38
Laranja-doce 42
Tangerina 46
Limão-siciliano 50
Grapefruit 54
Limão comum (Lima ácida) 58

HERBÁCEOS
Manjerona 60
Alecrim 64
Esclareia 68
Erva-doce 72
Hortelã-pimenta 76

AMADEIRADOS
Sândalo 80
Junípero 84
Cipreste 88
Eucalipto *globulus* 92
Pinho 96
Melaleuca 100
Cedro-do-atlas 104

ESPECIARIAS
Gengibre 108
Pimenta-do-reino 112
Cardamomo 116
Folha de canela 120
Cravo 122
Noz-moscada 126

GRAMÍNEAS E FOLHAS
Petitgrain 128
Palmarosa 132
Patchouli 1 136
Capim-limão 140
Murta 144

RESINAS E RAÍZES
Olíbano 148
Mirra 152
Vetiver 154
Benjoim 156

GLOSSÁRIO 158
ÍNDICE REMISSIVO 159

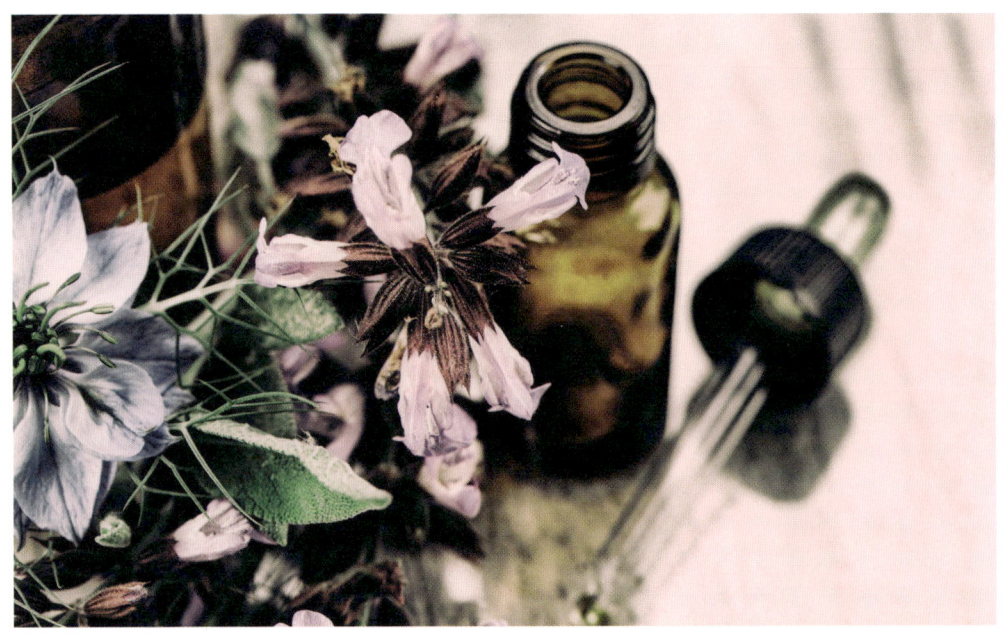
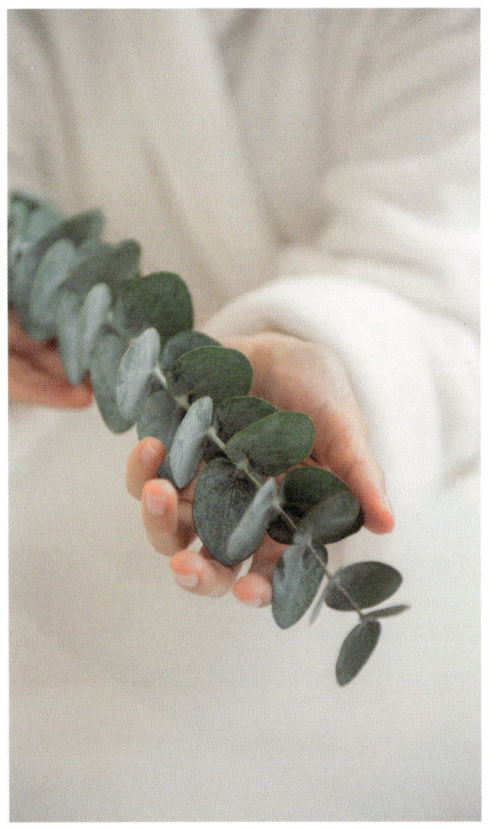
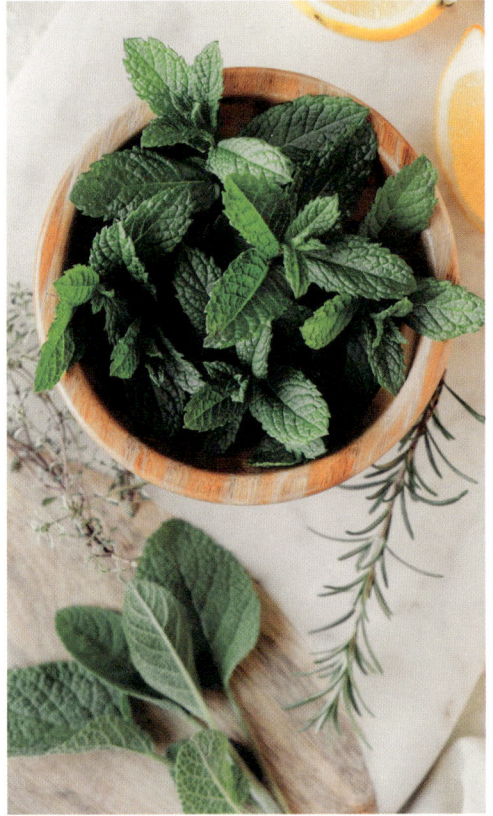

INTRODUÇÃO

Nas últimas décadas, os óleos essenciais têm se tornado cada vez mais populares. Certas pessoas recebem, regularmente ou de vez em quando, uma massagem com aromaterapia; muitas outras usam óleos essenciais no banho de imersão, em incensos, cremes e loções e em diversos lugares da casa. Os óleos essenciais constituem, assim, alternativas naturais aos sabonetes, detergentes, purificadores de ar e produtos de limpeza de base química.

Este livro se dirige ao leitor leigo e constitui uma introdução simples a uma ampla variedade de óleos essenciais, fornecendo todas as informações básicas de que você precisa, inclusive instruções para que os óleos sejam usados com eficácia e segurança. Para cada óleo essencial, são apresentados os detalhes da família botânica, método de extração, descrição da fragrância e propriedades terapêuticas (você encontrará um glossário de termos técnicos na página 158). O perfil de cada óleo essencial também traz uma receita simples para que você possa criar seus próprios produtos de aromaterapia usando diferentes óleos, assim com as ervas e demais plantas das quais eles são extraídos.

O QUE SÃO OS ÓLEOS ESSENCIAIS?

Os óleos essenciais são derivados de essências aromáticas que ocorrem naturalmente em certas plantas perfumadas. Essas essências desempenham um papel importante na natureza, pois ajudam as plantas aromáticas a crescer e se multiplicar; os aromas atraem abelhas para polinizá-las e repelem insetos e outros animais predadores. Nem todas as plantas são aromáticas, mas muitas são perfumadas ou têm cheiro forte. Os óleos essenciais são derivados daquelas partes das plantas que contêm as essências aromáticas – ervas, flores, frutos ou bagas, sementes, folhas e especiarias. As essências vegetais que ocorrem naturalmente são dotadas de estruturas químicas complexas baseadas no processo de fotossíntese. Esse processo transforma a energia transmitida pela luz solar e a combina com nutrientes tirados do ar, da água e da terra. A destilação a vapor é o método de extração mais utilizado para produzir óleos essenciais, mas existem outros métodos, entre os quais a simples pressão aplicada à casca de uma fruta, por exemplo. Trata-se de algo que podemos tentar fazer em casa – esmagando a casca de uma laranja, podemos extrair algumas gotas do óleo essencial dessa fruta. Embora os óleos essenciais sejam tecnicamente lipídeos (gorduras) e, portanto, não se dissolvam em água, são, em sua maioria, transparentes, líquidos e de consistência não gordurosa.

Para que os óleos essenciais sejam usados com segurança, em primeiro lugar devem ser dissolvidos em outros óleos que lhes sirvam de veículo, como o óleo de amêndoa, ou em álcool. Os óleos essenciais são altamente concentrados, o que significa que são muito poderosos, e é por isso que em geral são diluídos antes de serem aplicados sobre a pele. Eles são, além disso, voláteis, o que significa que evaporam rapidamente quando expostos ao ar. É isso que lhes dá a capacidade de perfumar, e é também por isso que você deve tampar o frasco de óleo assim que terminar de usá-lo.

AS FRAGRÂNCIAS NO DECORRER DA HISTÓRIA

Os óleos essenciais eram de difícil obtenção até a descoberta da destilação a vapor, provavelmente pelo persa Avicena no século X d.C. Não obstante, os aromas das plantas desempenhavam papel significativo nas culturas antigas. Um dos usos mais importantes dessas fragrâncias e, depois, dos óleos essenciais, era o de agradar e aplacar os deuses. O incenso e outros preparados aromáticos eram queimados para que a fumaça perfumada subisse aos céus e fosse por eles acolhida. Esse tipo de súplica e de oferenda perfumada era feita para aplacar divindades que se iravam com facilidade; visava-se também atrair a boa fortuna e colheitas abundantes e evitar as enchentes, as epidemias e a fome.

As substâncias aromáticas também eram oferecidas aos deuses em rituais sagrados porque eram caras e muito apreciadas. As valiosas propriedades de cura da queima de ervas aromáticas foram descobertas quase por acidente, quando sacerdotes que faziam oferendas perceberam que a inalação da fumaça os deixava tranquilos ou revigorados, ou até os ajudava a se recuperar de doenças. Cada cultura antiga tinha seus próprios métodos de uso das substâncias aromáticas, além do uso sagrado. No Egito antigo, a rainha Cleópatra não seduziu Marco Antônio somente por sua beleza, mas também por sua habilidade no uso de perfumes e no preparo de ambientes. Ela desceu o Nilo para encontrá-lo num navio cujas velas estavam impregnadas de óleo de rosa, o mais afrodisíaco – e o mais caro – de todos os perfumes.

O melhor olíbano era aquele extraído de árvores que nasciam no sudoeste da Península Arábica. Ele e outras especiarias e substâncias aromáticas eram tão valiosos que chegavam a ser usados como moedas de troca. Esse fato deu à Arábia vantagens significativas no comércio e na economia, e as coisas ainda estavam nesse pé quando Shakespeare escreveu *Macbeth*, a "peça escocesa". Lady Macbeth enlouquece e, sonâmbula, pronuncia os famosos versos: "Está aqui ainda o cheiro de sangue. Nem todos os aromas da Arábia bastarão para perfumar esta mãozinha".

SEGURANÇA

Os óleos essenciais são muito concentrados e podem ser perigosos se não forem usados corretamente. Para se convencer desse fato, pense que são necessárias milhares de pétalas de jasmim para produzir uma única gota de um óleo essencial dessa flor. Essa potência deve ser respeitada, e é importante manipular corretamente os óleos essenciais. Seguindo as diretrizes abaixo, você poderá usar os óleos essenciais de modo seguro e eficaz.

- Nunca faça uso oral dos óleos essenciais; nunca os ingira, a menos que tenham sido bem diluídos segundo as instruções das receitas. Muitas vezes, os aromaterapeutas não têm permissão legal para sugerir que seus pacientes façam uso interno de óleos essenciais. Evite todo contato com as mucosas da boca e dos olhos.

- Alguns óleos essenciais podem irritar a pele caso sejam aplicados em sua forma pura, não diluída. Por isso, essa aplicação pura em geral não é recomendada (com poucas exceções). Somente aplique à pele óleos essenciais adequadamente diluídos, a menos que haja instruções específicas em contrário.

- O perfil de cada óleo essencial indica se ele é capaz de causar irritação em pessoas de pele sensível. É possível que uma leve vermelhidão ou prurido decorra do uso desses óleos ou de qualquer outro. Se isso acontecer, aplique um pouco de base para creme ou de óleo carreador à área afetada e coloque sobre ela uma flanela fria e úmida até que os sintomas desapareçam.

- Nunca aumente a quantidade de óleo essencial prescrita nas receitas e siga rigorosamente as instruções.

- Se, por acidente, uma gota de óleo essencial entrar em seus olhos, use uma pequena quantidade do óleo carreador para dilui-lo. Absorva os óleos com um pano macio antes de lavar os olhos com água fria. Depois, procure urgentemente um médico.

O USO DOS ÓLEOS ESSENCIAIS

Os aromaterapeutas fazem massagens em seus clientes usando uma mistura de óleos essenciais num óleo carreador. Para o uso doméstico, entretanto, em geral se recomendam os seguintes métodos:

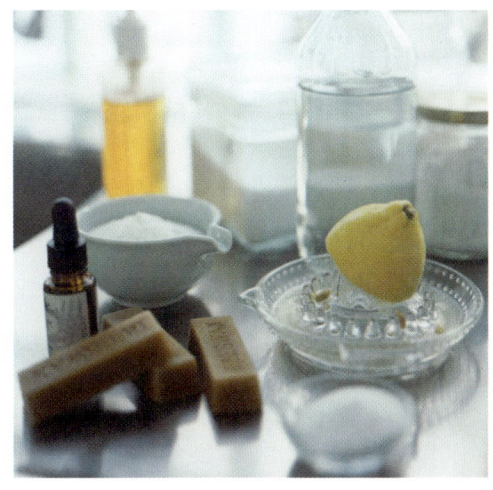

- **Banhos de imersão**
  Pode-se acrescentar de 3 a 6 gotas de óleo essencial no banho de imersão, mas o melhor é dilui-lo no óleo de base para banho. A maioria dos óleos de base são dispersantes que criam um efeito leitoso quando os óleos se espalham pela água.
- **Inalação de vapor**
  Quem está resfriado ou sofre de sinusite ou outro problema respiratório pode usar a inalação de vapor para aliviar os sintomas e apressar a recuperação. Acrescente de 2 a 4 gotas do óleo essencial recomendado em uma vasilha com água fervente. Coloque uma toalha sobre a cabeça e, mantendo o rosto a uma distância segura da água quente, inale o vapor durante alguns minutos.
- **Vaporizadores e queimadores**
  Os queimadores de cerâmica são fáceis de usar. A base contém uma vela e a pequena vasilha, em cima, contém água e óleo essencial. Despeje água na vasilha, acenda a vela e pingue até 8 gotas de óleo essencial na água; o óleo flutuará sobre ela. À medida que o calor aumentar, o aroma ficará mais forte. Os óleos essenciais antissépticos e antivirais impedem a disseminação de infecções, ao passo que qualquer óleo essencial perfumará sua sala. Os vaporizadores são elétricos e não usam água; seu efeito é semelhante ao do queimador.
- **Perfumes e aromatizantes de ambientes**
  Para fazer um perfume simples, você pode usar um frasco de vidro *roll-on* de 10 ml. Encha metade do frasco com óleo de jojoba e acrescente no máximo 20 gotas de óleo essencial. Agite o frasco para misturar os óleos, complete com óleo de jojoba e agite de novo antes de tampar o frasco com a tampa *roll-on*. Para aromatizadores de ambientes, você precisa de um frasco borrifador de 100 ml, feito de vidro escuro. Despeje no frasco um pouco de base feita de álcool de cereais, fixador e dipropilenoglicol (álcool para perfumaria – ver p. 40), acrescente 20 gotas de óleo essencial e agite bem. Complete com água destilada e agite de novo.
- **Compressas frias e quentes**
  As compressas que usam óleos essenciais são boas para primeiros socorros. Compressas quentes aplicadas sobre os rins e a região lombar aliviam a cistite, ao passo que compressas frias aliviam a dor e o inchaço de luxações e distensões. Encha uma vasilha com água bem quente ou com água fria e gelo. Pingue 2 ou 3 gotas do óleo essencial recomendado na superfície da água; elas se espalharão e formarão uma finíssima película. Use uma flanela para absorver parte do óleo e da água e aplique sobre a área afetada. Repita 2 ou 3 vezes.

FLORAIS

LAVANDA

Lavandula angustifolia "Mill", Lavandula officinalis

Família botânica:
Lamiaceae (Labiatae)

Planta popular e tradicional, a lavanda é vista em muitos jardins europeus. No verão, o arbusto produz longas espigas que trazem, nas pontas, flores roxas e perfumadas.

MÉTODO DE EXTRAÇÃO: As pontas das espigas da lavanda, onde nascem as flores, são submetidas a destilação a vapor.

REGIÕES DE ORIGEM: Austrália, Bulgária, Inglaterra, França, Hungria, Marrocos, Espanha, Tasmânia.

CARACTERÍSTICAS: O óleo essencial de lavanda é claro, pouco espesso e pinga facilmente do frasco.

DESCRIÇÃO DA FRAGRÂNCIA: A lavanda tem notas de topo limpas, frescas e florais e notas de fundo sutis, verdes e herbáceas. Em geral é descrita como uma nota de meio em perfumaria.

SEGURANÇA NO USO: Evite durante os primeiros três meses de gravidez, sobretudo se houver histórico de aborto espontâneo.

DESCRIÇÃO DA PLANTA

O arbusto de lavanda muitas vezes se encontra rodeado de insetos, inclusive abelhas, que o visitam para se banquetear do néctar das flores.

Hoje existem diversas variedades de lavanda, entre as quais a *alba*, com flores brancas, e os tipos *munsted* e *hidcote*, compactos com espigas florais grandes. Todas as variedades de lavanda são arbustos perenes e folhosos, com flores lineares prateadas, cinzentas ou verdes e flores roxas, violetas, azuis ou brancas que dão em espigas.

PERFIL DE MISTURA

A lavanda combina bem com muitos outros óleos essenciais, em especial os florais, como rosa, gerânio e camomila; os cítricos, como bergamota, laranja-doce e *grapefruit*; e os herbáceos, como manjerona, esclareia e manjericão.

USOS TRADICIONAIS

Tradicionalmente, flores secas de lavanda eram colocadas dentro de sachês de gaze e usadas para deixar as roupas perfumadas, frescas e livres de insetos. A água de lavanda era usada como *eau de toilette*. O óleo essencial de lavanda tem uma longa tradição de uso no setor de cosméticos e em sabonetes, talcos e muitos outros produtos.

PROPRIEDADES TERAPÊUTICAS

Analgésico, antidepressivo, antiflogístico, antisséptico, antiviral, bactericida, carminativo, cicatrizante, citofilático, cola-

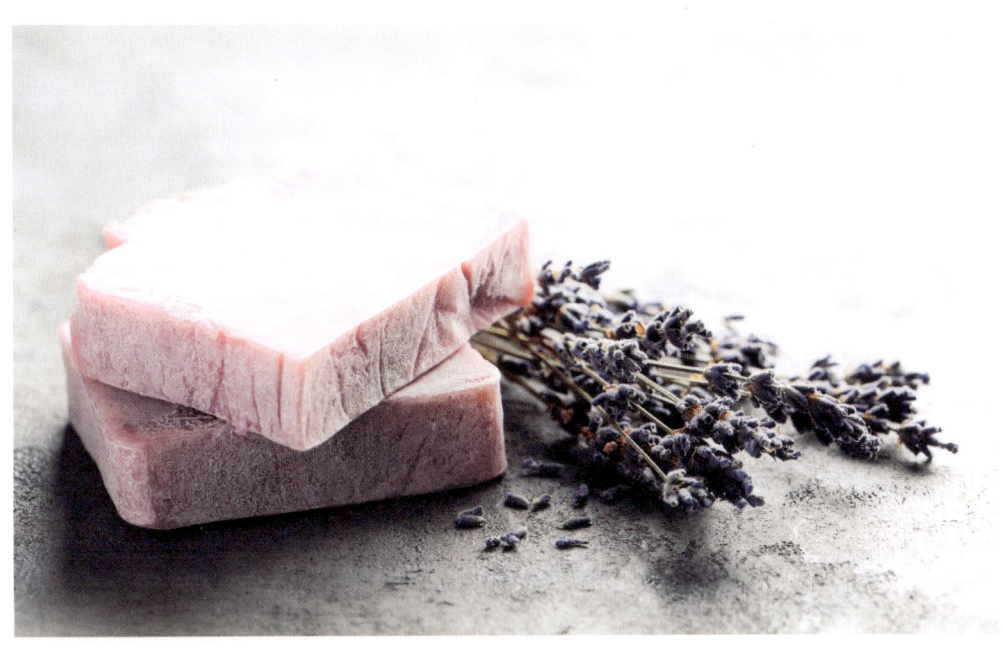
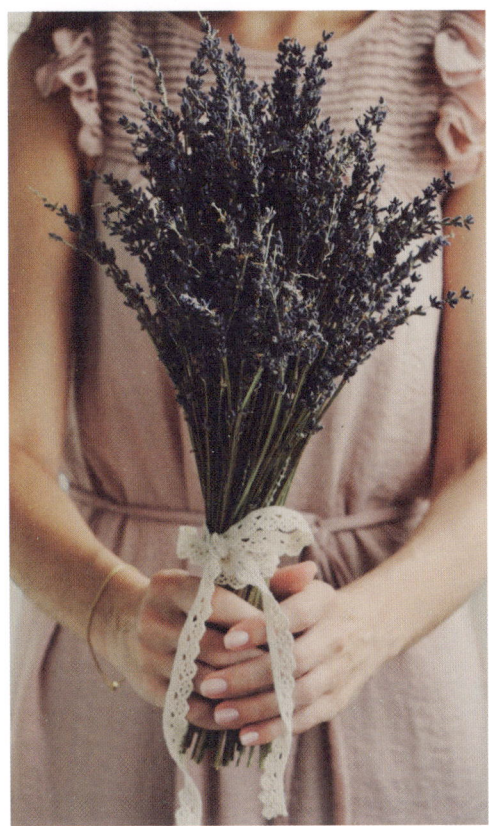
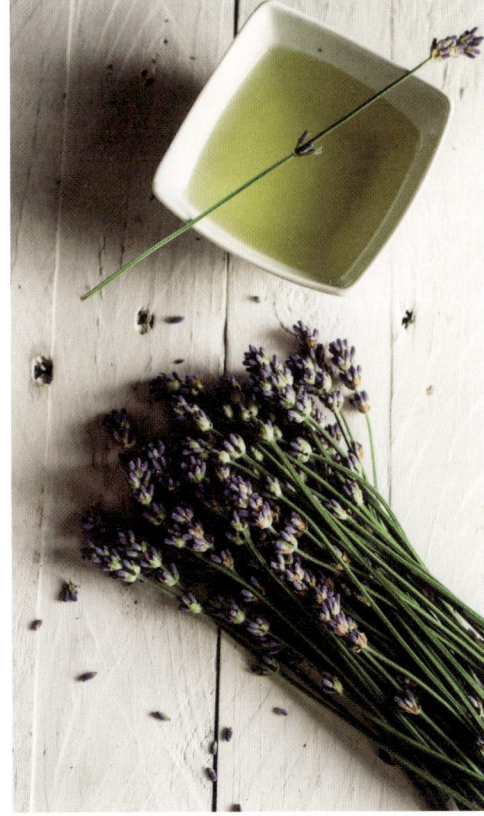

gogo, descongestionante, desodorante, emenagogo, fungicida, hipotensivo, nervino, restaurador, sedativo, sudorífico, tônico e vulnerário. (*Ver o glossário na p. 158.*)

O óleo essencial de lavanda é o mais popular, versátil e o mais usado na aromaterapia. De início, parece muito bom para ser verdade: uma panaceia cuja reputação já dura milhares de anos. No entanto, muitas propriedades da lavanda se devem às suas duas ações principais, de equilibrar e normalizar as funções do corpo e as emoções.

Relaxamento e saúde

A lavanda é usada em especial em massagens, mas também em banhos aromáticos, para dor muscular e insônia e para tranquilizar e relaxar. A lavanda também é útil para tratar resfriado e gripe; além de contra-atacar o vírus que causa a infecção, também alivia muitos dos sintomas. No caso de gripe ou outros estados febris, a massagem é contraindicada. Assim, o melhor é usar a lavanda em inalações de vapor e banhos de imersão.

Uma compressa fria de lavanda alivia dor de cabeça e enxaqueca. A lavanda repele insetos; uma gota pingada sobre a picada de um inseto aliviará a dor. A lavanda cura queimaduras leves e também é boa para lavar e curar pequenos cortes e arranhões, com o óleo diluído na água usada na lavagem. Pode-se também usar água de lavanda, e não o óleo essencial da planta, para o mesmo fim.

Cuidado da pele

A fragrância fresca, delicada e floral da lavanda é reconfortante e familiar quando misturada com produtos para a pele, como cremes hidratantes e loções adstringentes. A lavanda é mais adequada para peles normais e ajuda a controlar as inflamações e a acne.

Uso cosmético e psicoespiritual

Do ponto de vista psicológico, a lavanda é tranquilizante, calmante e equilibrante, colaborando para combater as mudanças frequentes de humor, a depressão e a TPM. Seus efeitos calmantes e relaxantes podem ser usados para facilitar a meditação. Suas qualidades podem devolver a harmonia à aura e ajudar a equilibrar os chakras. A lavanda é, sobretudo, associada ao chakra da coroa; as qualidades de cura dos chakras se intensificam quando ela é usada com um cristal de ametista.

Como fazer um sachê de lavanda

Você vai precisar de:

- 1 maço de espigas de lavanda secas
- 1 quadrado de 12 a 15 cm de gaze ou musselina
- agulha e linha
- fita
- 3 gotas de óleo essencial de lavanda

1. Colha vários talos de lavanda cortando-os perto da base da planta. Amarre-os num maço e pendure-os de cabeça para baixo num local fresco e escuro durante duas semanas, para secarem.

2. Abra uma folha de papel ou um tecido sobre uma mesa e, esfregando os talos com as mãos, arranque as flores secas e deixe-as cair sobre essa superfície.

3. Coloque as flores secas no centro da gaze ou musselina e dobre-a. Costure as bordas para criar um sachê e costure a fita na forma de um laço, para poder pendurá-lo.

4. Aplique as gotas de óleo essencial de lavanda sobre o sachê para intensificar a fragrância. Pendure o sachê no guarda-roupa ou deixe-o numa gaveta para que as roupas fiquem frescas e perfumadas.

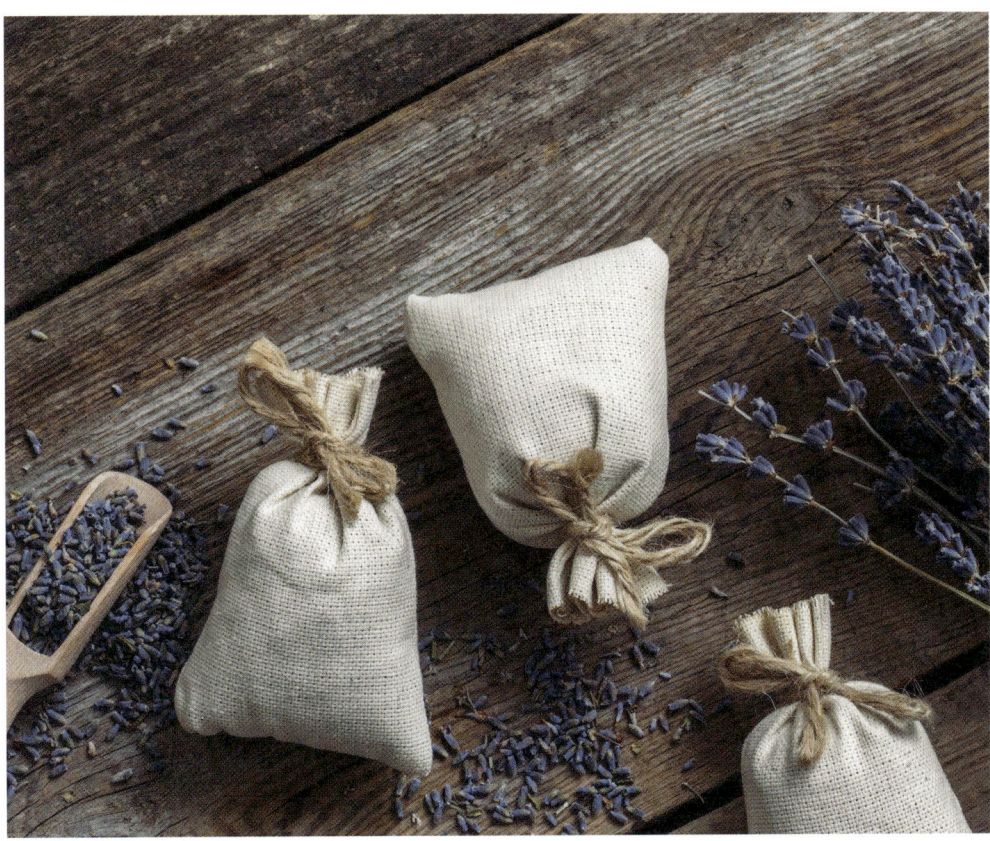

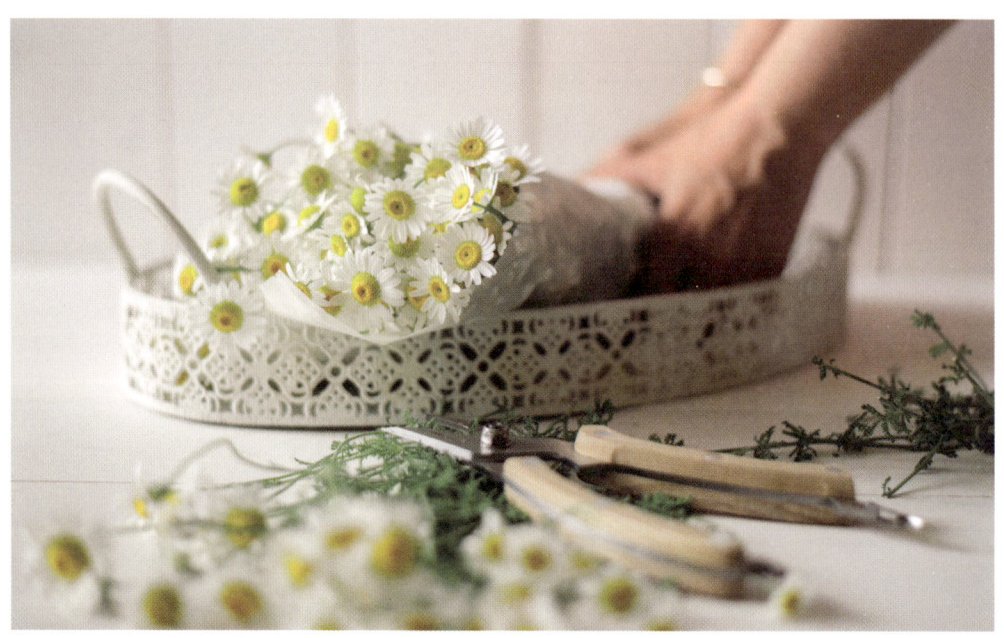

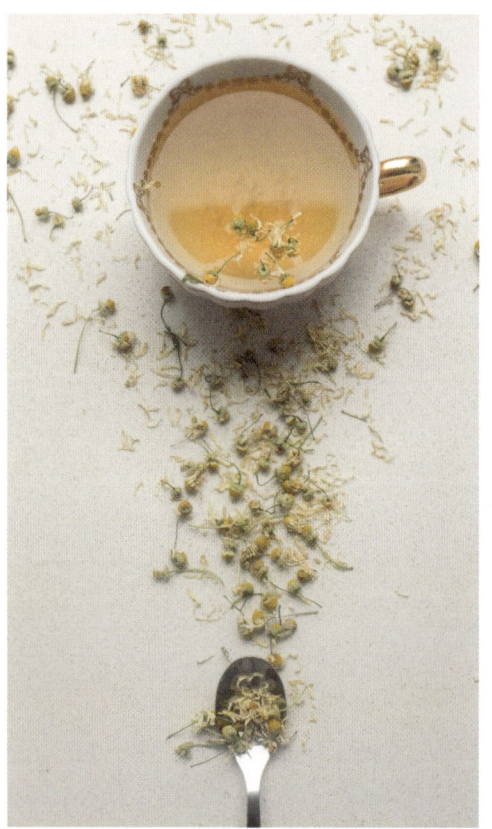

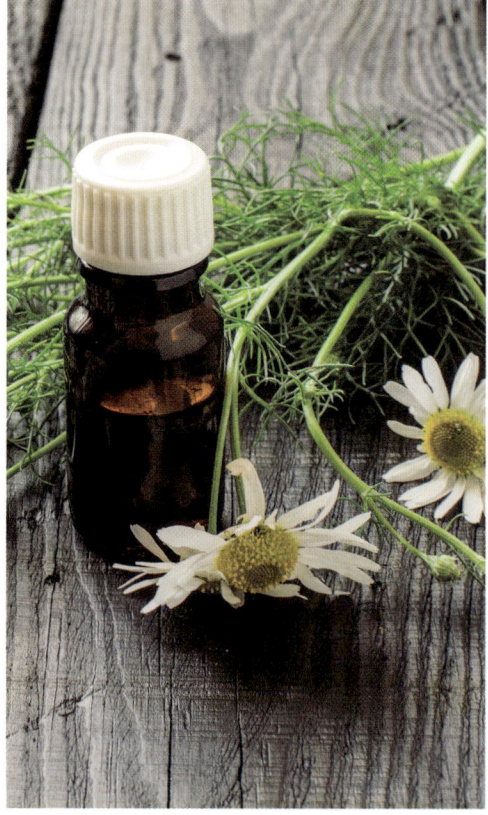

FLORAIS

CAMOMILA-ROMANA E CAMOMILA-VULGAR

Anthemis nobilis, Chamaemelum nobile, Matricaria recutita

*Família botânica:
Compositae ou Asteraceae*

A infusão de camomila é usada desde a Antiguidade para aliviar mal-estares digestivos, erupções de pele, insônia e dores de cabeça.

MÉTODO DE EXTRAÇÃO: As espigas da camomila-romana, onde nascem as flores, são submetidas a destilação a vapor; o mesmo se faz com as espigas secas da camomila-vulgar.

REGIÕES DE ORIGEM: Austrália, Bélgica, Bulgária, Inglaterra, França, Hungria, Itália, América do Norte, Espanha.

CARACTERÍSTICAS: O óleo essencial de camomila-romana é azul-claro ou desbotado, pouco espesso e pinga facilmente do frasco. O de camomila-vulgar é viscoso e azul-escuro.

DESCRIÇÃO DA FRAGRÂNCIA: A camomila-romana tem notas de topo florais, de maçã e de relva e notas de fundo amargas e herbáceas. A camomila-vulgar tem notas de topo verdes e herbáceas e notas de fundo quentes, amargas, quase frutadas.

SEGURANÇA NO USO: Evite durante os primeiros três meses de gravidez.

DESCRIÇÃO DA PLANTA

A camomila-romana é uma erva perene que se alastra pelo solo, com folhas delicadas e cobertas de pequenos pelos e flores brancas semelhantes às da margarida. Quando plantada em abundância, forma o chamado "gramado de camomila", que era popular antes da introdução dos gramados simples de relva. A camomila-vulgar é uma erva anual fortemente aromática que chega a 60 cm de altura, com folhas delicadas e cobertas de pequenos pelos e flores brancas e amarelas simples, delicadas e semelhantes às da margarida.

PERFIL DE MISTURA

A camomila-romana combina bem com a maioria dos óleos florais e herbáceos, bem como com os de bergamota, laranja-doce, tangerina, olíbano e *patchouli*. A camomila-vulgar, em pequena quantidade, combina bem com a maioria dos óleos florais, cítricos e herbáceos, bem como com os de *patchouli*, olíbano, *petitgrain* e benjoim.

USOS TRADICIONAIS

As flores de camomila são usadas há mais de dois mil anos na tradição fitoterápica, em especial na Europa. Os antigos egípcios e os mouros também a empregavam. Com o nome de *maythen*, a camomila era uma das nove ervas sagradas dos saxões.

PROPRIEDADES TERAPÊUTICAS

Analgésico, antialérgico, anti-inflamatório, antiflogístico, antisséptico, antiespasmódico, antiviral, carminativo, colagogo, cicatrizante, digestivo, diurético, emenagogo, febrífugo, hepático, nervino, sedativo, estomáquico, sudorífico e vulnerário. (*Ver o glossário na p. 158.*)

Alívio da dor
As propriedades analgésicas da camomila-romana se sobrepõem às da vulgar e da lavanda. Algumas dicas úteis: use a lavanda para dores agudas, penetrantes e repentinas; a camomila-vulgar para dores acompanhadas de calor e vermelhidão; e a camomila-romana para dores difusas e persistentes.

A camomila-romana é boa para aliviar muitas queixas comuns em crianças, em especial na dentição, e é ao mesmo tempo suave e eficaz. A vulgar é a primeira escolha para o tratamento da inflamação. Também é excelente para o cuidado da pele, como a romana, mas a presença do camazuleno – que dá ao óleo essencial de camomila-vulgar sua cor azul-escura – a torna ainda mais poderosa como anti-inflamatório. No geral, a camomila acalma, suaviza e reconforta.

A camomila é indicada para problemas menstruais: acalma a TPM, alivia cólicas menstruais e diminui as mudanças bruscas de humor e a tendência ao choro associadas ao ciclo menstrual. O chá de camomila ajuda a aliviar as náuseas na gravidez e todo tipo de náusea em geral. O óleo de camomila é útil no tratamento da cistite. Compressas quentes aplicadas sobre o abdômen aliviam os sintomas de queimação e amainam a ansiedade e a exaustão que acompanham essa doença (tomar chá de camomila também ajuda).

Bom para rinite alérgica e enxaqueca
O óleo essencial de camomila é útil para aliviar sintomas de rinite alérgica e, para atuar rapidamente, pode ser gotejado num lenço e inalado diretamente. Além do chá de camomila, uma massagem suave feita com óleo de camomila também pode ajudar a aliviar cólica, dispepsia, diarreia e indigestão.

O óleo de camomila alivia dores de cabeça e enxaquecas quando aplicado à testa numa compressa fria. Alergias cutâneas, como o eczema, reagem bem ao óleo de camomila misturado com um creme de base ou uma loção. É bom para os cuidados da pele e tem forte afinidade com as pessoas de tez clara; recupera a pele sensível, avermelhada e seca. A camomila-romana é usada com frequência nas misturas de óleos empregadas em massagem, pois promove o relaxamento, reduz a tensão e as dores musculares e alivia a tensão nervosa, a ansiedade, o estresse e a insônia.

Calmante e restaurador
Do ponto de vista psicológico, a camomila acalma, equilibra, restaura e relaxa. A camomila-romana tem afinidade com o chakra da garganta.

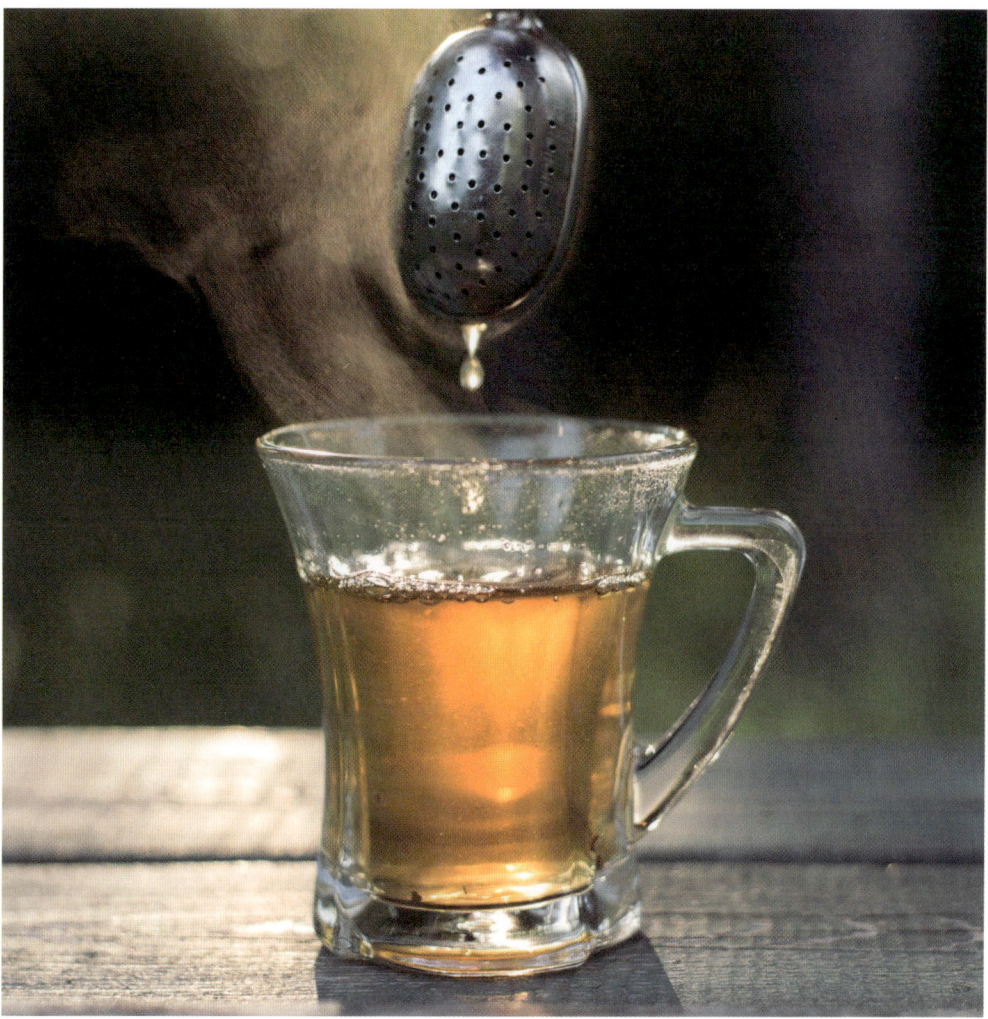

Chá para acalmar o estômago

Quando se come demais ou se ingerem alimentos demasiado gordurosos, pode-se obter alívio bebendo-se chá ou "tisana" (como se costumam chamar os chás de ervas) de camomila.

Você vai precisar de:

- **1 saquinho de chá de camomila ou um punhado de flores de camomila frescas ou secas (de preferência orgânicas)**

1. Deixe o saquinho de chá ou as flores em infusão na água fervente por 5 a 10 minutos (se estiver usando flores, coe o líquido ao fim da infusão). Beba bem devagar. Se não apreciar o sabor levemente amargo, acrescente um pouquinho de mel.

FLORAIS

GERÂNIO

Pelargonium graveolens

*Família botânica:
Geraniaceae*

A versatilidade do gerânio é dada por suas qualidades frias e equilibrantes. É muito recomendado para problemas menstruais e para regular os hormônios e o humor.

MÉTODO DE EXTRAÇÃO: O óleo essencial de gerânio é destilado a vapor ou a água a partir das flores, folhas e caule da planta.

REGIÕES DE ORIGEM: Ilha da Reunião e América Central (em certas épocas), China, Congo, Egito, França, Itália, Japão, Marrocos, Rússia, África do Sul, Espanha.

CARACTERÍSTICAS: Um óleo essencial verde ou verde-oliva, de pouco espesso a viscoso, que pinga facilmente do frasco.

DESCRIÇÃO DA FRAGRÂNCIA: O gerânio tem notas de topo leves, de limão fresco e ervas verdes e notas de fundo florais doces, suaves e rosadas; esse tom é suave, mas muito perceptível. O melhor gerânio da Ilha da Reunião pode ter toques de hortelã, rosa e frutas doces.

SEGURANÇA NO USO: Evite durante os primeiros três meses de gravidez.

DESCRIÇÃO DA PLANTA

O gerânio é uma planta aromática perene e aveludada, com folhas serrilhadas. As flores têm cor que vai de rosa-claro a carmim, vermelho ou rosa-escuro. Os gerânios do gênero *Pelargonium*, dos quais é extraído o óleo essencial, não devem ser confundidos com os do gênero *Geranium*, que são muito parecidos. Há cerca de 700 variedades de gerânio, usadas sobretudo como plantas ornamentais, mas o *graveolens* é o mais cultivado para extração de óleo essencial. O melhor óleo de gerânio vem da Ilha da Reunião e é chamado gerânio *Bourbon* ou gerânio rosa.

PERFIL DE MISTURA

O gerânio combina bem com muitos outros óleos essenciais, mas de modo especial com os de bergamota, lavanda, manjericão, alecrim, pimenta-do-reino, rosa, néroli, sândalo, junípero, limão-siciliano, *patchouli*, jasmim, tangerina e laranja-doce.

USOS TRADICIONAIS

O gerânio foi mencionado pela primeira vez por Dioscórides em sua *Materia Medica*, e acredita-se que a planta seja originária da África do Sul. Foi levado à Inglaterra no século XVIII e a destilação de seu óleo essencial começou na região de Grasse, França, no século XIX. O óleo de gerânio era usado, a princípio, no tratamento de diarreias e disenterias, e também sempre foi largamente empregado pelos setores cosmético e farmacêutico.

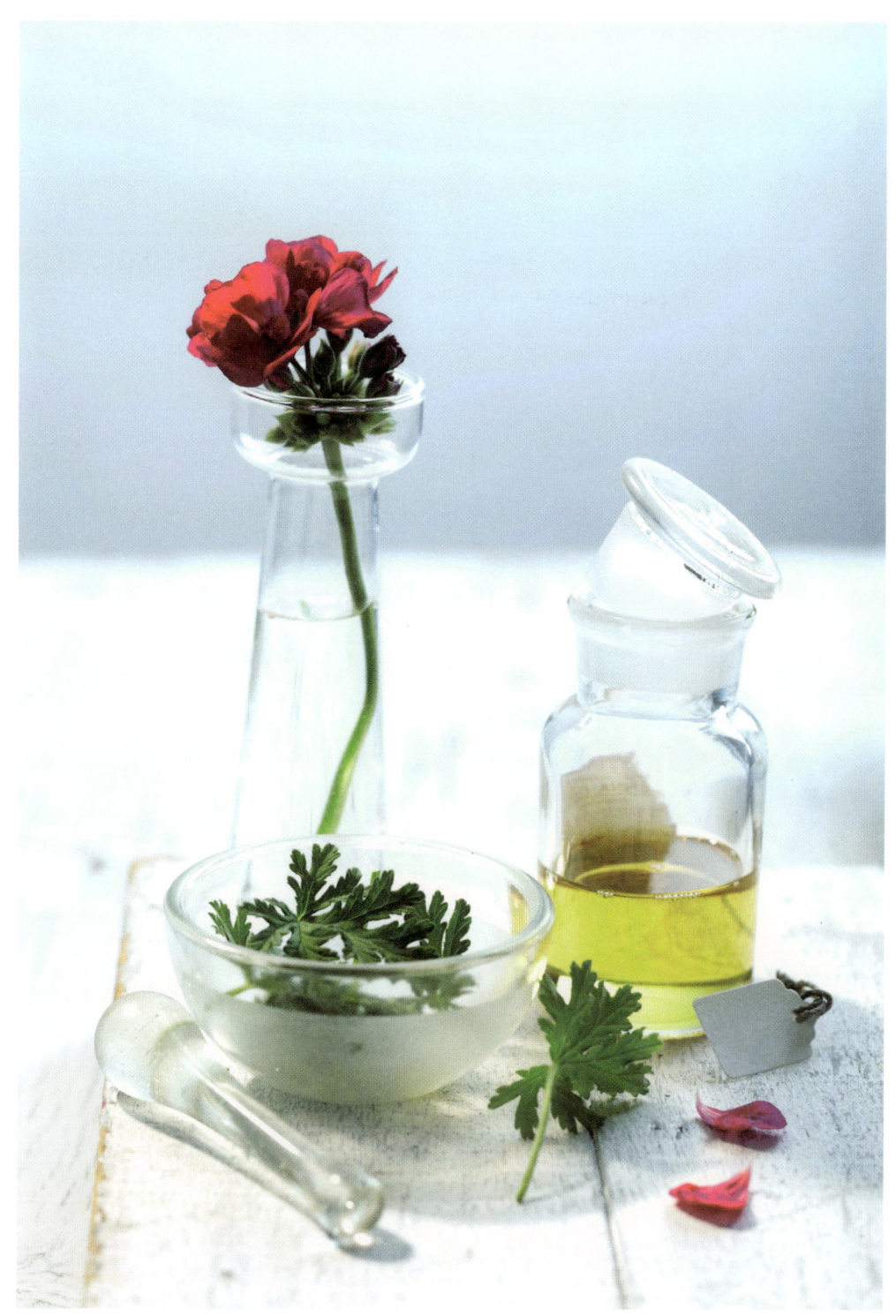

PROPRIEDADES TERAPÊUTICAS

Adstringente, antidepressivo, antisséptico, cicatrizante, citofilático, desodorante, diurético, hemostático, tônico, vermífugo e vulnerário. (*Ver o glossário na p. 158.*)

Equilibrante e desintoxicante

O gerânio é ótimo para equilibrar, pois estimula o córtex adrenal e ajuda a regular os hormônios e o humor. É um dos óleos essenciais mais úteis para desintoxicar o sistema linfático e ajudar a eliminar a celulite. É incluído com frequência nas misturas usadas em massagens de drenagem linfática, ao lado dos óleos de alecrim, dos cítricos, de especiarias e de junípero. Trata a retenção de líquidos e os edemas das partes inferiores das pernas.

O óleo de gerânio cura feridas e queimaduras rapidamente em razão de suas propriedades hemostáticas, e também alivia hematomas. É um bom desodorante e pode ser usado para dar frescor a um ambiente, sobretudo quando misturado com óleos de bergamota e cipreste. No geral, o gerânio equilibra, revigora e refresca.

Fragrante e revigorante

Pelo fato de ter um aroma parecido com o da rosa, mas ser mais barato, o óleo de gerânio é usado na produção de perfumes com "sabor" de rosa e é acrescentado ao óleo de rosa para adulterá-lo. É um óleo útil para o cuidado da pele e ajuda a equilibrar o excesso de secreção sebácea. O gerânio é especialmente indicado para problemas menstruais, pois equilibra os hormônios. Esse fato, associado às propriedades antidepressivas e revigorantes deste óleo essencial, significa que ele pode ajudar a compor misturas de massagem para mulheres que têm dificuldade para engravidar. Também é útil para ajudar a aliviar os sintomas da menopausa.

O gerânio ajuda a regular o sistema nervoso e tem ação ao mesmo tempo sedativa e revigorante. Do ponto de vista psicológico, cria uma sensação de segurança e conforto e tem o efeito de animar e equilibrar. Considera-se que fortalece o fluxo de energia sutil ou *chi* e é útil para tratar a ansiedade associada à debilidade dos nervos. O gerânio é usado em perfumaria para criar uma harmonia equilibrada e combater as mudanças excessivas de humor.

Desodorante de gerânio em *spray*

As propriedades antibacterianas e a fragrância delicada do óleo essencial de gerânio o qualificam como um desodorante eficaz e natural.

Você vai precisar de:

- 1 frasco borrifador de 100 ml, de vidro escuro
- 1 colher (sopa) de álcool para perfumaria (ver p. 40)
- 20 gotas de óleo essencial de gerânio
- 15 gotas de óleo essencial de bergamota
- 10 gotas de óleo essencial de cipreste
- água de flores (de rosas, por exemplo) para completar

1. Meça o álcool para perfumaria e despeje no frasco. Acrescente os óleos essenciais e agite bem para dissolvê-los.
2. Complete com água de flores, deixando espaço para a bomba de *spray*.
3. Agite bem para misturar os ingredientes.
4. Coloque um rótulo no frasco especificando os ingredientes, as quantidades e a data de fabricação. Use como desodorante para as axilas, quando necessário.

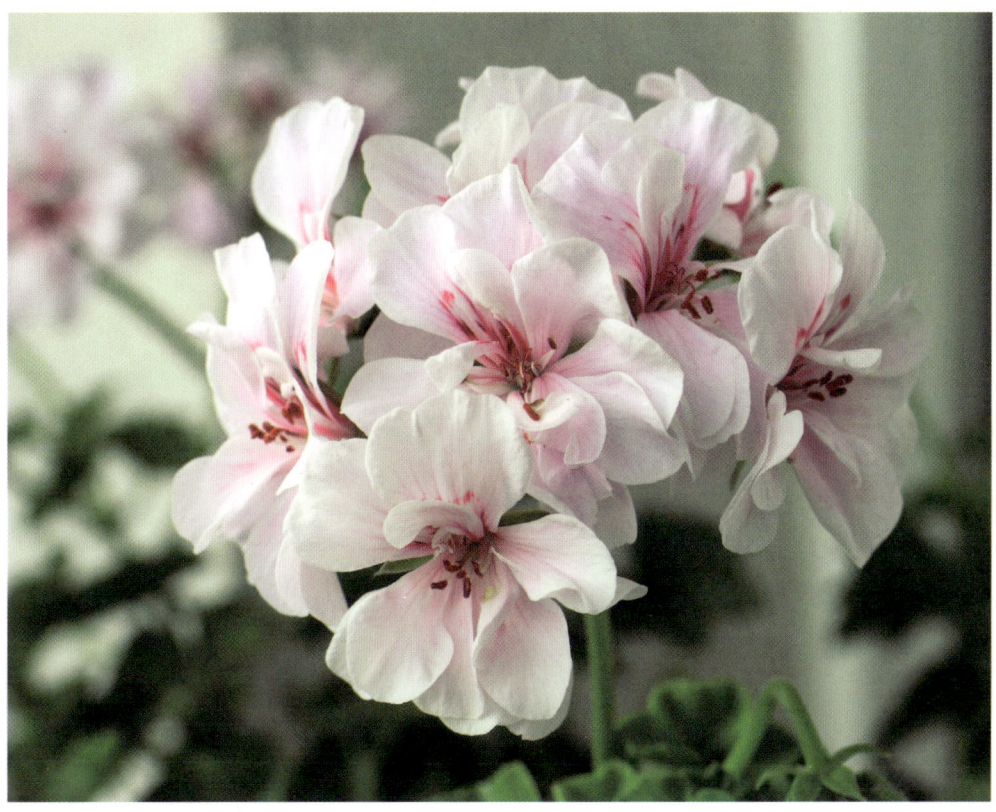

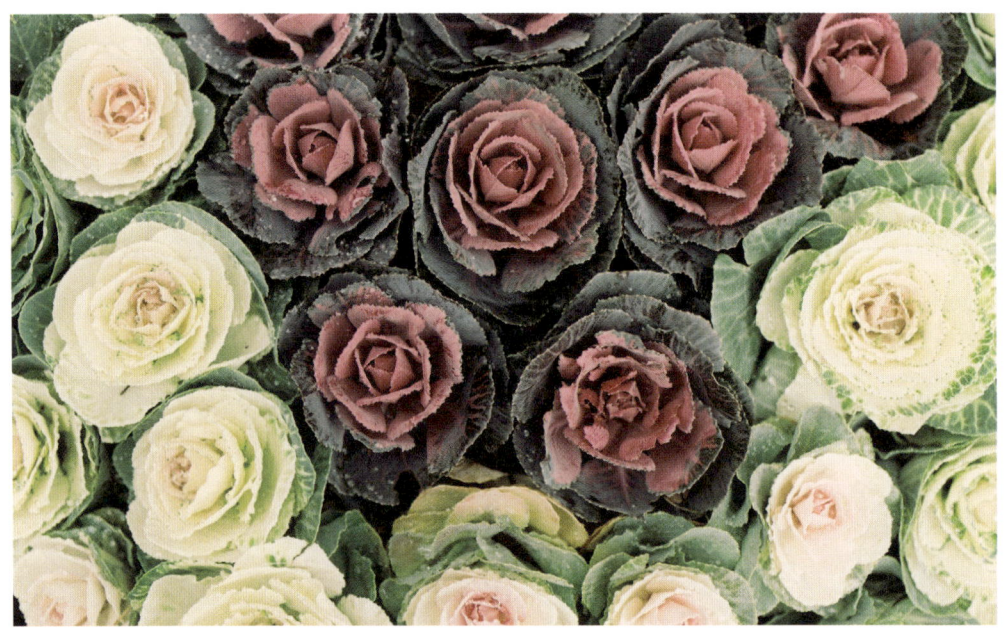
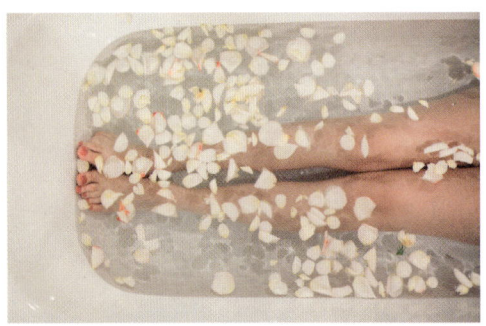
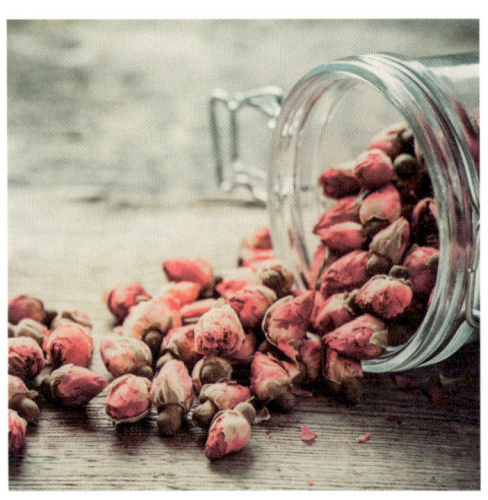
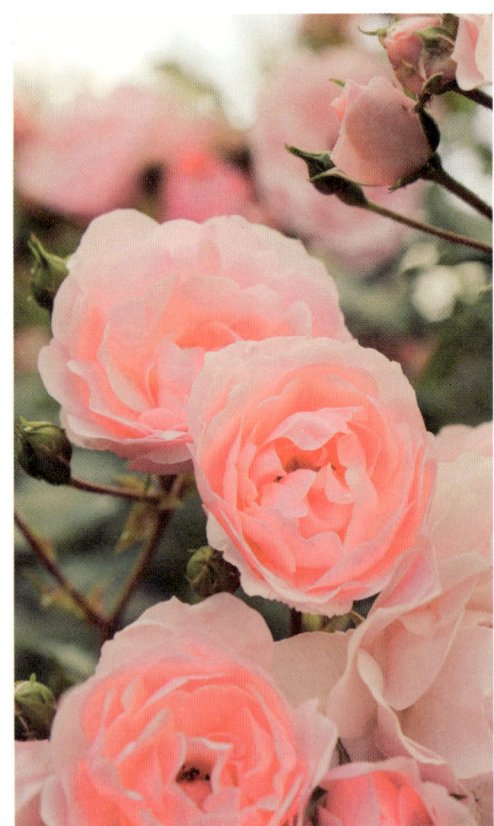

FLORAIS

ROSA-DAMASCENA/ÓLEO DE ROSA (OTTO) & ROSA CENTIFÓLIA/ABSOLUTO DE ROSA

Rosa damascena, Rosa centifolia

Família botânica:
Rosaceae

A rosa é muitas vezes descrita como a "rainha das flores", e para muitos aromaterapeutas não há óleo essencial mais requintado.

MÉTODO DE EXTRAÇÃO:
O óleo essencial (rosa *otto* ou *attar*) é destilado a vapor a partir das pétalas e flores inteiras da rosa-damascena. O absoluto de rosa é produzido a partir da rosa centifólia pela extração da essência das pétalas por meio de solvente.

REGIÕES DE ORIGEM:
Bulgária, China, França, Itália, Marrocos, Turquia.

CARACTERÍSTICAS: O óleo essencial de rosa é amarelo-claro ou amarelo-esverdeado. Pode solidificar-se, mas liquefaz-se com leve calor. O absoluto de rosa é viscoso e sua cor varia entre o vermelho-acastanhado e o laranja-esverdeado.

DESCRIÇÃO DA FRAGRÂNCIA:
A rosa tem notas de topo intensas, doces e florais e notas de fundo melancólicas, melíficas e rosadas.

SEGURANÇA NO USO: Evite durante os primeiros três meses de gravidez.

DESCRIÇÃO DA PLANTA
A rosa-damascena produz flores rosadas ou vermelhas no final da primavera e no início do verão. É chamada de rosa búlgara ou turca. A rosa centifólia produz flores rosadas no final da primavera e início do verão.

PERFIL DE MISTURA
O óleo e o absoluto de rosa combinam bem com outros óleos florais e com bergamota, limão-siciliano, esclareia, sândalo, melissa, olíbano, palmarosa, *patchouli*, mirra e benjoim.

USOS TRADICIONAIS
Os antigos romanos usavam rosas e água de rosas em banquetes, casamentos e enterros. Culpepper usava a rosa como anti-inflamatório na medicina inglesa antiga. As pétalas e botões de rosas são um dos principais ingredientes de qualquer *pot-pourri*. O óleo de rosas tem extenso uso no setor de cosméticos, embora haja muitos óleos adulterados e sintéticos em razão do alto custo do óleo verdadeiro. A água de rosas, um subproduto da destilação a vapor, é usada na culinária árabe e é empregada em muitos outros países para os cuidados da pele.

PROPRIEDADES TERAPÊUTICAS
Adstringente, afrodisíaco, antidepressivo, antiespasmódico, antiflogístico, antisséptico, antiviral, bactericida, cicatrizante, colerético, depurativo, emenagogo, hemostático, hepático, laxante, nervino, sedativo, tônico e uterino. (*Ver o glossário na p. 158.*)

Cura emocional

O absoluto de rosas é mais barato que o óleo essencial, mas vale a pena recorrer aos dois em razão de suas maravilhosas propriedades curativas e benéficas para a pele. O aroma de ambos é maravilhoso, mas um é um pouco diferente do outro. O uso dos dois produtos da rosa é bastante seguro para quem segue as diretrizes, e, como o aroma é forte e resistente, uma diluição de 1% a 2% é suficiente.

A rosa conforta o coração no sofrimento, ajudando os que perderam um ente querido ou sofreram com o término de um relacionamento. Tonifica o coração físico e também eleva o espírito, diminui a ansiedade, o medo e a raiva e proporciona conforto e acolhimento. No geral, o aroma de rosas protege, revigora e suaviza.

Benéfico para as mulheres

Rosa é sempre a primeira escolha para tratar os problemas reprodutivos das mulheres. Ajuda a aliviar a TPM e os sintomas da menopausa e a regular a menstruação; pode até ajudar as mulheres que têm dificuldade para engravidar. Tem efeito tônico e purificante sobre o útero e ajuda as que sofrem de depressão pós-parto ou após um aborto espontâneo. As qualidades afrodisíacas da rosa ajudam as mulheres a expressar a feminilidade e a sexualidade, aliviando a ansiedade e a tensão nervosa e inspirando uma sensualidade confiante. Os óleos de rosa encontram seu melhor uso em massagens ou perfumes, onde fica mais fácil apreciar sua maravilhosa fragrância.

Excelente para os cuidados da pele

A rosa é emoliente e hidratante. Juntamente com sua deliciosa fragrância, essas propriedades a tornam valiosa nos cuidados da pele. Misturados em loções, cremes e óleos para passar no rosto, os óleos de rosa tratam peles envelhecidas, secas, inflamadas e sensíveis, mas são úteis para todos os tipos de pele. Têm efeito tônico e adstringente sobre os capilares do rosto e diminuem a vermelhidão. Os óleos de rosa são um ingrediente especial nos óleos de banho e de massagem e encontram extenso uso em perfumaria.

Do ponto de vista psicológico, a rosa alivia a tristeza e a decepção. Diminui a ansiedade e o sofrimento e fortalece o espírito. A rosa é associada ao chakra do coração, de modo que cura e abre o coração para o amor. Em termos energéticos, a rosa é classificada como fria e úmida; por isso, é indicada para problemas relacionados ao calor, à vermelhidão e às inflamações.

Óleo facial de rosas

Este simples óleo de rosas para o rosto pode até ser caro, mas também é muito eficaz e delicioso de usar.

Você vai precisar de:
- 1 frasco de 30 ml de vidro escuro
- 4 colheres (sopa) de óleo de semente de abricó
- 2 colheres (sopa) de óleo de sementes de rosa-mosqueta
- 6 gotas de óleo essencial ou absoluto de rosas

1. Misture muito bem os óleos de abricó, rosa-mosqueta e rosa e despeje-os no frasco.
2. Coloque um rótulo no frasco especificando os ingredientes, as quantidades e a data de fabricação. Use algumas gotas toda manhã e toda noite antes de aplicar o creme hidratante, ou substitua o hidratante por este óleo facial.

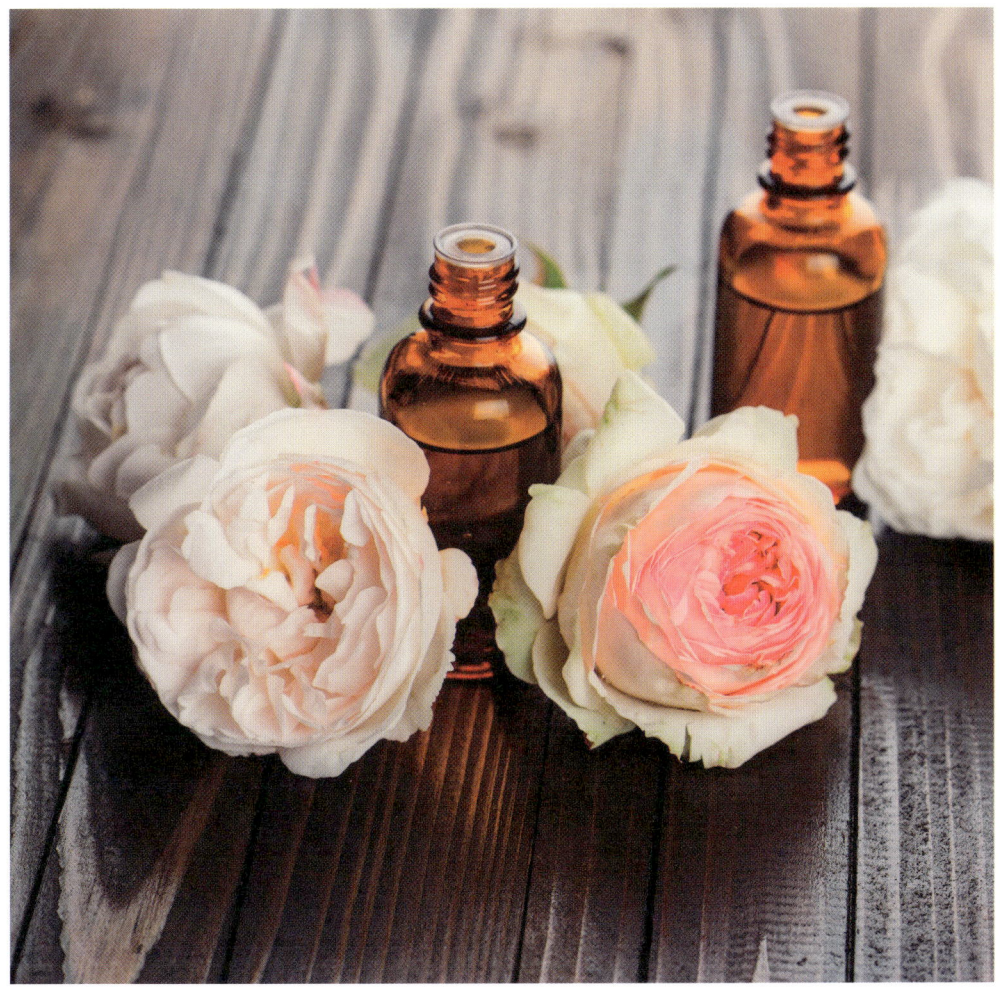

FLORAIS

NÉROLI

Citrus aurantium

Família botânica: Rutaceae

O néroli tem sido considerado a melhor escolha para tratar ansiedade crônica. Pode ajudar a aliviar ataques de pânico, histeria e choque, bem como todas as condições nervosas emocionais crônicas.

MÉTODO DE EXTRAÇÃO: O óleo essencial é destilado a vapor a partir das flores da subespécie *bigaradia*, que pode ser confundida com a *portugal* ou a *citronier*. Disponibiliza-se também um absoluto de flor de laranjeira. Por ser caro, pode ser adulterado com produtos sintéticos.

REGIÕES DE ORIGEM: Argélia, Egito, França, Itália, Marrocos, Tunísia.

CARACTERÍSTICAS: O óleo essencial de néroli é amarelo-claro e pouco espesso e pinga facilmente do frasco. Também é chamado óleo de laranjeira ou de flor de laranjeira.

DESCRIÇÃO DA FRAGRÂNCIA: O óleo de néroli tem notas de topo delicadas, refrescantes e florais, e notas de fundo calorosas, fortes e agridoces.

SEGURANÇA NO USO: *O óleo essencial de néroli é seguro e não tem contraindicações.*

DESCRIÇÃO DA PLANTA

A laranjeira-amarga é uma árvore perenifólia de tronco liso e acinzentado, folhas verde-escuras, frutos pequenos e flores brancas e fragrantes. Além do óleo de néroli, extraído das flores, a árvore também produz os óleos de *petitgrain* a partir das folhas (e, às vezes, dos galhos menores) e de laranja-azeda a partir do fruto.

PERFIL DE MISTURA

O óleo de néroli combina com quase todos os óleos essenciais, mas se dá especialmente bem com os de lavanda, melissa, rosa, jasmim, olíbano, sândalo, esclareia e bergamota.

USOS TRADICIONAIS

O óleo leva o nome da princesa de Nerola, uma italiana do século XVII, que o apreciava e o usava em quase tudo. Tradicionalmente, as flores e o óleo eram empregados para todas as doenças nervosas, sobretudo quando estas se manifestavam na forma de problemas gastrointestinais, e também para curar insônia. Muito usado em casamentos, o néroli acalma e tranquiliza os nervos antes de acontecimentos importantes. A água de flor de laranjeira, um subproduto da destilação a vapor das flores, é usada em todo o Oriente Médio, e no mundo árabe em geral, tanto na culinária quanto para os cuidados da pele.

PROPRIEDADES TERAPÊUTICAS

Antidepressivo, antiespasmódico, antisséptico, afrodisíaco, bactericida, carminativo, cicatrizante, cordial, desodorante, digestivo, sedativo e tônico. *(Ver o glossário na p. 158).*

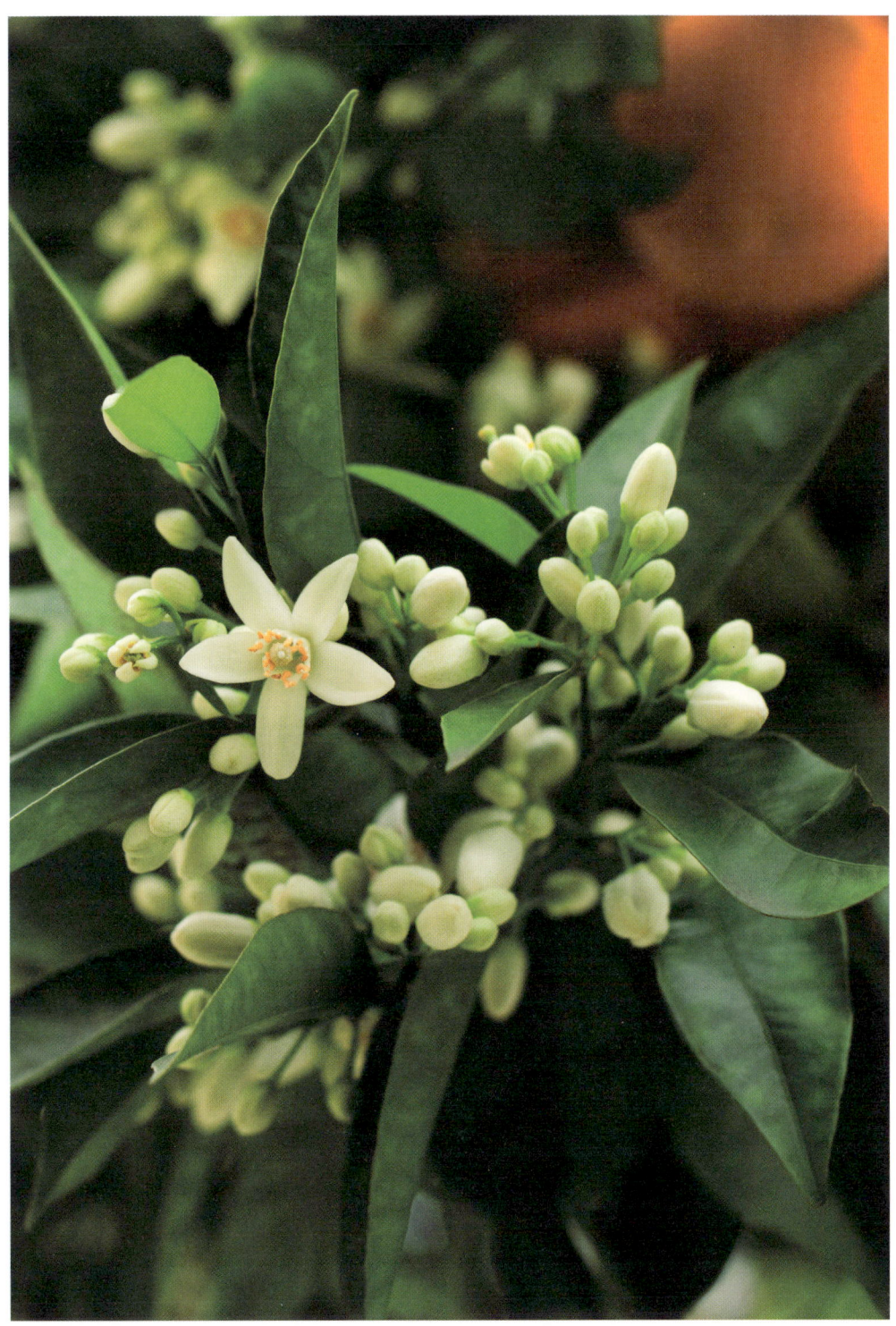

Rejuvenesce a pele madura
Útil para os cuidados da pele, o óleo de néroli estimula a regeneração de novas células cutâneas e rejuvenesce a pele madura. É bom para todos os tipos de pele, mas em especial no caso de peles envelhecidas, secas e sensíveis. A bela fragrância deste óleo essencial o torna um ingrediente maravilhoso em todos os produtos para a pele, além de perfumes e óleos para banho e massagem.

Alivia a ansiedade
O óleo de néroli é útil para tratar a diarreia. Suas propriedades antiespasmódicas aliviam os espasmos dos músculos lisos do intestino, ao passo que seu efeito calmante alivia a ansiedade e o choque, que podem causar ou agravar as diarreias. Algumas gotas de néroli num banho de imersão ou no travesseiro podem aliviar a insônia. Néroli é um afrodisíaco suave e sutil, útil para quem fica nervoso antes de um encontro que envolva sexo. As noivas tradicionalmente seguravam um buquê de flores de laranjeira, cujo aroma as ajudava a acalmar os nervos e ganhar confiança.

Acalma as emoções
Do ponto de vista psicológico, o óleo de néroli é calmante e revigorante, em especial para as pessoas que se inquietam com facilidade, são emocionalmente instáveis ou inseguras; ele diminui a intensidade das emoções fortes. O néroli é associado à inocência e à pureza e inspira a criatividade. É útil para auxiliar a meditação e facilita a cura espiritual.

O óleo de néroli alivia problemas urgentes de origem emocional ou psicológica e ajuda também quem sofre de ansiedade crônica. No conjunto, o óleo de néroli acalma, tranquiliza e revigora, sendo suave o suficiente para ser administrado, em pequenas quantidades, a crianças. Tem uma afinidade com o coração e ajuda a aliviar a hipertensão, na medida em que regula os batimentos cardíacos e diminui as palpitações nervosas.

Raminho de flores de néroli

O néroli é eficaz para aliviar as afecções nervosas e é especialmente associado aos buquês de noiva. Os convidados para um casamento também podem se beneficiar das propriedades antiestresse e antiansiedade do néroli usando este simples raminho de flores artificiais aromatizado com esse óleo essencial..

Você vai precisar de:

- alguns raminhos artificiais (de seda) de flores (de preferência de flores de laranjeira)
- arame de florista
- 2 a 3 gotas de óleo essencial de néroli
- alfinete de segurança

1. Crie um arranjo com os raminhos de flores.
2. Enrole o arame em torno dos caules perto da base para fixar o arranjo. Prenda o alfinete de segurança no arranjo e, se possível, oculte o arame.
3. Pingue cuidadosamente o óleo de néroli nas flores e prenda o pequeno arranjo numa jaqueta, blusa ou vestido.

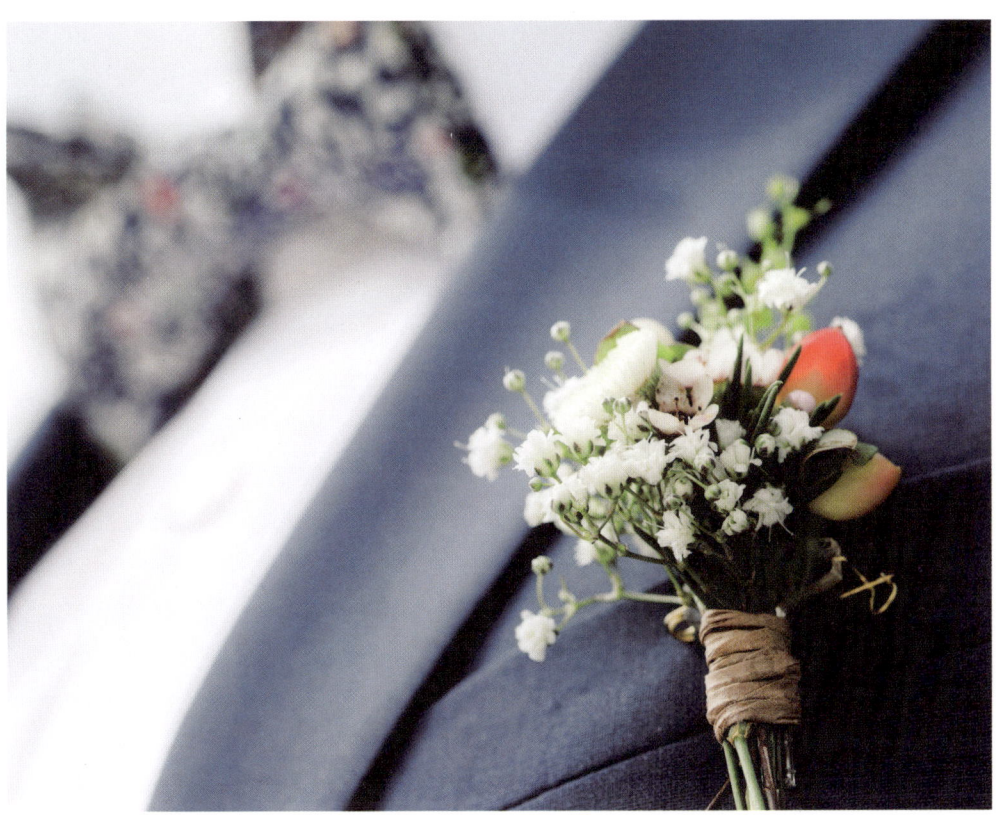

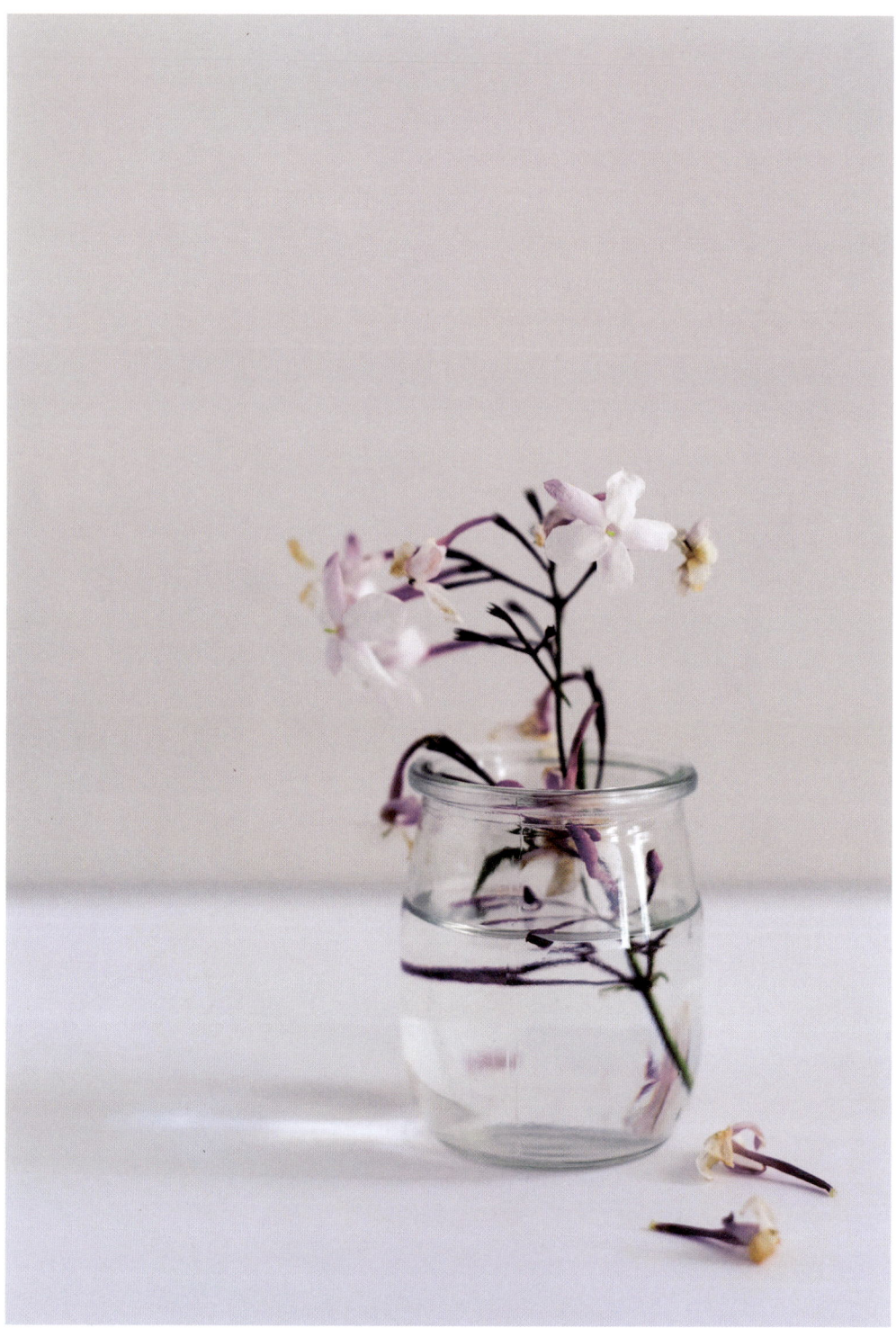

FLORAIS

JASMIM

Jasminum grandiflorum

Família botânica: Oleaceae

A poderosa fragrância floral do jasmim dá calor às emoções e as revigora, sendo este o melhor óleo essencial para inspirar a autoconfiança.

MÉTODO DE EXTRAÇÃO: O absoluto de jasmim é extraído das flores por meio de solvente.

REGIÕES DE ORIGEM: Argélia, China, Egito, França, Índia, Itália, Marrocos.

CARACTERÍSTICAS: O absoluto de jasmim é laranja-amarronzado escuro e viscoso, e pinga facilmente do frasco.

DESCRIÇÃO DA FRAGRÂNCIA: O absoluto de jasmim tem fragrância poderosa e estimulante. Às vezes é forte demais, mas, quando diluído, se torna mais suave e sutil. O jasmim tem notas de topo doces, florais e exóticas e notas de fundo inebriantes, calorosas e melíficas.

SEGURANÇA NO USO: Evite nos primeiros três meses de gravidez, sobretudo se houver histórico de aborto espontâneo. Use somente em pequena quantidade.

DESCRIÇÃO DA PLANTA

O jasmim é uma trepadeira perene de crescimento rápido, com folhas pequenas e estreitas, verdes ou de cor variegada, e flores delicadas – em geral brancas, mas também podem ser cor-de-rosa ou amarelas. Além da *grandiflorum*, há duas outras espécies: a *auriculatum* e a *sambac*. Esta última é originária de Índia, onde se chama mogra. O absoluto de jasmim *sambac* também é usado na aromaterapia e tem fragrância mais intensa, selvagem e agreste que a do *grandiflorum*.

PERFIL DE MISTURA

O jasmim combina bem com os óleos cítricos e também com esclareia, rosa, sândalo, pau-rosa, olíbano, néroli, cipreste, gengibre, cardamomo, camomila-romana e melissa.

USOS TRADICIONAIS

As flores de jasmim são usadas desde a Antiguidade para adorno e em cerimônias religiosas. A partir do século XV o jasmim foi cultivado na Índia, Afeganistão, China, Irã e Nepal. Foi introduzido na Europa por volta de 1600, tendo sido levado à Espanha pelos mouros. Na China, flores do jasmim *grandiflorum* eram usadas para tratar doenças do fígado e disenteria, ao passo que o jasmim *sambac* era empregado contra a conjuntivite, úlceras e tumores. O jasmim também tem sido usado como afrodisíaco e para auxiliar no parto.

PROPRIEDADES TERAPÊUTICAS

Afrodisíaco, analgésico, antidepressivo, antiespasmódico, anti-inflamatório, antisséptico, galactagogo, nervino, parturiente, sedativo, tônico e uterino. *(Ver o glossário na p. 158.)*

Libertador e sensual

O jasmim nos ajuda a nos livrar de nossas inibições. É um poderoso antidepressivo e estimulante; essas duas qualidades se combinam para ajudar os que sofrem de falta de confiança, vacilação, indecisão e da letargia que nasce da depressão. Os perfumes e óleos de massagem são os melhores métodos pelos quais essa fragrância deliciosa, mas cara, pode ser aproveitada. No geral, o óleo de jasmim embriaga e é eufórico e afrodisíaco.

Assim com a rosa, o jasmim é útil para o tratamento do sistema reprodutivo feminino. É excelente para o uso durante o parto: quando massageado sobre a região lombar e o abdômen nos primeiros estágios do parto, alivia a dor e fortalece as contrações. Mais tarde, pode ajudar também na expulsão da placenta. Além de tudo isso, o jasmim fortalece os órgãos sexuais masculinos e pode ser usado para tratar o inchaço da próstata. Não surpreende que seja um dos mais poderosos afrodisíacos que constam no repertório dos aromaterapeutas; pode, assim, ajudar os casais a reacender a chama da paixão sexual.

Uma fragrância eufórica

O cheiro delicioso do jasmim o torna útil para os cuidados da pele, em especial para peles quentes, secas, sensíveis, inflamadas e envelhecidas. Uma única gota, misturada com outros óleos essenciais, é capaz de dar um aroma maravilhoso a qualquer creme para a pele. O melhor é usá-lo em pequena quantidade – o ideal é apenas uma gota ou uma diluição de 1%, pois a fragrância é muito forte e, quando usada em demasia, pode causar dor de cabeça.

O jasmim é eficaz para tratar a ansiedade nervosa, a inquietude e a depressão. Do ponto de vista psicológico, inspira a euforia e ajuda a restaurar a confiança e o otimismo. O jasmim torna as emoções mais abertas e calorosas e ajuda pessoas habitualmente reprimidas e tímidas. É associado à sabedoria intuitiva, sendo portanto útil para a meditação de atenção plena ou *insight*. O jasmim libera as inibições, estimula a imaginação e inspira a criatividade.

Óleo sensual para massagem

Esta mistura sensual é capaz de introduzir novo vigor numa vida sexual cansada e monótona. Todos os óleos (com exceção do de bergamota, acrescentada para dar uma nota leve e fresca à mistura) têm propriedades afrodisíacas.

Você vai precisar de:
- 1 frasco de vidro escuro de 20 ml
- 4 colheres (sopa) de óleo de amêndoas doces
- 2 gotas de absoluto de jasmim (*grandiflorum* ou *sambac*)
- 3 gotas de óleo essencial de bergamota
- 1 gota de óleo essencial de esclareia
- 1 gota de óleo essencial de pimenta-do-reino
- 1 gota de óleo essencial de *patchouli*

1. Meça o óleo de amêndoas e despeje-o no frasco.
2. Pingue cuidadosamente no frasco o número prescrito de gotas de cada óleo essencial. Não se sinta tentado a acrescentar mais gotas, pois você pode vir a criar um aroma forte demais, que não terá nada de sensual. Agite suavemente o frasco para misturar os óleos.
3. Coloque um rótulo no frasco especificando os ingredientes, as quantidades e a data de fabricação. Crie uma atmosfera erótica num local adequado e comece a massagear seu companheiro com o óleo. Veja aonde essa aventura de aromas é capaz de levar vocês.

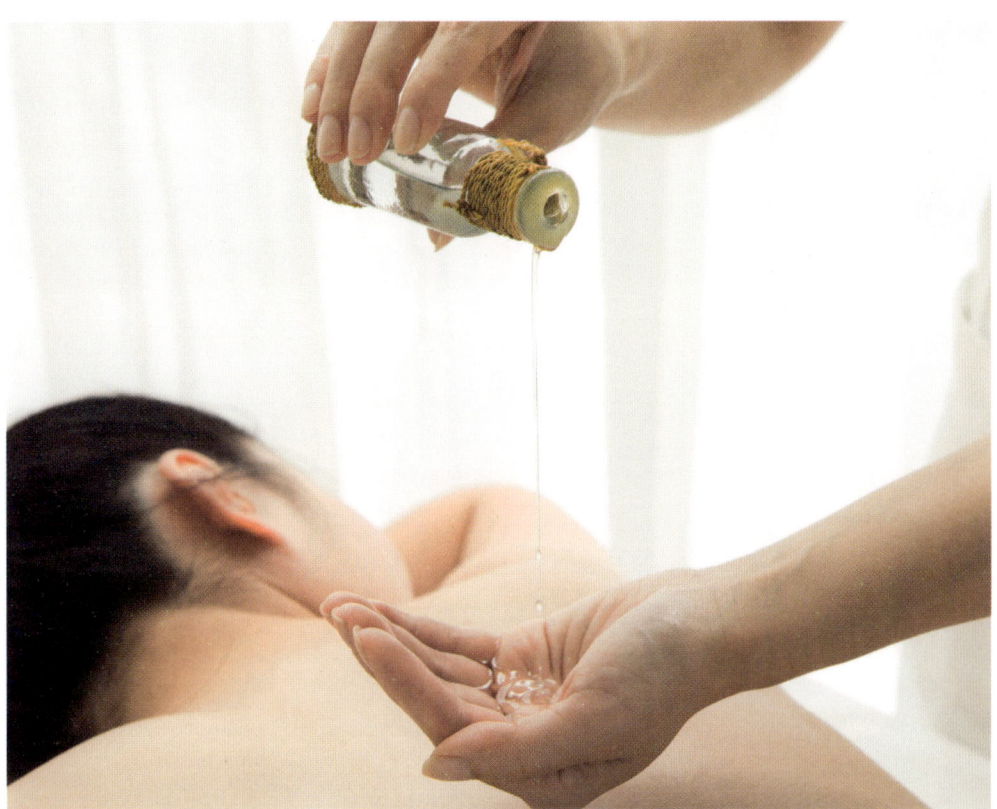

FLORAIS

ILANGUE-ILANGUE

Cananga odorata

Família botânica: Annonaceae

Ilangue-ilangue é um nome malaio que significa "a flor das flores". Trata-se de um óleo muito usado no setor de perfumaria em razão de sua fragrância voluptuosa e exótica.

MÉTODO DE EXTRAÇÃO: O óleo essencial é destilado a água e a vapor a partir das flores. O ilangue-ilangue extra é o que tem a melhor fragrância e as qualidades terapêuticas mais ativas. O ilangue-ilangue completo é destilado de maneira tradicional e é um óleo essencial de primeiríssima qualidade.

REGIÕES DE ORIGEM: Ilhas Comores, Indonésia, Madagáscar, Filipinas, Ilha da Reunião.

CARACTERÍSTICAS: O óleo de ilangue-ilangue é viscoso e amarelo-claro e pinga facilmente do frasco.

DESCRIÇÃO DA FRAGRÂNCIA: O ilangue-ilangue extra tem notas de topo intensamente doces, frutadas, florais e cremosas e notas de fundo amadeiradas e balsâmicas. O ilangue-ilangue completo tem notas de fundo calorosas, amendoadas, com insinuações picantes, e notas de topo doces, narcóticas e florais.

DESCRIÇÃO DA PLANTA

A cananga é uma árvore alta, de folhas perenes, com ramos pendentes. Produz muitas flores grandes, amarelas e brancas durante todo o ano, com cheiro intenso e poderoso.

PERFIL DE MISTURA

O óleo de ilangue-ilangue combina bem com a maioria dos óleos florais, de especiarias e cítricos, e também com pau-rosa, *patchouli*, vetiver, *petitgrain* e sândalo.

USOS TRADICIONAIS

Em Java, uma das regiões da Indonésia, as flores de ilangue-ilangue são espalhadas sobre os leitos nupciais, refletindo as propriedades afrodisíacas da planta. Também podem ser maceradas em azeite de oliva, o qual é passado no corpo inteiro para proteger a pele e os cabelos contra o sol. Na Inglaterra vitoriana, o óleo de ilangue-ilangue era o principal ingrediente do Macassar, um popular produto para os cabelos masculinos. O ilangue-ilangue é muito usado até hoje no setor de cosméticos, particularmente em sabonetes, pois sua fragrância é muito resistente.

PROPRIEDADES TERAPÊUTICAS

Adstringente, afrodisíaco, antidepressivo, antisséptico, hipotensivo e sedativo. *(Ver o glossário na p. 158.)*

Suave e erótico

Um dos usos mais importantes do ilangue-ilangue na aromaterapia é para a redução da hipertensão, em especial quando acompanhada de palpitações do coração. O ilangue-

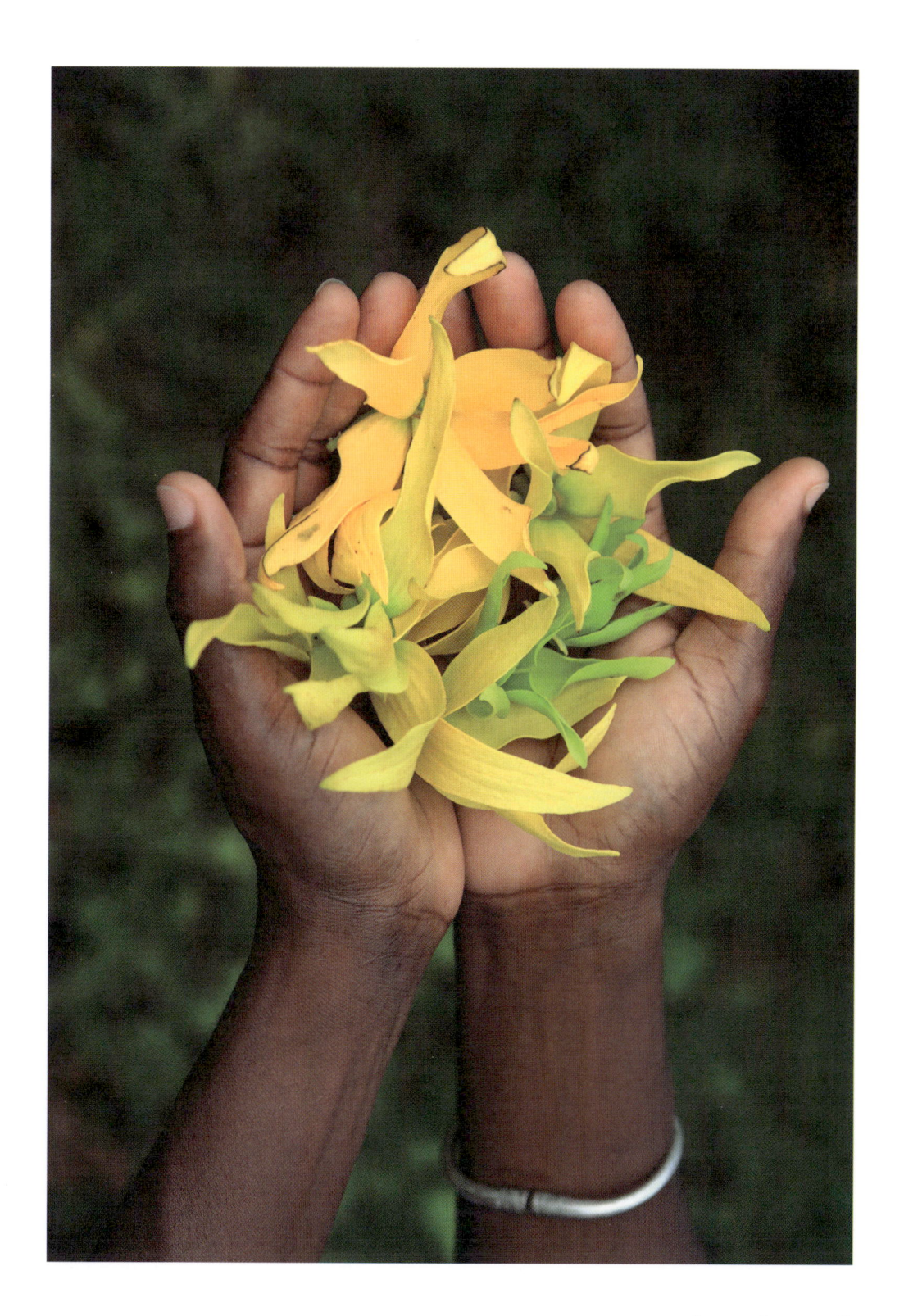

-ilangue também trata a ansiedade, a raiva, o choque e o medo. Ajuda a tornar mais lenta a respiração e reduz a "síndrome de luta ou fuga". No geral, o óleo de ilangue-ilangue é suave, erótico e eufórico.

Equilibra e hidrata
Nos cuidados da pele, o óleo de ilangue-ilangue é valorizado por sua fragrância doce e agradável. É especialmente adequado para peles oleosas, embora seu efeito de equilibrar a produção de secreção sebácea o torne útil para todos os tipos de pele. Tradicionalmente, as flores são maceradas em óleo de coco – um produto chamado Monoi de Tahiti – e a mistura é usada para o cuidado dos cabelos. Em razão de suas propriedades umectantes e da deliciosa fragrância, o Monoi de Tahiti também é incorporado em cremes oleosos e hidratantes para as mãos e a pele como um todo.

Use o óleo de ilangue-ilangue em pequena quantidade e nunca por muito tempo. O perfume pode se tornar pesado, causando dores de cabeça e náuseas. Misturado com os óleos de limão-siciliano, bergamota e outros de aroma fresco, sua fragrância torna-se mais leve. O ilangue-ilangue também combina bem com os óleos de especiarias, que ajudam a aliviar sua extrema doçura.

Relaxante e antidepressivo
O óleo de ilangue-ilangue pode ajudar a tratar a frigidez e a impotência, sobretudo quando usado em misturas para massagens de corpo inteiro, as quais colaboram para que o corpo físico torne a se unificar com a mente, as emoções e o espírito. Em perfumes, sua fragrância doce, voluptuosa e erótica pode ajudar a liberar as inibições e despertar uma paixão ardente. O óleo de ilangue-ilangue é particularmente útil para as mulheres e pode ajudá-las a reencontrar sua feminilidade, confiança e sensualidade.

Adicionado ao banho de imersão, o óleo de ilangue-ilangue promove o relaxamento e auxilia o sono. É muito útil para tratar a depressão, em especial quando esta é acompanhada de tensão nervosa. O ilangue-ilangue é um dos melhores óleos essenciais usados em sessões de meditação, pois combate a raiva. Do ponto de vista psicológico, é calmante, revigorante, cria uma sensação de paz e estimula a expressão de sentimentos reprimidos.

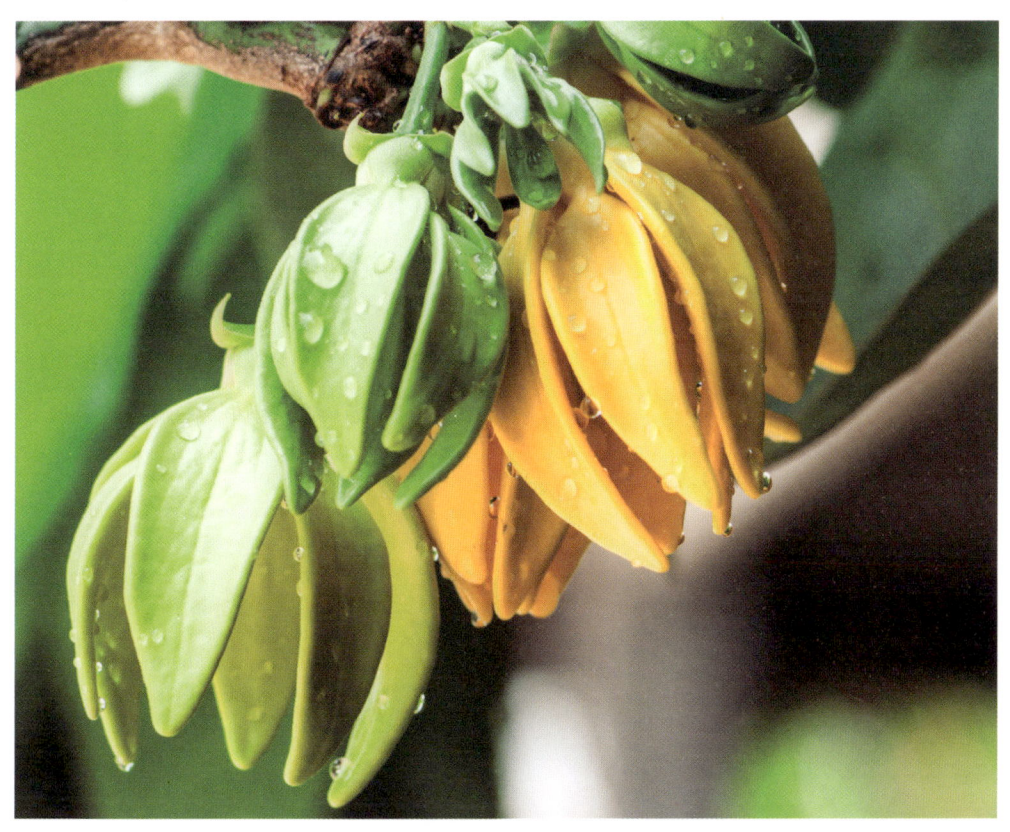

Tônico de ilangue-ilangue para o couro cabeludo

Acrescentando-se óleo de ilangue-ilangue a uma base para xampu, obtém-se um produto capilar de aroma doce que tem efeito estimulante sobre o couro cabeludo, promovendo o crescimento dos cabelos. A base para xampu, disponível nas casas de produtos para a saúde, é feita de ingredientes naturais, não tem acréscimo de corantes nem de aromas e pode ser usada como base para suas próprias misturas. Você vai precisar de:

- 1 frasco de base para xampu de 200 ml
- 40 gotas de óleo essencial de ilangue-ilangue

1. Despeje a base para xampu num recipiente e misture completamente o óleo de ilangue-ilangue, mexendo porém com suavidade para evitar que se criem bolhas de ar.

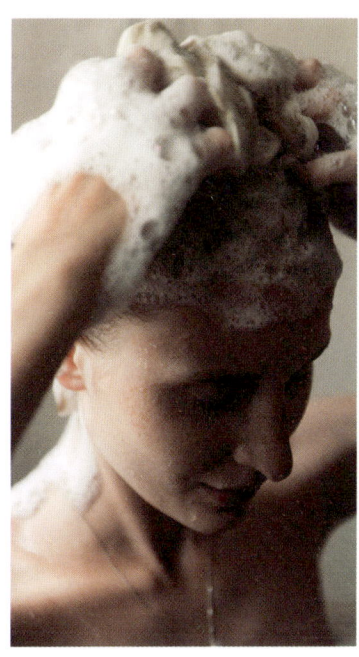

CÍTRICOS

BERGAMOTA

Citrus bergamia

Família botânica: Rutaceae

O óleo de bergamota é um dos principais ingredientes da água de colônia e é considerado o mais nobre dos óleos cítricos. É excelente para o tratamento da depressão e da ansiedade.

MÉTODO DE EXTRAÇÃO:
Pressão a frio. A casca da bergamota quase madura é prensada mecanicamente para liberar o óleo essencial.

REGIÕES DE ORIGEM:
Córsega, Guiné, Itália, Costa do Marfim, Marrocos.

CARACTERÍSTICAS: O óleo de bergamota é um óleo essencial verde-claro e pouco espesso, que pinga facilmente do frasco.

DESCRIÇÃO DA FRAGRÂNCIA:
O óleo de bergamota tem notas de topo frutadas, doces, de limão-siciliano e frescas e notas de fundo cálidas, florais e balsâmicas.

SEGURANÇA NO USO: Se você tem pele muito sensível, use apenas de 1 a 2 gotas. Não use antes de expor-se ao sol, a menos que o óleo empregado seja o de bergamota FCF, tratado para remover os componentes que aumentam a sensibilidade à luz. No banho, use apenas de 3 a 4 gotas.

DESCRIÇÃO DA PLANTA
A árvore da bergamota era cultivada originalmente apenas na Itália, mas hoje tem cultivo mais difundido. Produz pequenas frutas cítricas que vão de verdes a amarelas quando maduras, mas são azedas demais para serem ingeridas.

PERFIL DE MISTURA
O óleo de bergamota combina bem com outros óleos cítricos, florais e absolutos. Também tem afinidade com os óleos de cipreste, sândalo, junípero, coentro, pimenta-do-reino, cardamomo, gengibre, esclareia, alecrim, manjerona e olíbano.

USOS TRADICIONAIS
O óleo de bergamota leva o nome da cidade de Bérgamo, no norte da Itália, onde foi comercializado pela primeira vez. É um dos principais ingredientes da água de colônia e também era usado na medicina popular italiana para tratar febre e vermes. A produção do óleo intensificou-se no século XVI, quando a fragrância se tornou popular. Ainda é usado para aromatizar o chá Earl Grey e tem largo emprego no setor de cosméticos.

PROPRIEDADES TERAPÊUTICAS
Analgésico, antidepressivo, antiespasmódico, antisséptico, antiviral, carminativo, cicatrizante, cordial, desodorante, digestivo, estomáquico, febrífugo, sedativo, tônico, vermífugo e vulnerário. *(Ver o glossário na p. 158.)*

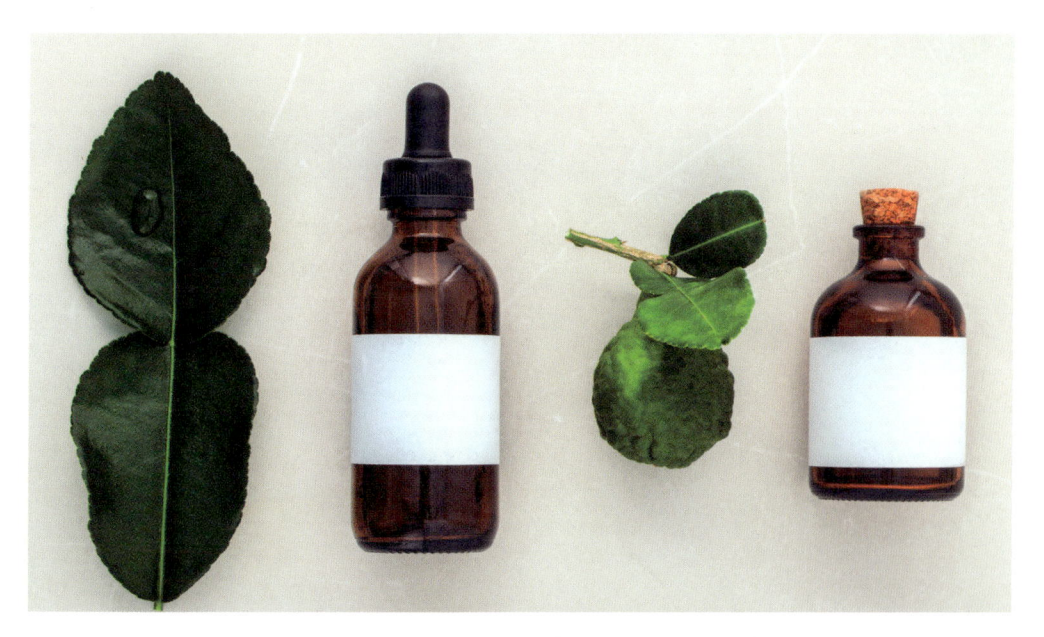

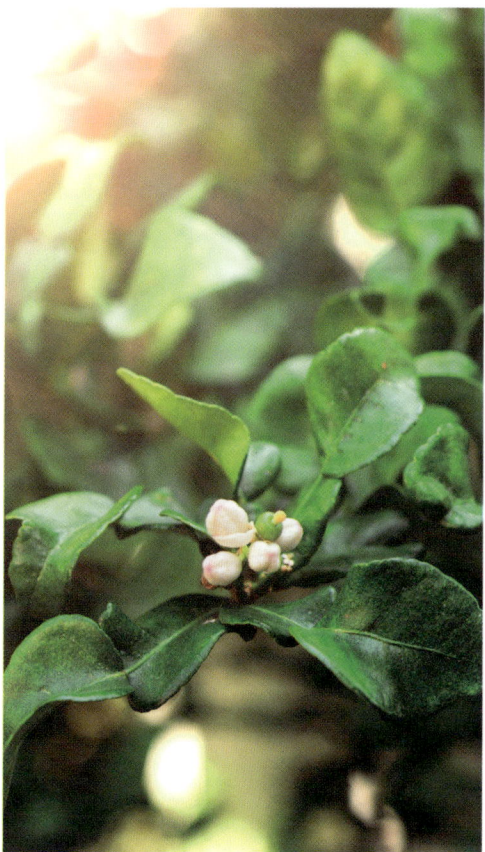

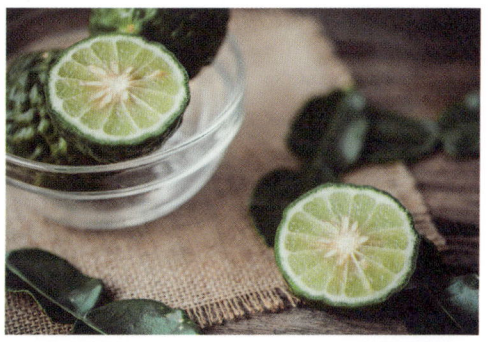

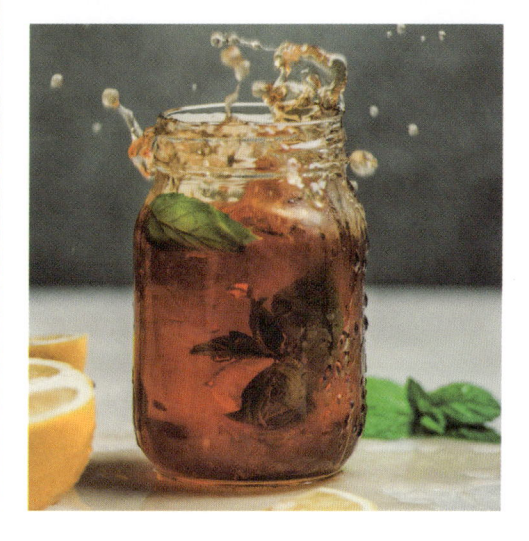

Bergamota **39**

Animador

O óleo de bergamota é usado para tratar a depressão e a ansiedade. Também é a primeira escolha para cistite e infecções do trato urinário. Os pacientes crônicos de cistite muitas vezes ficam tensos e ansiosos quando os sintomas se manifestam – uma lavagem tópica com óleo de bergamota acalma os nervos e alivia os sintomas. No geral, o óleo de bergamota anima, revigora e acalma.

Alivia os sintomas dos problemas de pele

O aroma delicioso e as poderosas qualidades antissépticas do óleo de bergamota o tornam utilíssimo no cuidado da pele, sendo especialmente adequado para peles oleosas (mas, por ser fototóxico, seus usuários devem tomar cuidado nos dias ensolarados). Também ajuda a tratar acne, eczema e psoríase. Descobriu-se que o óleo de bergamota inibe o vírus do herpes *simplex*, que causa feridas nos cantos da boca. Quando combinado com os óleos de *tea tree* e lavanda, ele também trata catapora e herpes-zóster.

Revigorante e restaurador

O óleo de bergamota tem efeito normalizador e regulador sobre o apetite e é útil na convalescença e para quem está fazendo regime. Também pode ajudar quem sofre de anorexia. Usado no banho, alivia os estados febris. Do ponto de vista psicológico, o óleo de bergamota restaura, acalma e equilibra. Suas qualidades luminosas e antidepressivas podem ajudar no tratamento do Transtorno Afetivo Sazonal e ele tem efeito animador nos dias frios e escuros do inverno. O óleo de bergamota é revigorante e tem afinidade com o chakra do coração, aliviando suavemente a tristeza, a depressão e o sofrimento em geral.

Água de colônia de bergamota

O álcool de perfumista, feito de álcool de cereais, fixador e dipropilenoglicol, é fácil de encontrar e permite que você misture óleos essenciais de modo a produzir um perfume transparente, embora alguns óleos talvez acrescentem um pouquinho de cor à mistura.

Você vai precisar de:

- Um frasco de vidro escuro de 30 ml
- 6 colheres (sopa) de álcool de perfumista
- 14 gotas de óleo essencial de bergamota
- 10 gotas de óleo essencial de limão-siciliano
- 8 gotas de óleo essencial de laranja-doce
- 6 gotas de óleo essencial de néroli
- 3 gotas de óleo essencial de lavanda
- 2 gotas de óleo essencial de alecrim
- 1 gota de óleo essencial de tomilho
- 1 gota de óleo essencial de cravo
- 1 gota de óleo essencial de benjoim
- 2 gotas de óleo essencial de *petitgrain*

1. Encha o frasco até a metade com álcool para perfumaria e pingue nele a quantidade correta de gotas de cada óleo essencial. Não se sinta tentada a tornar o perfume mais forte usando mais óleos essenciais, pois isso pode causar reação ou irritação na pele.

2. Agite suavemente o frasco por alguns minutos para que os óleos se misturem e dissolvam por completo no álcool de perfumista.

3. Complete o frasco com álcool de perfumista, deixando espaço suficiente para que os ingredientes possam ser novamente misturados com uma agitação suave.

4. Coloque um rótulo no frasco, especificando a data. Use bem pouco – uma gota atrás das orelhas e nos pulsos é o suficiente para você aproveitar a fragrância.

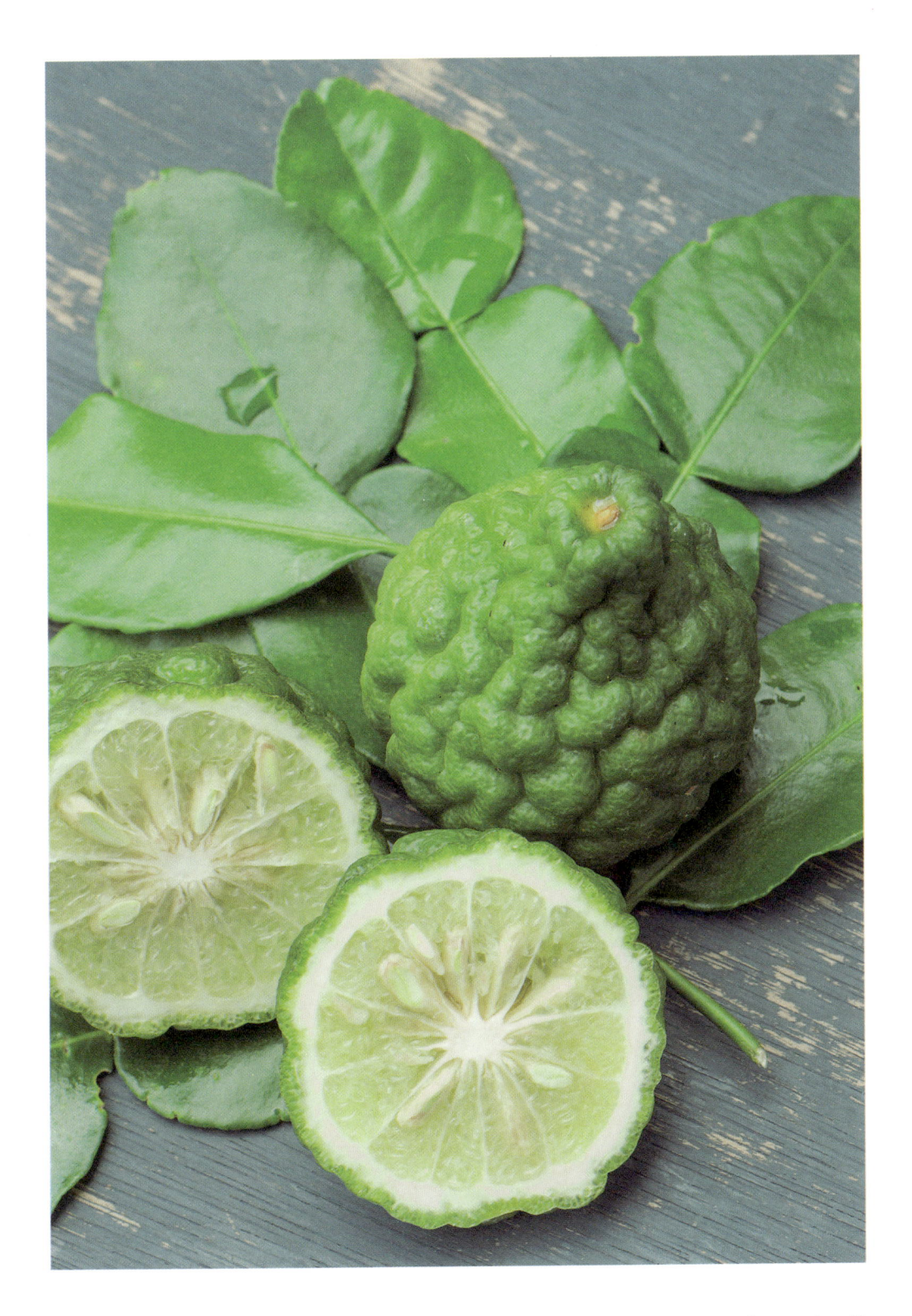

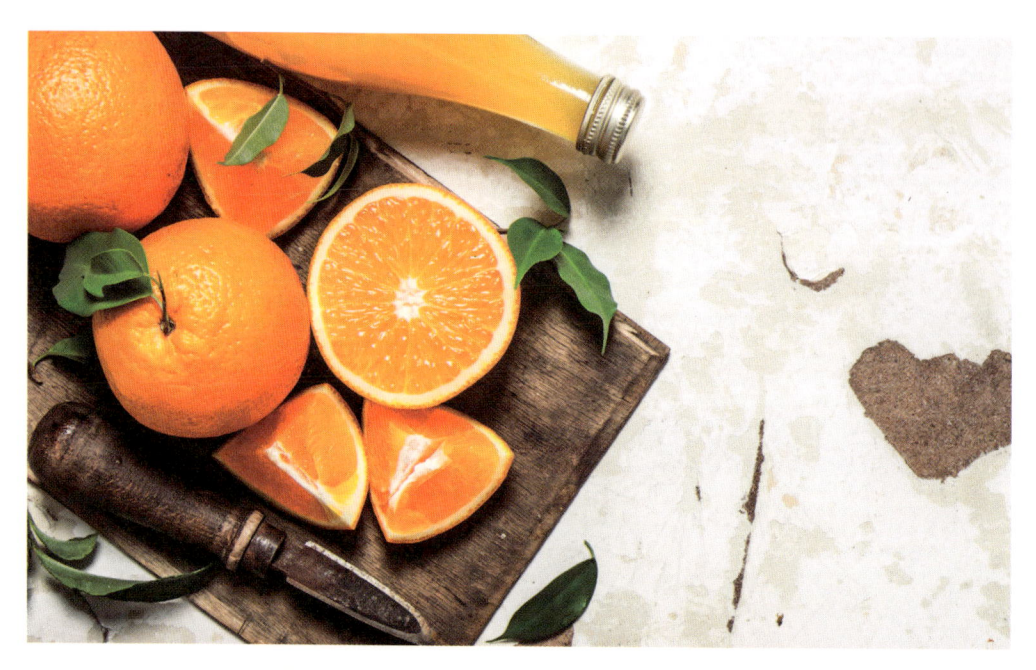

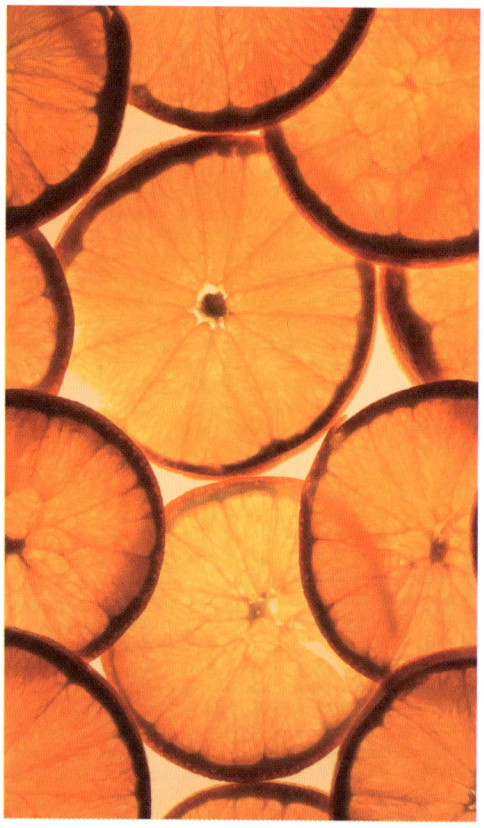

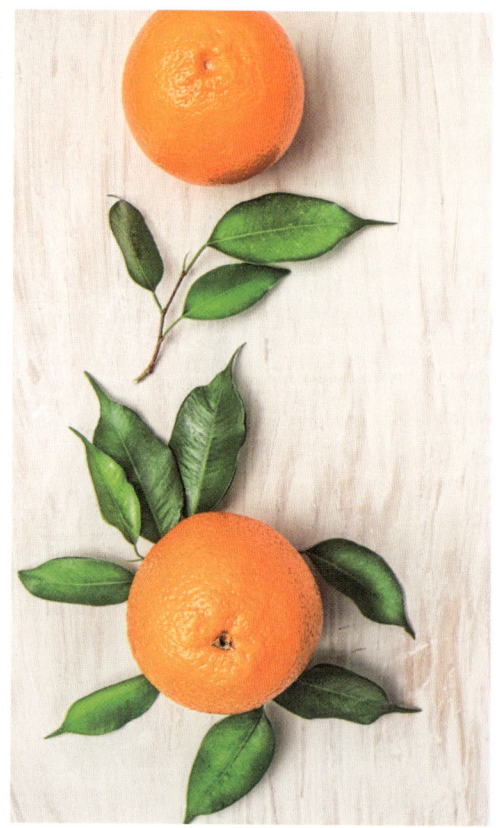

CÍTRICOS

LARANJA-DOCE

Citrus Sinensis

Família botânica: Rutaceae

O óleo de laranja-doce é familiar, reconfortante, alegre e caloroso. É um dos óleos essenciais mais populares e mais amplamente utilizados.

MÉTODO DE EXTRAÇÃO: Pressão a frio. A casca do fruto quase maduro é prensada mecanicamente para extrair-se o óleo essencial.

REGIÕES DE ORIGEM: Austrália, Brasil, Israel, Itália, América do Norte.

CARACTERÍSTICAS: O óleo de laranja-doce vai do amarelo ao alaranjado escuro. É um óleo pouco espesso que pinga facilmente do frasco.

DESCRIÇÃO DA FRAGRÂNCIA: O óleo de laranja-doce tem notas de topo doces, frescas e frutadas e notas de fundo radiantes e sensuais. Tem um cheiro inconfundível de laranja!

SEGURANÇA NO USO: O óleo de laranja-doce é um dos mais seguros de todos e não tem contraindicações, embora deva ser usado com moderação por pessoas de pele sensível.

DESCRIÇÃO DA PLANTA

A árvore da laranja-doce é menor que a da laranja-azeda e tem folhas verde-escuras e brilhantes, flores brancas e perfumadas e frutos abundantes. Há muitas variantes, como a laranja-baía, a laranja-de-valência e a laranja-de-jafa.

PERFIL DE MISTURA

O óleo de laranja-doce combina bem com os demais óleos cítricos e de especiarias, e também com os de sândalo, néroli, esclareia, mirra, gerânio, palmarosa, *petitgrain*, olíbano e cipreste.

USOS TRADICIONAIS

A árvore de laranja-doce provavelmente é originária da região entre o Himalaia e o sudoeste da China; seu nome provém do árabe *narandji*. A planta foi introduzida na Europa no século XVI por exploradores portugueses e, depois, nas Américas por Colombo. Espalhou-se depois para o Caribe. Na China antiga, a casca seca da laranja era usada para tratar tosse, resfriado e anorexia. Atualmente, o óleo essencial de laranja-doce encontra extenso uso na indústria alimentícia, onde é empregado como aromatizante.

PROPRIEDADES TERAPÊUTICAS

Antibactericida, antidepressivo, antiespasmódico, antifúngico, antisséptico, carminativo, colagogo, digestivo, estimulante, estomáquico, linfático, sedativo e tônico. (Ver o glossário na p. 158.)

Adequado para crianças

O óleo de laranja-doce é suave o suficiente para ser aplicado em crianças, que gostam da sua fragrância frutada; pode ser usado para melhorar o sono e aliviar problemas estomacais infantis. Também é excelente para os problemas estomacais dos adultos. Tem efeito normalizador e regulador sobre o sistema digestivo e é benéfico em caso de cãibras, diarreia e flatulência. Para aliviar a constipação, é misturado com os óleos de manjerona e pimenta-do-reino e usado em massagens tópicas sobre o abdômen. No geral, o óleo de laranja-doce tonifica, suaviza e refresca.

Brilho interior

O óleo de laranja-doce, usado no banho de imersão, é bom para ansiedade, estresse e insônia. Tem efeito moderadamente tônico sobre o sistema linfático. Também pode ser usado nos cuidados da pele, pois a suaviza e tem leves propriedades regeneradoras, ajudando a restaurar o brilho natural da cútis.

Do ponto de vista psicológico, o óleo de laranja-doce alegra e revigora, ajudando-nos a encontrar o riso e o contentamento na vida. Reduz o medo do desconhecido e alivia a falta de autoconfiança, ajudando você a encontrar ou reencontrar o brilho interior e o otimismo. Ajuda a estimular as energias sutis estagnadas e renova o espírito e as emoções.

Banho de imersão de laranja-doce

Esta receita se destina a crianças de mais de 5 anos que tenham problemas para dormir. Se você envolver a criança na fabricação da receita, a diversão e a criatividade a farão gostar ainda mais do banho.

Você vai precisar de:

- 1 frasco que dê para apertar
- 200 ml de base de banho de imersão ou sabonete líquido sem perfume
- 20 a 40 gotas de óleo essencial de laranja-doce
- 1 a 2 gotas de corante alimentício laranja

1. Despeje num frasco a base de banho ou o sabonete líquido. Para cada 100 ml de base, pingue 20 gotas de óleo essencial de laranja-doce. Trata-se de uma diluição de 1%, baixa e segura para o uso com crianças.

2. Usando um espetinho de churrasco ou coisa semelhante, comece a misturar as gotas de óleo essencial. Tome cuidado para não misturar com muito vigor, pois o produto ficará espumoso, com muitas bolhas de ar, e o melhor é que essas bolhas só apareçam na hora do banho propriamente dito.

3. Ao misturar o óleo de laranja-doce, acrescente também o corante até que o produto fique da cor que seu filho quer (não coloque demais logo de início).

4. Ao terminar, despeje no frasco o preparado para banho. Faça um rótulo bem bonito, listando os ingredientes e ressaltando que o sabonete foi feito por você e seu filho. Despeje de 1 a 2 colheres (chá) sob água corrente para um banho relaxante.

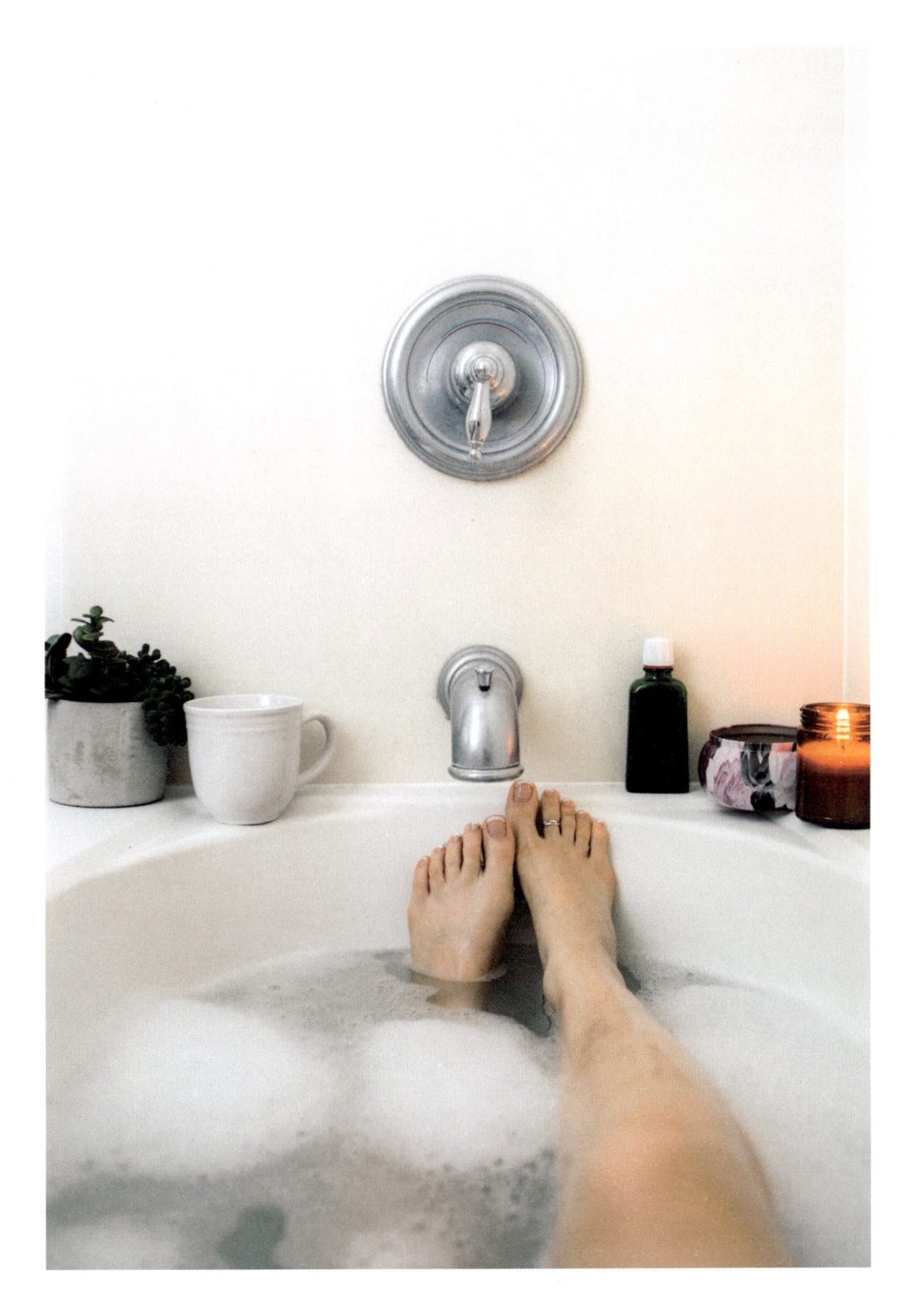

CÍTRICOS

TANGERINA

Citrus reticulata

Família botânica: Rutaceae

O óleo de tangerina é um dos mais seguros e pode ser usado por toda a família. Empregue-o para acalmar a mente hiperativa e promover um sono restaurador.

MÉTODO DE EXTRAÇÃO: Pressão a frio. A casca da tangerina quase madura é prensada mecanicamente para obter-se o óleo essencial.

REGIÕES DE ORIGEM: Argélia, Brasil, China, Chipre, Grécia, Itália, Sudeste Asiático, Espanha.

CARACTERÍSTICAS: O óleo essencial de tangerina tem cor amarelo-alaranjada. É pouco espesso e pinga facilmente do frasco.

DESCRIÇÃO DA FRAGRÂNCIA: A tangerina tem notas de topo doces e cítricas delicadas mas intensas e notas de fundo profundas, cálidas, frutadas – quase florais.

SEGURANÇA NO USO: O óleo de tangerina é um dos mais seguros e não tem contraindicações.

DESCRIÇÃO DA PLANTA
A tangerineira é uma pequena árvore perenifólia de folhas brilhantes, flores perfumadas e frutos que vão do amarelo ao laranja-avermelhado.

PERFIL DE MISTURA
O óleo de tangerina combina bem com os demais óleos cítricos e os de especiarias, e também com os de néroli, lavanda, sândalo, *petitgrain*, melissa, ilangue-ilangue, junípero, gerânio, pau-rosa e cipreste.

USOS TRADICIONAIS
A tangerina é originária da China e do Sudeste Asiático e seu óleo às vezes era usado juntamente com o de laranja-doce em remédios populares. Hoje é amplamente empregado no setor de aromatizantes, geralmente em combinação com outros óleos cítricos.

PROPRIEDADES TERAPÊUTICAS
Antidepressivo, antiespasmódico, anti-inflamatório, antioxidante, antisséptico, calmante, carminativo, colagogo, depurativo, digestivo, diurético, sedativo e tônico. (Ver o glossário na p. 158.)

Seguro para o uso na gestação
O óleo de tangerina é seguro para o uso na gestação e é particularmente recomendado para acalmar a inquietude e a agitação em crianças. Sua deliciosa fragrância suave e frutada costuma ser bem tolerada e apreciada pelas mulheres na gravidez, época em que o sentido do olfato se apura e mui-

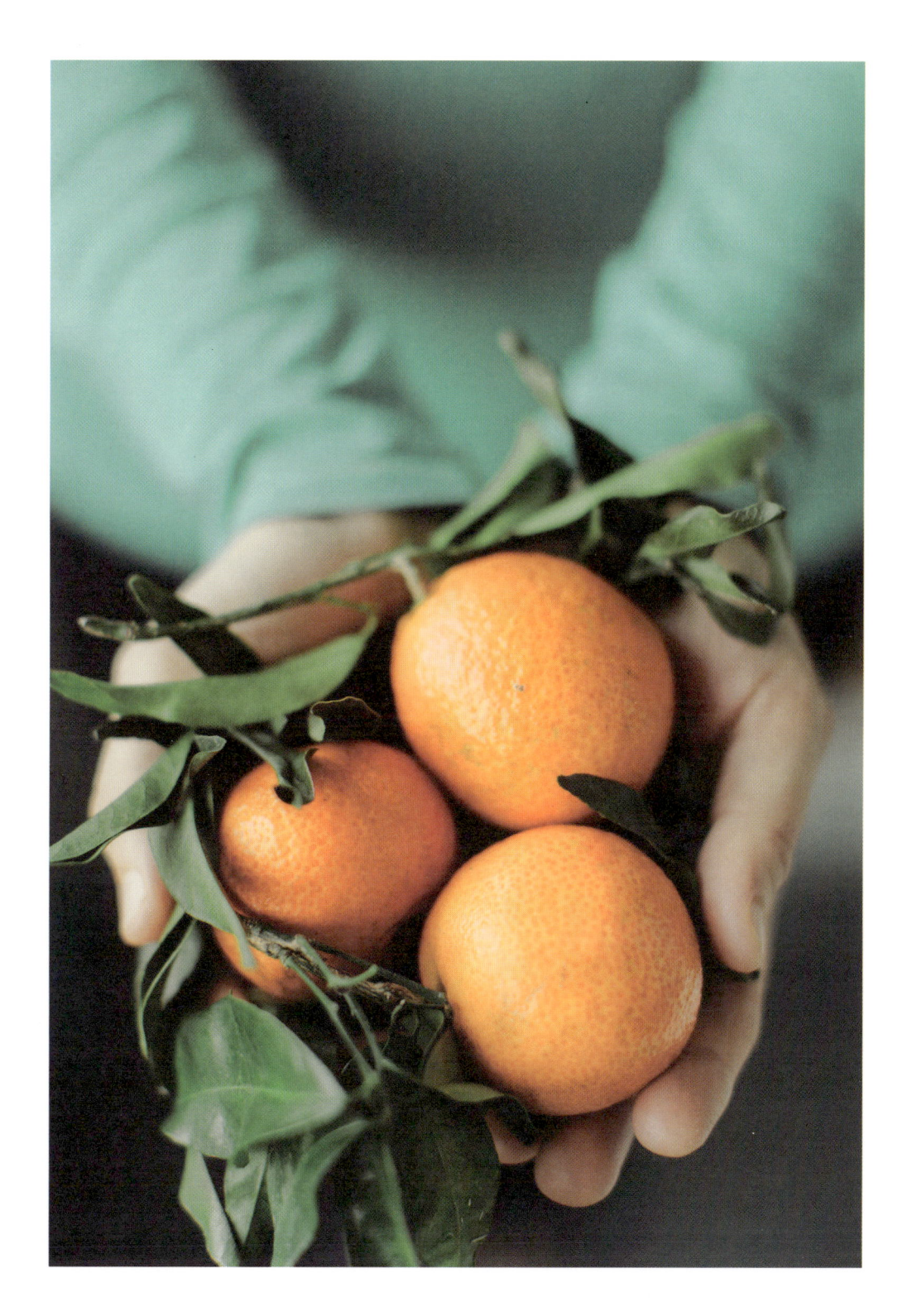

Tangerina

tos óleos essenciais deixam de ser apreciados ou ativamente causam náusea. Uma das misturas mais seguras para massagens em mulheres grávidas é tangerina com néroli.

Misturado com lavanda e néroli em óleo de semente de damasco, o óleo de tangerina ajuda a reduzir as estrias quando massageado diariamente no abdômen do quinto mês de gestação até o parto. Alternativamente, faça um creme oleoso para a pele, derretendo manteiga de karité e acrescentado óleo de semente de damasco e algumas gotas de tangerina e néroli; esse creme constitui um excelente presente para uma amiga grávida.

Tônico suave
No conjunto, o óleo de tangerina revigora, suaviza e alegra. Isso o torna útil em misturas para combater a depressão e o estresse, sobretudo quando combinado com jasmim, camomila-romana ou rosa. A tangerina tem efeito tônico sobre o trato digestório e é boa para todas as queixas digestivas. Também é eficaz em misturas com outros óleos cítricos e desintoxicantes, como os de junípero e erva-doce, para ajudar a estimular a circulação no sistema linfático.

Constitui um agradável acréscimo a todas as misturas para massagens e em perfumes, contribuindo com uma nota leve, suave e calmante. Do ponto de vista psicológico, a tangerina fortalece e tem qualidade ligeiramente hipnótica. Ajuda a aquietar a mente hiperativa e promove o sono reparador. Tem uma qualidade suave e delicada que ajuda as pessoas a fazerem contato com sua criança interior.

Tangerina com cravo-da-índia

Na Idade Média, era comum espetarem-se cravos em laranjas ou tangerinas. A fruta assim tratada era aproximada do nariz para afastar os maus cheiros. Também serviam para combater resfriados, infecções respiratórias e até a peste negra. Isso porque tanto o cravo quando as frutas cítricas liberam suas propriedades antissépticas e antivirais, além de sua agradável fragrância de fruta e de especiarias. A versão contemporânea ainda cheira bem e afasta os resfriados e febres do inverno. Além disso, libera um aroma tradicionalmente associado ao Natal.

Você vai precisar de:

- **1 tangerina ou laranja pequena e firme**
- **10 a 20 cravos-da-índia**

1. Usando o lado pontudo do cravo, introduza-o na fruta até a cabeça. Distribua-os harmonicamente por toda a tangerina. Podem-se acrescentar também algumas cascas de canela ou um anis-estrelado para se obter uma fragrância mais festiva.

2. Coloque a tangerina num prato decorativo e deixe o aroma perfumar sua casa e afastar os germes.

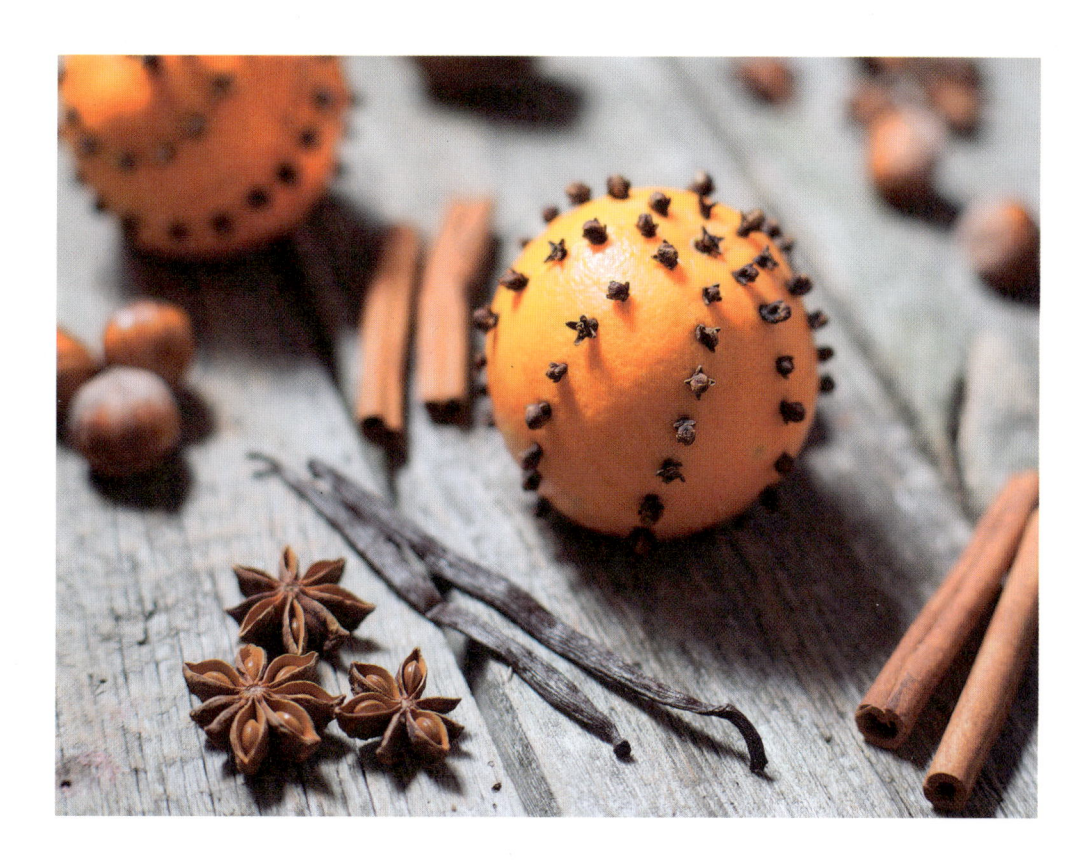

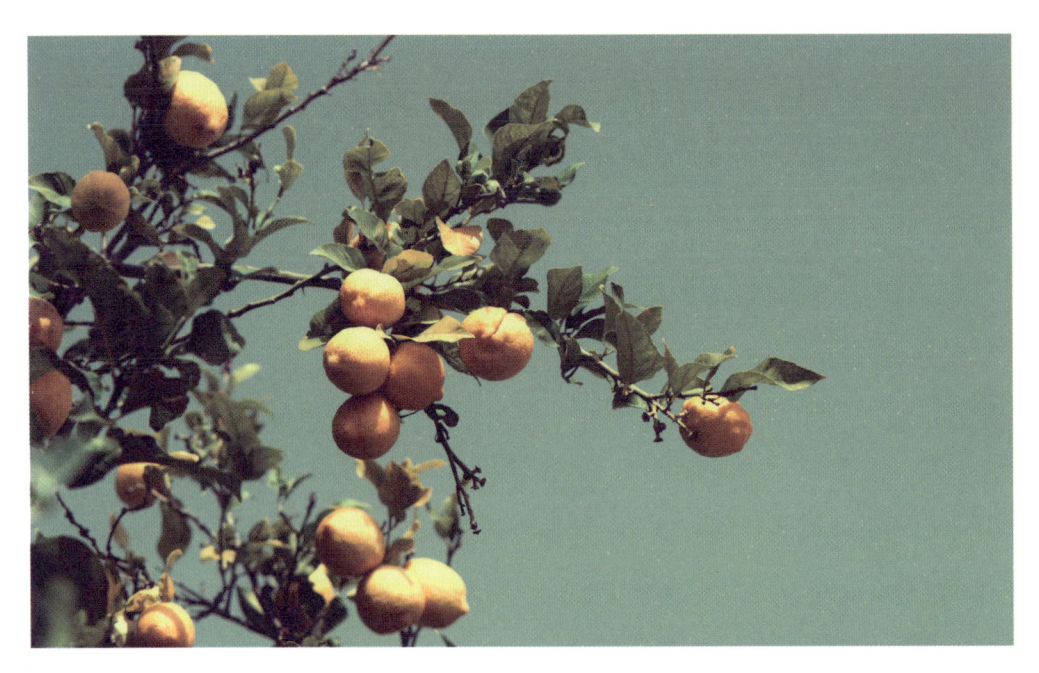

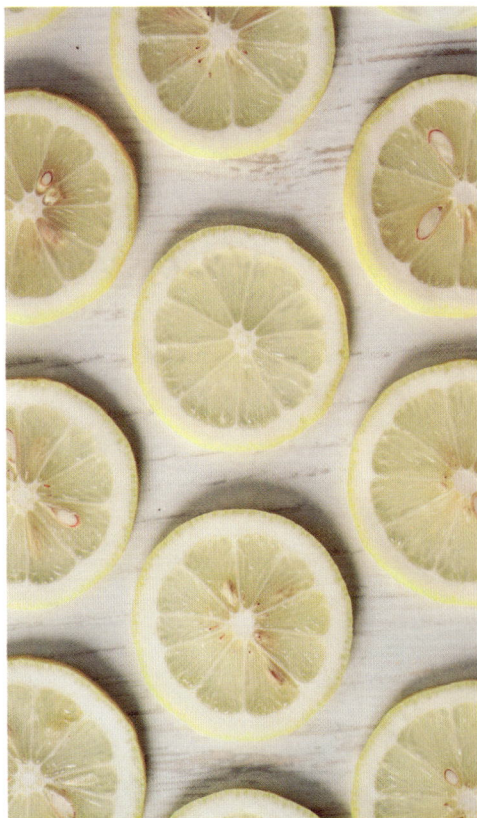

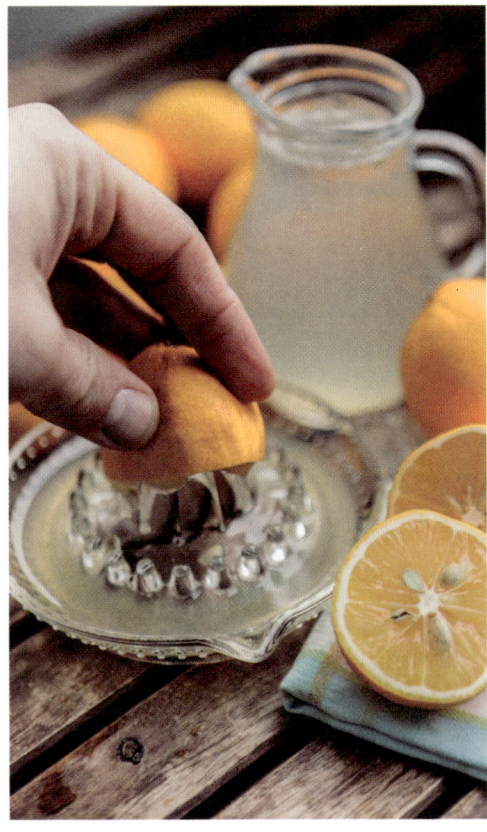

CÍTRICOS

LIMÃO-SICILIANO

Citrus limonum

Família botânica: Rutaceae

O frescor do limão-siciliano ajuda a limpar a mente. O limão-siciliano favorece a clareza mental e a concentração e é ótimo para ser usado em dias muito agitados.

MÉTODO DE EXTRAÇÃO: Pressão a frio. A casca da fruta madura ou quase madura é prensada mecanicamente para extrair-se o óleo essencial.

REGIÕES DE ORIGEM: Estados Unidos, China, Chipre, Israel, Itália, Oriente Médio, Sicília.

CARACTERÍSTICAS: O óleo essencial de limão-siciliano é amarelo-esverdeado e pouco espesso. Pinga facilmente do frasco.

DESCRIÇÃO DA FRAGRÂNCIA: O óleo de limão-siciliano tem notas de topo limpas, frescas, leves e penetrantes, com notas de fundo cítricas e ligeiramente adocicadas.

SEGURANÇA NO USO: Não use se tiver a pele muito sensível nem antes de expor-se ao sol. Não coloque mais de 3 gotas no banho.

DESCRIÇÃO DA PLANTA
A árvore do limão-siciliano é pequena e perenifólia, com folhas ovais, flores perfumadas e frutos verdes que se tornam amarelos à medida que amadurecem. Tipicamente, dá fruto ao longo do ano inteiro.

PERFIL DE MISTURA
O óleo essencial de limão-siciliano combina bem com os demais óleos cítricos e florais e, na verdade, com quase todos os óleos essenciais. Uma dica útil: caso uma mistura tenha um cheiro desagradável ou desarmônico, acrescente algumas gotas de óleo de limão-siciliano, que muitas vezes melhora a fragrância geral.

USOS TRADICIONAIS
Originário da China, o limoeiro-siciliano chegou à Europa no século XII, passando pela Pérsia e pelo Oriente Médio. Colombo levou sementes para a América, onde hoje o limoeiro é objeto de extenso cultivo. Tradicionalmente usado por marinheiros para combater o escorbuto em longas viagens marítimas, o suco de limão também era empregado como diaforético e diurético. É usado para tratar soluços, reumatismo e até envenenamento. O óleo essencial de limão-siciliano encontra extenso uso nas indústrias alimentícia, farmacêutica e de cosméticos.

PROPRIEDADES TERAPÊUTICAS
Adstringente, antiespasmódico, antimicrobiano, antirreumático, antisséptico, bactericida, carminativo, cicatrizante, depurativo, diaforético, diurético, febrífugo, hemostático, hipotensivo, inseticida, rubefaciente, tônico e vermífugo. (Ver o glossário na p. 158.)

Desintoxicante e refrescante

O óleo essencial de limão-siciliano é útil de várias maneiras. Suas propriedades hemostáticas ajudam a deter os sangramentos e, combinadas ao efeito bactericida, o tornam excelente para misturar na água com que se lavam cortes e arranhões. É desintoxicante e valioso nas massagens de drenagem linfática para ajudar a combater a celulite. O limão-siciliano tonifica o sistema circulatório, limpa o sangue e também ajuda reduzir as veias varicosas. Sua capacidade de combater a acidez o torna útil para aliviar estados reumáticos, gota, artrite e acidez estomacal. No geral, o limão-siciliano é refrescante, purificante e depurativo.

Tonificação da pele

É usado nos cuidados da pele para dar brilho à cútis e é indicado para acne e pele oleosa. Uma gota de óleo de limão-siciliano puro pode ser aplicada sobre verrugas. Suas propriedades antimicrobianas ajudam o corpo a combater qualquer infecção, e o óleo é útil em borrifadores e queimadores para ajudar a prevenir a disseminação de infecções.

Estimula e aumenta a clareza

Do ponto de vista psicológico, o óleo de limão-siciliano é radiante, revivificante e estimulante. Eleva o espírito e desanuvia a mente, deixando-a clara e tranquila. Ajuda a prevenir os rompantes emocionais e auxilia na tomada de decisões. Ilumina a mente obscurecida, nublada ou confusa. É útil na meditação para clarear a mente e também abre o coração.

Creme de limão-siciliano

Tradicionalmente, o creme de limão-siciliano usa as raspas da casca do limão – que contém o óleo essencial – para fortalecer o sabor. As raspas podem ser substituídas no todo ou em parte pelo óleo essencial.

Você vai precisar de:

- 6 a 8 limões-sicilianos orgânicos
- 10 gotas de óleo essencial de limão-siciliano orgânico (opcionais)
- 1 xícara de açúcar de confeiteiro
- 3 ovos
- ½ xícara de manteiga sem sal em cubos

1. Lave muito bem os limões. Corte cada fruta na metade e esprema o suco até obter 180 ml do mesmo.
2. Faça cortes na casca com uma faca afiada para liberar o óleo essencial. Esprema muito bem a casca de cada limão sobre um pequeno recipiente para colher o óleo essencial; você não obterá muito, mas cada gota é potente. Use luvas para que o óleo não faça contato com suas mãos, ou lave as mãos imediatamente depois da operação.
3. Acrescente uma colher (chá) de raspa de casca de limão ao creme, se desejar. Alternativamente, você pode usar até 10 gotas de óleo essencial de limão-siciliano orgânico.
4. Coloque todos os ingredientes numa panela e aqueça em fogo brando. Mexa a mistura suavemente por 6 a 8 minutos até que ela comece a formar picos moles. Tire do fogo e despeje em frascos de vidro esterilizados. Espere esfriar, tampe e guarde na geladeira.
5. Use o creme para passar no pão quente.

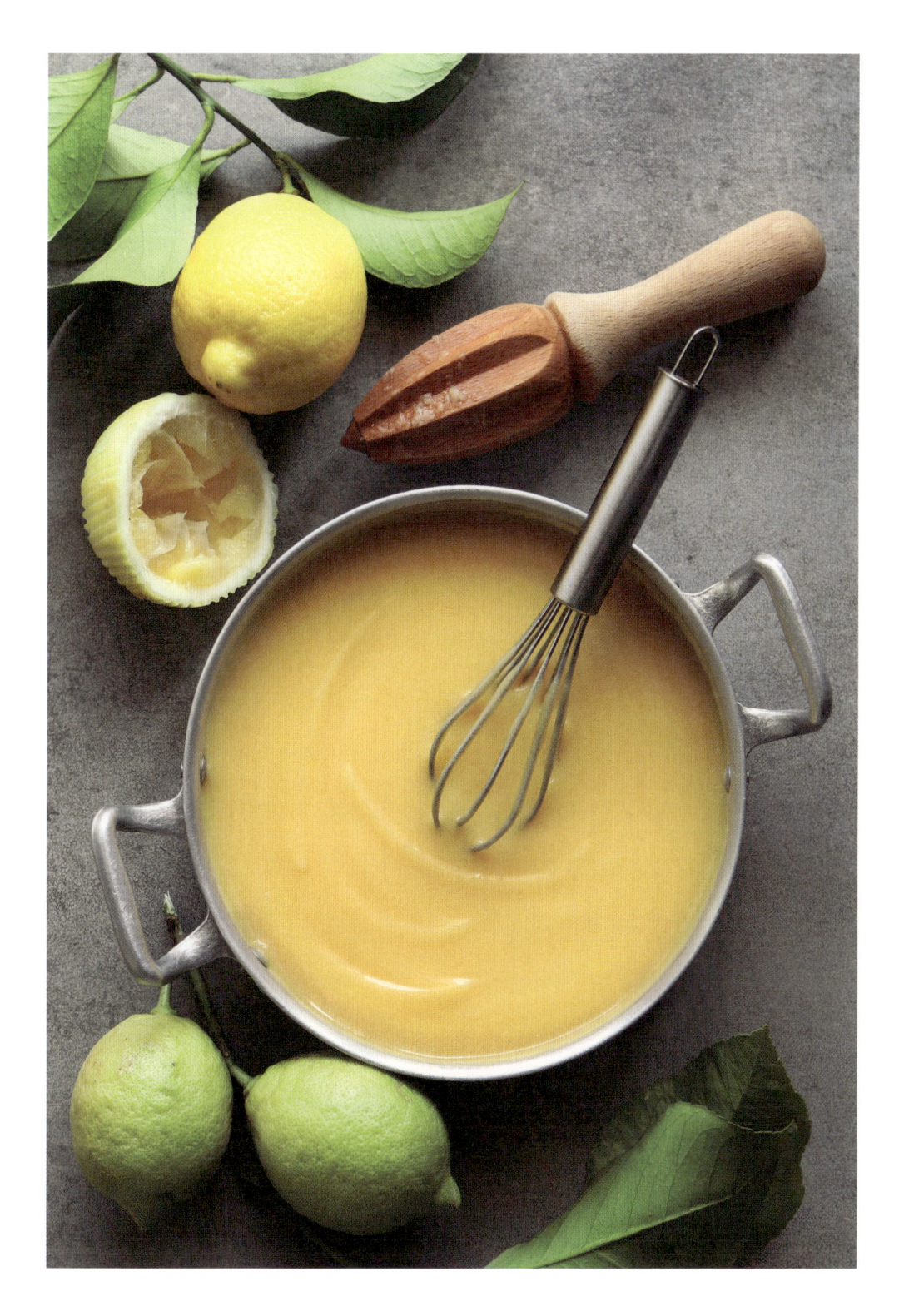

Limão-Siciliano

CÍTRICOS

GRAPEFRUIT

Citrus paradisi

Família botânica: Rutaceae

Misturado com óleos florais e de especiarias em massagens e banhos de imersão, o óleo de *grapefruit* ajuda a aliviar a exaustão emocional e física. Também pode melhorar a autoestima.

MÉTODO DE EXTRAÇÃO: Pressão a frio. A casca da *grapefruit* quase madura é prensada mecanicamente para extrair-se o óleo essencial.

REGIÕES DE ORIGEM: Estados Unidos, Argentina, Brasil, França, Israel, Nigéria, Índias Ocidentais.

CARACTERÍSTICAS: O óleo essencial de *grapefruit* é transparente ou quase transparente e pouco espesso. Pinga facilmente do frasco.

DESCRIÇÃO DA FRAGRÂNCIA: O óleo de *grapefruit* tem notas de topo limpas, frescas, leves e ácidas, com notas de fundo doces e cítricas.

SEGURANÇA NO USO: O óleo de grapefruit *em geral é seguro. Não coloque mais de 4 a 5 gotas no banho.*

DESCRIÇÃO DA PLANTA

A toranjeira é uma árvore grande, que chega a 10 m de altura. Tem folhas verdes brilhantes, flores brancas e frutos grandes, que podem ser amarelos (mais conhecidos) ou cor-de-rosa; estes últimos, introduzidos recentemente, são mais doces e por isso vêm se tornando mais populares. No entanto, há pouca diferença de fragrância ou propriedades entre os dois óleos essenciais.

PERFIL DE MISTURA

O óleo de *grapefruit* combina bem com os demais óleos cítricos e de especiarias, e também com os de palmarosa, nêroli, alecrim, cipreste, gerânio, junípero, lavanda, jasmim e ilangue-ilangue.

USOS TRADICIONAIS

A *grapefruit* é a única fruta cítrica nativa do Novo Mundo. Originou-se nas Índias Ocidentais antes de espalhar-se por todo o globo. Não há indícios de qualquer uso tradicional da *grapefruit* com exceção do alimentar. Hoje em dia, no entanto, o óleo essencial é usado nos setores de cosméticos e aromatizantes. A fruta também é muito usada em dietas desintoxicantes, pois limpa e desintoxica eficientemente o trato digestório e o corpo inteiro.

PROPRIEDADES TERAPÊUTICAS

Adstringente, antidepressivo, antiespasmódico, antisséptico, depurativo, desinfetante, diurético, estimulante e tônico. *(Ver o glossário na p. 158.)*

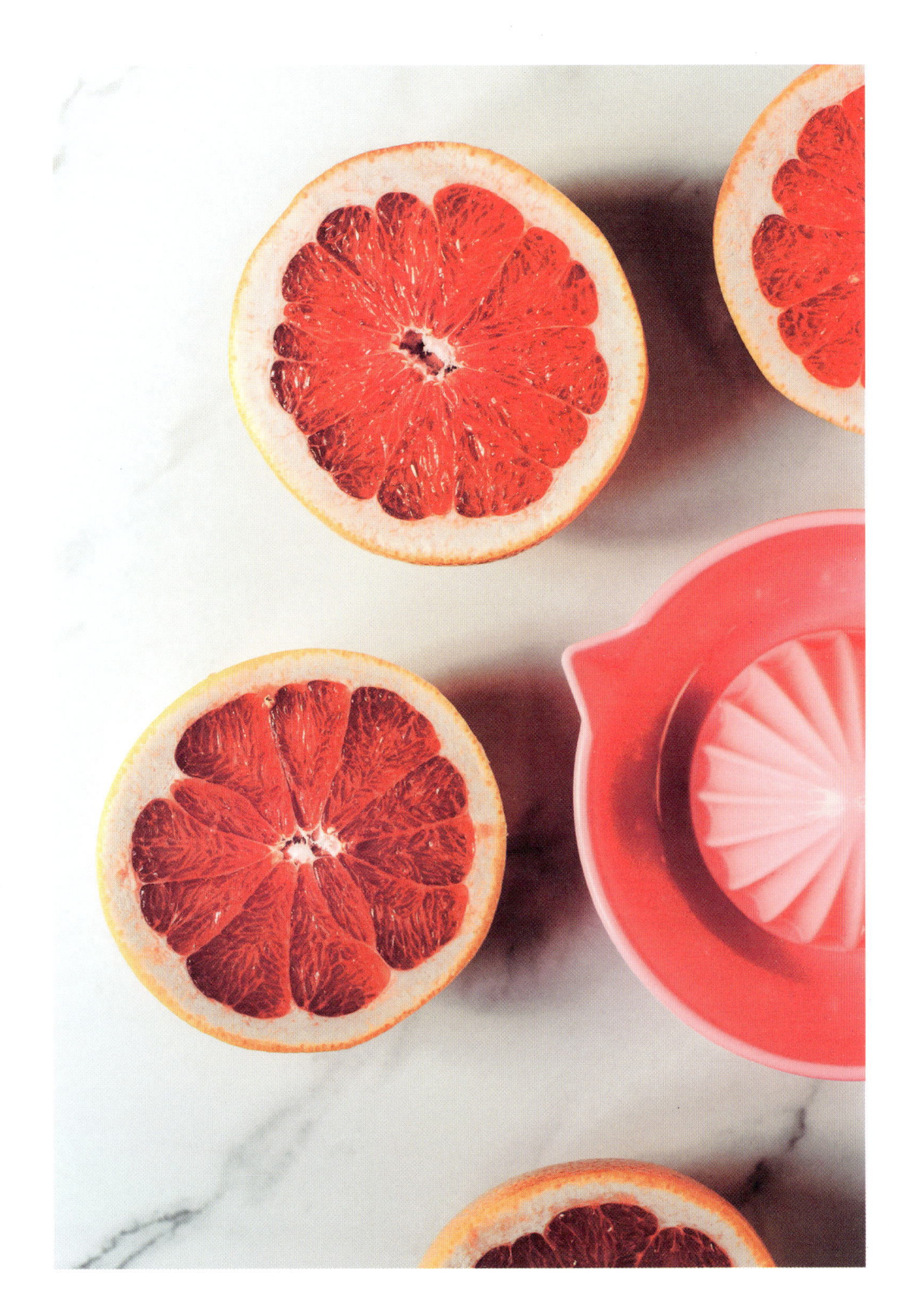

Purificante

O óleo de *grapefruit* tem propriedades semelhantes às dos demais óleos essenciais cítricos. É útil em massagens de drenagem linfática, sobretudo quando misturado aos de alecrim e junípero, pois ajuda a aliviar a retenção de líquidos, a liberar as toxinas e a remover a celulite.

É bom para o fígado congestionado ou superaquecido e, quando acrescentado ao óleo de alecrim num banho matinal, pode ajudar a combater a ressaca. Tem efeito tônico sobre o couro cabeludo. Pode ser misturado com os de cedro ou alecrim numa base de xampu para manter o couro cabeludo saudável e livre de caspa. Também é útil nos cuidados da pele, particularmente para melhorar a aparência da pele oleosa ou congestionada e da acne. No geral, o óleo de *grapefruit* é revigorante, purificante e estimulante.

Promove o otimismo

Do ponto de vista psicológico, o óleo de *grapefruit* é refrescante e revivificante. Ajuda a aliviar o estresse, a depressão, o esgotamento nervoso e a tensão. Melhora a autoestima e promove o otimismo, criando uma disposição geral alegre e jovial.

Geleia de *grapefruit*

Esta deliciosa geleia de grapefruit pode ser feita com as variedades amarela ou rosada ou com uma mistura das duas.

Você vai precisar de:

- 2 *grapefruits* grandes ou 3 pequenas
- suco de mais 1 *grapefruit*
- suco de 1 limão-siciliano
- 2 e ½ xícaras de açúcar demerara
- 2 e ½ xícaras de açúcar com pectina para geleia
- 2 a 3 gotas de óleo essencial de *grapefruit* orgânica (opcional)

1. Lave muito bem as *grapefruits*, coloque-as numa panela e acrescente água até que elas flutuem. Cubra, leve a fervura e deixe ferver por 2 horas. Complete com água fervente se necessário para que as frutas não peguem no fundo da panela.

2. Enquanto isso, lave a outra *grapefruit*, corte-a pela metade e extraia o suco. Faça cortes na casca com uma faca afiada e extraia algumas gotas do óleo essencial num recipiente pequeno. Use luvas ou lave as mãos imediatamente.

3. Tire as frutas da panela e descarte e água. Deixe as frutas esfriarem e corte-as em fatias finas.

4. Devolva as frutas à panela com o suco de limão-siciliano, os açúcares, o suco de *grapefruit* e o óleo essencial. Aqueça suavemente até que os açúcares se dissolvam. Deixe ferver por 15 minutos ou até que uma colher de chá da mistura assuma consistência de geleia quando despejada sobre um recipiente frio. Se preferir textura menos espessa, bata a mistura com um *mixer* depois de dissolvido os açúcares.

5. Despeje em frascos esterilizados e deixe esfriar antes de tampar. Coloque rótulos nos frascos e conserve em geladeira.

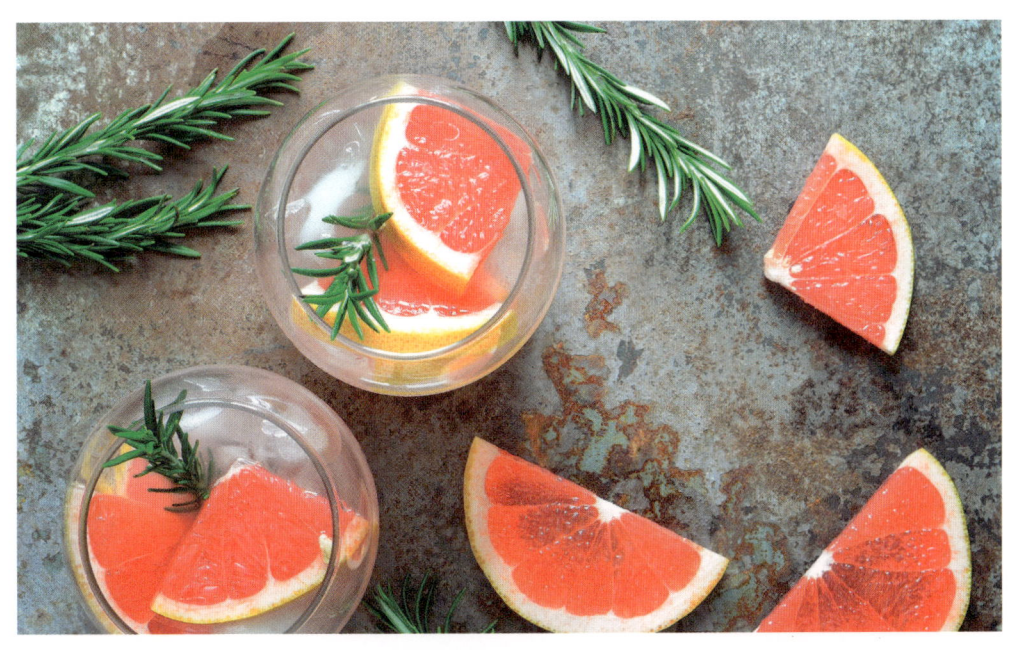

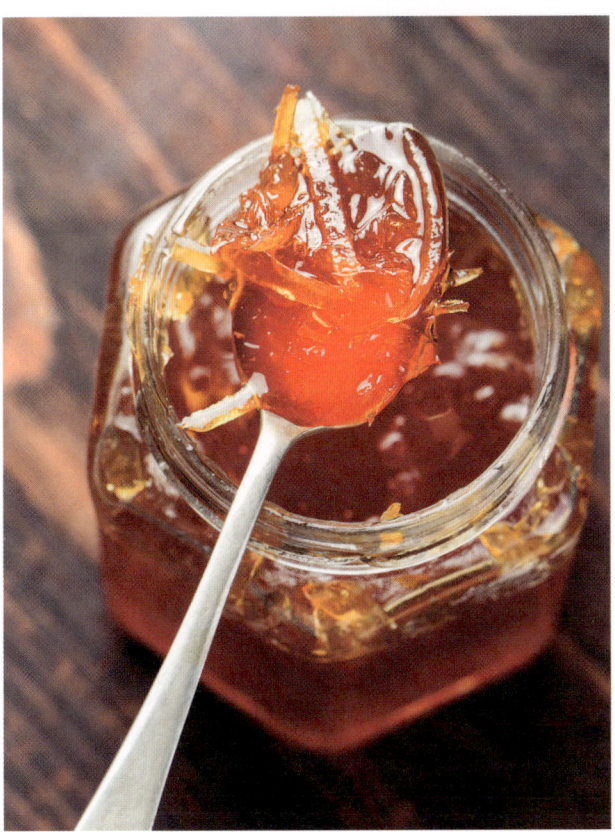

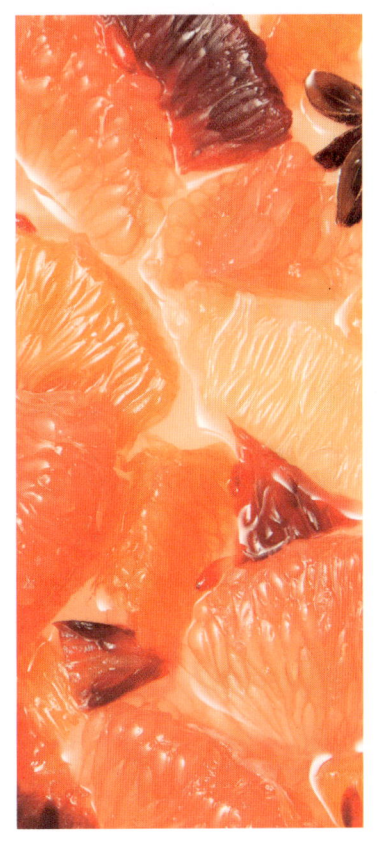

CÍTRICOS

LIMÃO-GALEGO (LIMA ÁCIDA)

Citrus aurantifolia

Família botânica:
Rutaceae

Do ponto de vista psicológico, o limão renova e revigora a mente e as emoções, ajudando a aliviar a fadiga, a apatia e a depressão.

MÉTODO DE EXTRAÇÃO: Pressão a frio ou destilação a vapor. A casca do limão quase maduro é prensada mecanicamente para extrair-se o óleo essencial. Ocasionalmente, faz-se destilação a vapor com a fruta inteira.

REGIÕES DE ORIGEM: Estados Unidos, Brasil, Itália, México, Peru, Índias Ocidentais.

CARACTERÍSTICAS: O óleo de limão prensado a frio é verde-oliva claro ou escuro e tem consistência pouco espessa, pingando facilmente do frasco. O de limão destilado é verde-claro ou transparente, tem consistência pouco espessa e pinga facilmente do frasco.

DESCRIÇÃO DA FRAGRÂNCIA: O óleo de limão-galego prensado a frio tem um aroma ácido com notas de topo limpas, frescas e cítricas e notas de fundo ligeiramente amargas. O de limão destilado tem notas de topo frescas, limpas e azedas com notas de fundo quase doces.

DESCRIÇÃO DA PLANTA

O limoeiro é uma árvore perenifólia que chega a 5 m de altura. Tem ramos pendentes, folhas ovais lisas, flores brancas e pequenas e frutos pequenos e verdes. Há muitas variedades de limão-galego ou lima ácida, que não deve ser confundido com o limão-siciliano. Originário da Ásia, é hoje cultivado em muitos países quentes ou temperados.

PERFIL DE MISTURA

O óleo de limão-galego combina bem com os demais óleos cítricos e de especiarias e também com os de néroli, *petitgrain*, lavanda, gerânio, esclareia, ilangue-ilangue, alecrim, cipreste e jasmim.

USOS TRADICIONAIS

Há dois tipos principais de limão: os cultivares Key West, indiano e mexicano; e um cultivar persa, o mais vendido como fruta fresca. O limão originou-se na Índia e espalhou-se para as Américas Central e do Sul por meio do comércio com a Polinésia. Os árabes levaram limões e outros cítricos para o Oriente Médio e a Europa por volta do século XVI. As tripulações dos navios usavam o limão-galego e o siciliano para prevenir o escorbuto, pois todas as frutas cítricas têm alto teor de vitamina C.

No uso contemporâneo, o óleo de limão destilado é usado para aromatizar comidas e bebidas, como a *ginger ale* e os refrigerantes de cola, e também no setor de perfumes. O óleo de limão prensado a frio é usado em perfumes e produtos de beleza para homens.

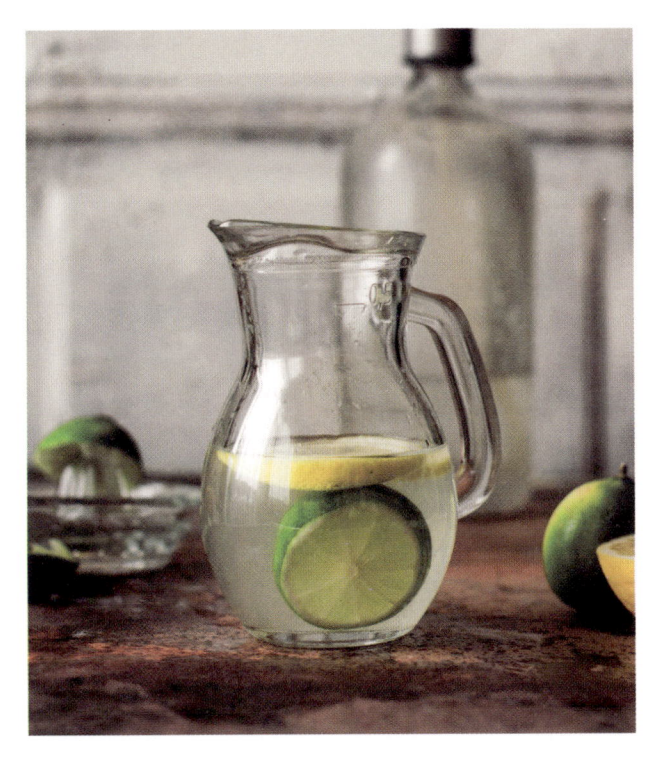

> SEGURANÇA NO USO: *O óleo essencial de limão-galego destilado a vapor é atóxico, não irritante e não sensibilizante, mas o óleo obtido por pressão a frio pode causar fotossensibilidade e também irritar a pele. Não use se tiver a pele muito sensível, e não use o de limão prensado a frio antes de expor-se ao sol. Não empregue mais de 4 gotas no banho.*

PROPRIEDADES TERAPÊUTICAS

Adstringente, antisséptico, antiviral, aperitivo, bactericida, desinfetante, febrífugo, hemostático, inseticida, restaurador e tônico. *(Ver o glossário na p. 158.)*

Revitalizador

O óleo de limão-galego revitaliza a mente cansada, alivia a ansiedade e acrescenta uma interessante nota fresca, limpa e penetrante a perfumes e óleos para massagem. Sua ação é semelhante à dos demais óleos cítricos, especialmente o do limão-siciliano. É útil nas massagens de drenagem linfática para aliviar a celulite e a retenção de fluidos e melhorar a circulação. Pode também promover a perda de peso e a tonificação da pele. Tem ação adstringente, ajudando a tratar a pele oleosa, poros congestionados e acne, pois diminui a produção de secreção sebácea.

Imunoestimulante

O óleo de limão-galego é útil para combater a febre e suas propriedades antimicrobianas estimulam o sistema imunológico. O óleo de limão-galego alivia a tosse, bronquite, dor de garganta e sinusite. Pode aliviar os sintomas da artrite e do reumatismo, diminuindo a dor nos músculos e articulações, pois ajuda a nos purificar das toxinas e da congestão. Para esse tipo de doença, o melhor são as massagens tópicas com misturas que incluam limão, embora seja importante, depois, exercitar suavemente as articulações. O limão tem ação tônica e restauradora e é bom para o uso dos convalescentes, especialmente depois de uma longa doença ou em casos de debilidade crônica.

HERBÁCEOS

MANJERONA

Origanum majorana

*Família botânica:
Lamiaceae (Labiatae)*

De todos os óleos essenciais, o que mais proporciona conforto é o de manjerona. Essa erva é famosa por sua versatilidade, pois tem o efeito de aquecer, fortificar e suavizar em todas as suas formas.

MÉTODO DE EXTRAÇÃO: O óleo essencial é destilado a vapor a partir das folhas e flores secas.

REGIÕES DE ORIGEM: Bulgária, Egito, França, Alemanha, Hungria, Itália, Marrocos, Polônia, Tunísia, Turquia.

CARACTERÍSTICAS: O óleo de manjerona tem cor de amarelo-claro a âmbar, é pouco espesso e pinga facilmente do frasco.

DESCRIÇÃO DA FRAGRÂNCIA: A manjerona tem notas de topo picantes e herbáceas, com notas de fundo cálidas, amadeiradas e canforadas.

SEGURANÇA NO USO: Evite usar durante os primeiros três meses de gravidez.

DESCRIÇÃO DA PLANTA
A manjerona é uma arbusto herbáceo perene que chega a 60 cm de altura. É geralmente cultivado como planta anual nos climas mais frios. É forte e perfumado, tem folhas verde-escuras, caule aveludado e cachos de flores brancas.

PERFIL DE MISTURA
O óleo de manjerona combina bem com outros óleos herbáceos e também com lavanda, bergamota, cipreste, camomila, junípero, gerânio e eucalipto.

USOS TRADICIONAIS
A manjerona é natural do Mediterrâneo e é usada desde a antiguidade na medicina e na culinária. Os gregos a chamavam de erva funerária e a plantavam sobre os túmulos para dar paz espiritual aos mortos. Na Europa, Culpepper a recomendava para males do peito, do fígado e menstruais. Era usada também para problemas respiratórios e digestivos, além de dores nos músculos e articulações.

Na Europa medieval, a manjerona era usada com frequência para forrar o chão das casas no inverno, protegendo os lares contra o mau cheiro e contra germes e insetos. Hoje, é usada nas indústrias farmacêutica e alimentícia.

PROPRIEDADES TERAPÊUTICAS
Anafrodisíaco, analgésico, antiespasmódico, antisséptico, antiviral, bactericida, carminativo, cordial, digestivo, diurético, emenagogo, estomáquico, expectorante, hipotensor, nervino, sedativo, tônico, vasodilatador e vulnerário. *(Ver o glossário na p. 158.)*

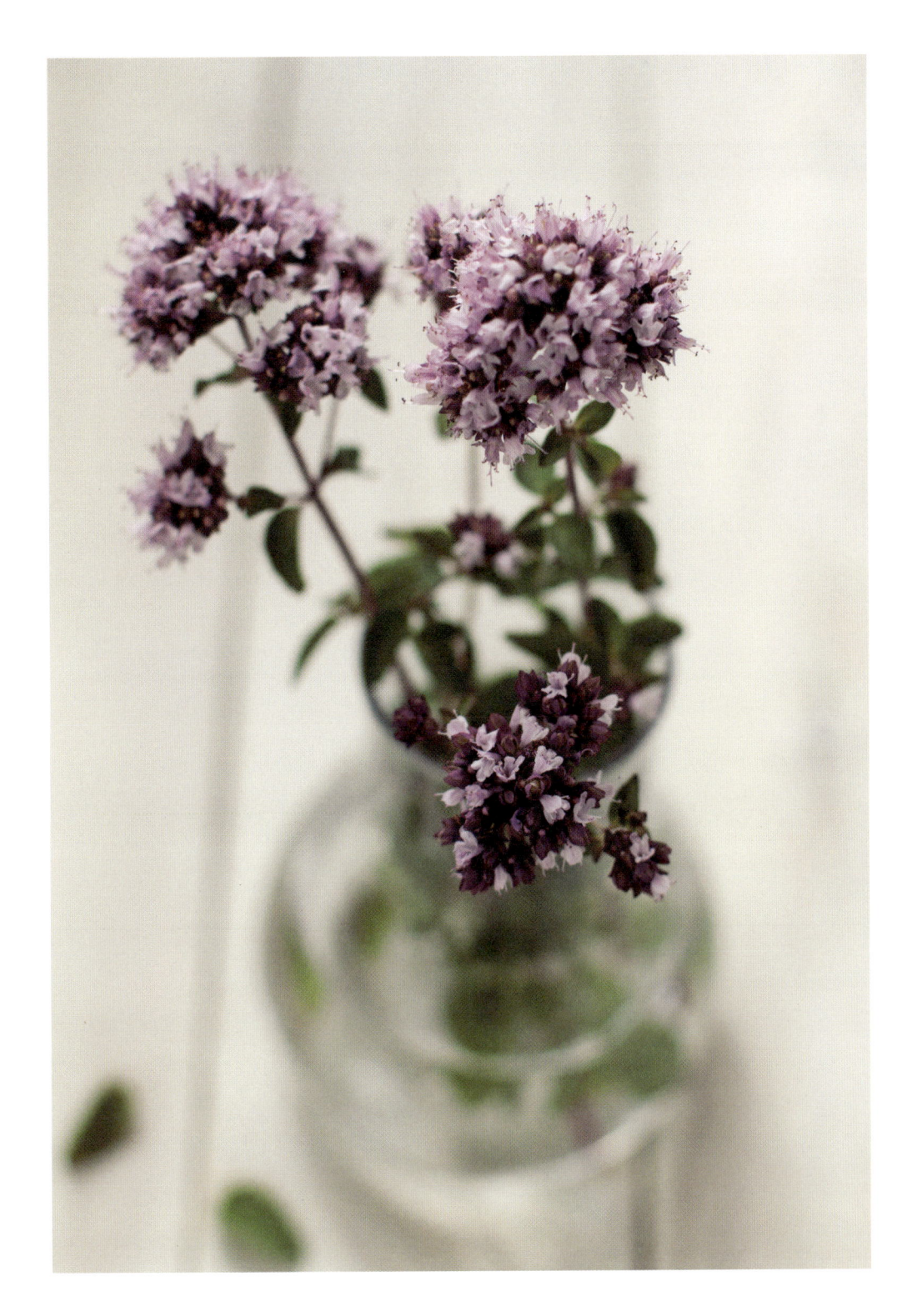

Aquece e reconforta

A manjerona aquece e conforta a mente, as emoções, o espírito e o corpo e é especialmente boa para aliviar estados de sofrimento e consolar o coração e as emoções. No entanto, ela pode provocar torpor, e por isso deve ser usada com cuidado. Isso se reflete em sua qualidade anafrodisíaca, ou seja, ela diminui ou amortece o desejo sexual. Para quem opta pelo celibato, por razões religiosas ou de outra natureza, essa propriedade pode ser útil. No geral, a manjerona fortifica, aquece e conforta.

Alivia a dor

Útil para relaxar os músculos enrijecidos e diminuir a dor reumática, a manjerona é excelente para o uso em massagens, dilatando suavemente os vasos sanguíneos para produzir um efeito de aquecimento no local. Também é boa no banho, mas funciona melhor combinada à lavanda ou outros óleos essenciais mais doces. Funciona bem numa compressa quente sobre articulações doloridas. Estimula e fortalece os movimentos peristálticos, de modo que é boa para aliviar a constipação, a flatulência e a cólica quando usada em massagens abdominais locais, particularmente em associação com os óleos de laranja-doce e pimenta-do-reino.

Aplicada numa compressa quente e associada à lavanda, à camomila ou à esclareia, a manjerona alivia as cólicas menstruais. Numa inalação ou massageada sobre o peito, é útil para problemas respiratórios como resfriado, gripe, bronquite, enfisema e coqueluche. Nesses casos, funciona melhor associada aos óleos de eucalipto, ravensara, tea tree e lavanda.

O óleo de manjerona é útil numa compressa quente na nuca, associada a uma compressa fria de lavanda na testa, para aliviar a dor de cabeça. Esse tipo de dor muitas vezes é causado por limitações do fluxo sanguíneo motivadas pelo estresse e pela tensão.

Alivia o estresse

Do ponto de vista psicológico, o óleo de manjerona tem o efeito de uma segunda pele, acalmando a hipersensibilidade e aliviando o estresse e a tensão nervosa. Oferece conforto a quem está triste e solitário e é reconfortante para os celibatários, dando segurança às suas emoções. Estimula o fluxo de energias sutis por todo o corpo e ressalta a força e a resistência interiores.

Mistura com manjerona para massagem

Este óleo reconfortante e analgésico pode ser massageado suavemente sobre o abdômen para aliviar cólicas menstruais, dores digestivas e constipação. É importante fazer a massagem no sentido horário, seguindo a direção do trato digestório.

Este óleo para massagem também alivia a dor de músculos cansados e das articulações afligidas pelo reumatismo e pela artrite.

Você vai precisar de:

- 2 colheres (sopa) de óleo de amêndoas doces
- 2 gotas de óleo essencial de manjerona
- 2 gotas de óleo essencial de camomila
- 1 gota de óleo essencial de lavanda
- 1 gota de óleo essencial de pimenta-do-reino

1. Meça o óleo de amêndoas, coloque-o num recipiente pequeno e acrescente o número correto de gotas de cada óleo essencial. Misture bem e use para massagem.

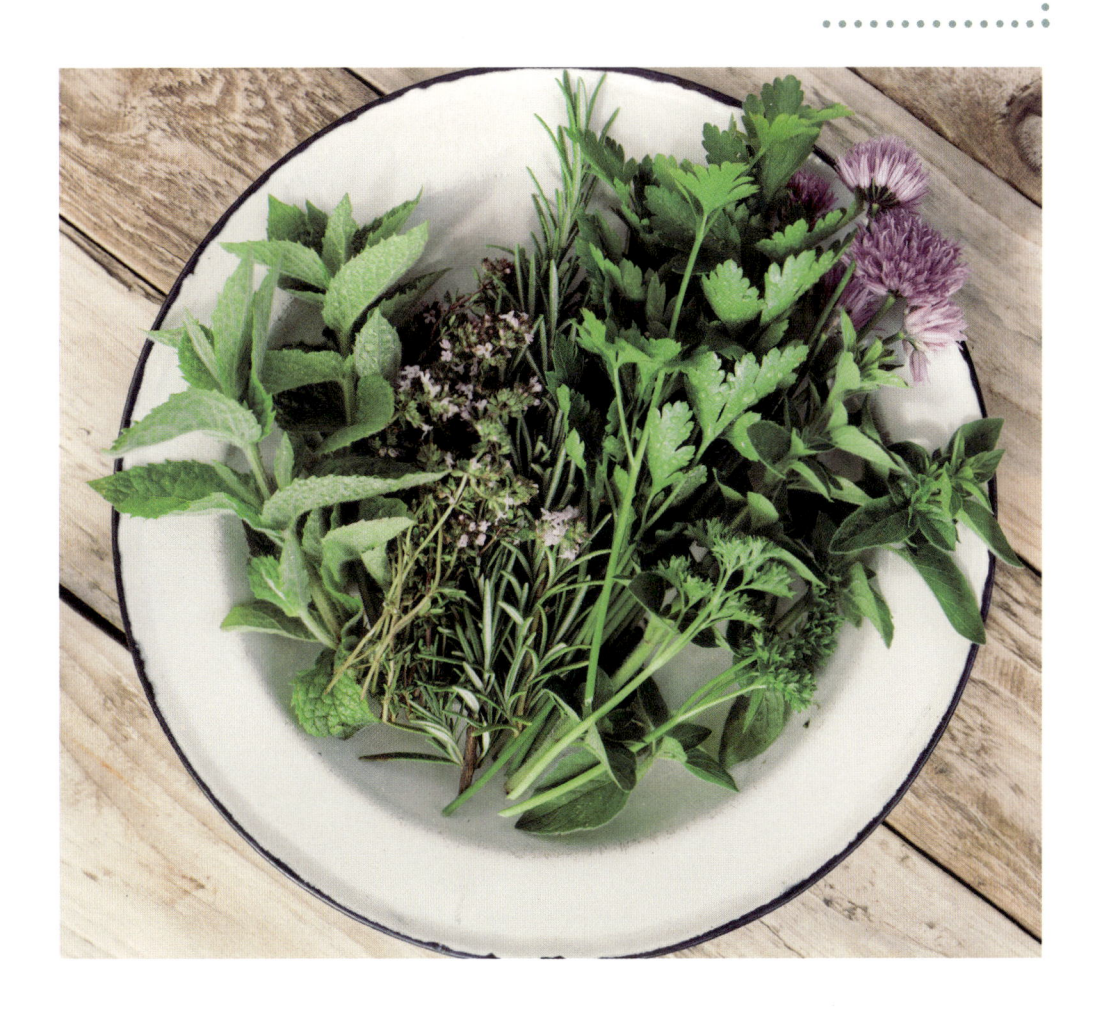

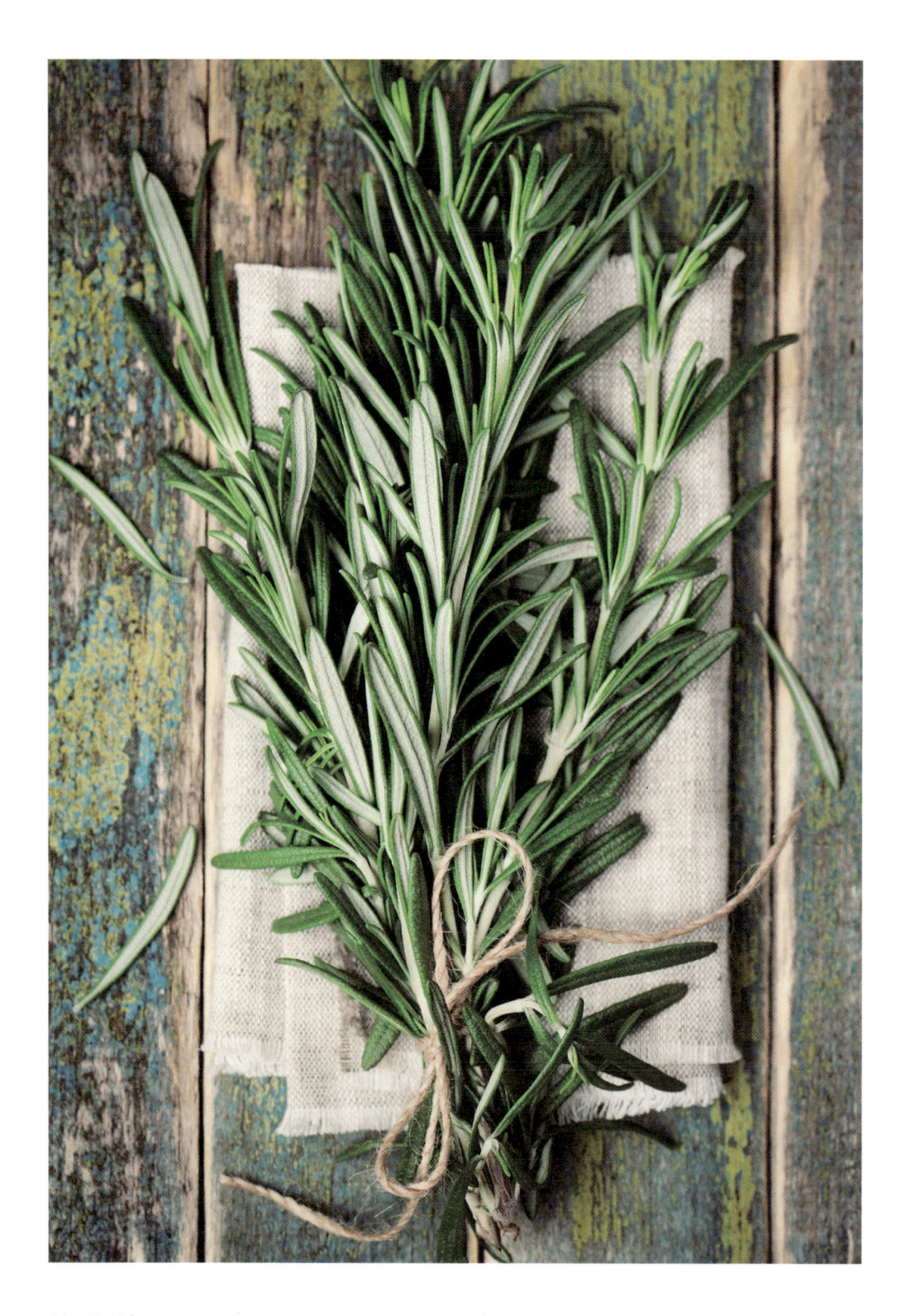

HERBÁCEOS

ALECRIM

Rosmarinus officinalis

*Família botânica:
Lamiaceae (Labiatae)*

O alecrim é uma erva aromática popular e vem sendo amplamente usado na alimentação e na medicina há milhares de anos.

MÉTODO DE EXTRAÇÃO: O óleo essencial de alecrim é destilado a vapor a partir das flores frescas e das folhas. Às vezes se incluem os ramos, mas nesse caso o óleo é de pior qualidade.

REGIÕES DE ORIGEM: Califórnia, Córsega, Inglaterra, França, Portugal, Rússia, Espanha, Tunísia.

CARACTERÍSTICAS: O óleo de alecrim é amarelo-claro ou quase sem cor, pouco espesso, e pinga facilmente do frasco.

DESCRIÇÃO DA FRAGRÂNCIA: O alecrim tem notas de topo frescas e verdes, com notas de fundo herbáceas, balsâmicas, amadeiradas e canforadas.

SEGURANÇA NO USO: Evite durante os três primeiros meses de gravidez e não use em quem sofre de epilepsia.

DESCRIÇÃO DA PLANTA

O alecrim é um arbusto aromático perenifólio que chega a 1,80 m de altura, com folhas pontudas verde-prateadas e características flores azuis-celestes que dão abundantemente em cachos.

PERFIL DE MISTURA

O óleo de alecrim combina bem com a maioria dos óleos de especiarias e também com lavanda, bergamota, manjericão, olíbano, junípero, agulhas de pinho, tomilho, melissa, cedro, limão-siciliano, citronela, capim-limão e *petitgrain*.

USOS TRADICIONAIS

O alecrim é nativo do Mediterrâneo e vem sendo usado desde a Antiguidade. Seu nome original em latim é *rosmarinus* (de *ros*, orvalho, e *marinus*, do mar, pois a planta cresce tipicamente no litoral). Os gregos e romanos consideravam o alecrim uma planta sagrada, simbolizando o amor e a morte. Na medicina, Dioscórides o indicava para problemas do estômago e do fígado; Hipócrates, para transtornos do fígado e do baço; e Galeno, para icterícia. Alecrim e junípero constituíam um incenso barato e eram queimados juntos para purificar o ar e prevenir infecções; a erva foi usada nos hospitais franceses até o final do século XIX. Culpepper o reconhecia como um estimulante da mente e o indicava para vertigem e perda de memória. O alecrim é usado muitas vezes como tônico para os cabelos e o couro cabeludo a fim de recuperar os cabelos perdidos, tonificar o couro cabeludo e prevenir a caspa. Antes do advento da refrigeração, era usado para preservar a carne.

PROPRIEDADES TERAPÊUTICAS

Adstringente, analgésico, antidepressivo, antiespasmódico, antisséptico, carminativo, cefálico, colagogo, digestivo, diurético, emenagogo, estimulante, hepático, hipertensivo, nervino, rubefaciente, sudorífico e tônico. *(Ver o glossário na p. 158.)*

Revivificante e refrescante

O óleo de alecrim é o óleo essencial cefálico mais forte, ou seja, o que mais estimula a mente, e comprova cientificamente que a antiga associação do alecrim com a memória estava correta. Uma das combinações clássicas é uma gota de óleo de alecrim e duas de óleo de néroli passadas nos pulsos antes de se fazer uma prova ou exame; o néroli acalma os nervos e o alecrim fortalece a mente e aumenta a criatividade. No geral, o óleo de alecrim revivifica, refresca e fortalece.

O óleo de alecrim é bom para fortalecer o fígado e a vesícula biliar. É tônico para o coração e pode ajudar a aliviar fadiga cardíaca e palpitações. Também é útil para aumentar a pressão sanguínea e estimular a circulação nas mãos e nos pés. É recomendado por suas propriedades mucolíticas e útil em inalações contra bronquite, sinusite e asma.

Um antisséptico eficaz

Excelente e muito usado em massagens, o óleo de alecrim ajuda a relaxar músculos tensos e fatigados, diminuir a retenção de líquidos e desintoxicar o sistema linfático. Como antisséptico usado num queimador, pode prevenir o alastramento de infecções que se espalham pelo ar. Também é poderoso tônico para o fígado: 3 gotas de óleo de alecrim misturadas com 3 de óleo de *grapefruit* num banho matinal podem curar rapidamente a ressaca. O óleo de alecrim também ajuda a afastar insetos, especialmente quando misturado com citronela.

Auxílio à meditação

Do ponto de vista psicológico, o alecrim é estimulante, purificante e protetor. É um ingrediente comum em incensos e auxilia a meditação, mantendo a mente clara e atenta. A água de colônia é tradicionalmente feita com os óleos essenciais de bergamota, néroli, lavanda e alecrim. Outros óleos cítricos e o de *petitgrain* também podem ser incluídos na receita, e às vezes o alecrim é substituído por tomilho. O alecrim protege a psique, é um símbolo da amizade e do amor e era tradicionalmente queimado em casamentos e enterros. É associado ao chakra do terceiro olho; clareia o pensamento e a visão interior.

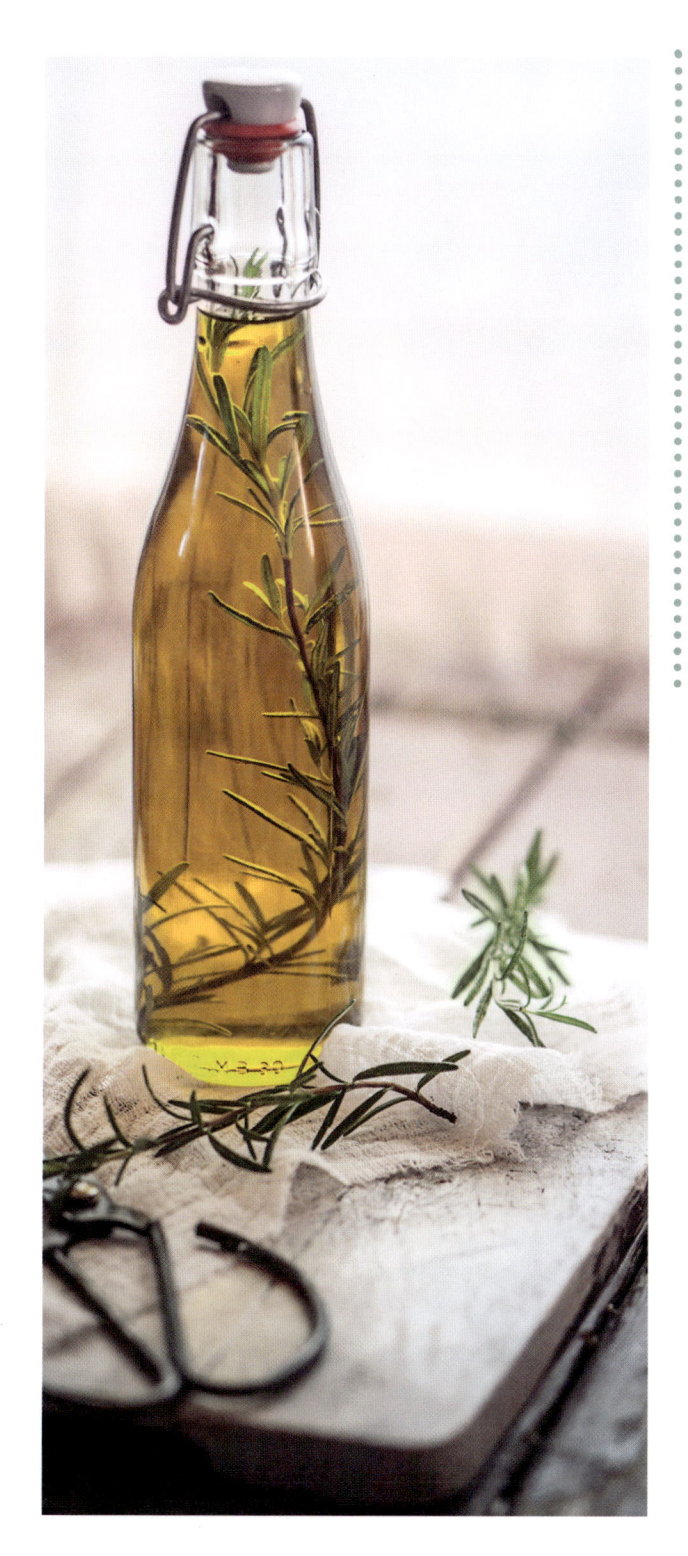

Azeite de oliva com alecrim

Use este óleo perfumado e delicioso para tostar hortaliças, em molhos para salada e sempre que quiser um óleo de cozinha com nota herbácea.

Você vai precisar de:

- 1 garrafa de azeite de oliva de boa qualidade, de preferência orgânico
- 1 ramo grande de alecrim fresco, lavado e seco

1. Tire um pouco do azeite da garrafa e reserve. Insira com cuidado o ramo de alecrim na garrafa; quando a abertura é pequena, isso nem sempre é fácil.//
2. Deixe o azeite descansar por duas semanas ou mais para que o aroma do alecrim se difunda nele; depois, use como desejar.

HERBÁCEOS

ESCLAREIA

Salvia sclarea

*Família botânica:
Lamiaceae ou Labiatae*

O óleo de esclareia é um dos mais úteis para tratar as cólicas menstruais e relaxar a mente, as emoções e o corpo. Use em banhos ou compressas quentes sobre o abdômen.

MÉTODO DE EXTRAÇÃO:
O óleo essencial de esclareia e destilado a vapor a partir das folhas e flores frescas.

REGIÕES DE ORIGEM:
Américas, Europa Central, Inglaterra, França, Marrocos, Rússia.

CARACTERÍSTICAS: O óleo de esclareia é transparente ou verde-oliva claro, pouco espesso, e pinga facilmente do frasco.

DESCRIÇÃO DA FRAGRÂNCIA:
O óleo de esclareia tem notas de topo doces, almiscaradas e herbáceas e notas de fundo que lembram nozes, quase florais.

SEGURANÇA NO USO: Evite durante a gravidez. Não use por algumas horas antes e depois de consumir bebidas alcoólicas.

DESCRIÇÃO DA PLANTA
A esclareia é uma erva bianual ou perene, alta, com folhas grandes, aveludadas e verde-arroxeadas e abundantes flores pequenas, brancas ou entre azuis e violetas.

PERFIL DE MISTURA
O óleo essencial de esclareia combina bem com os óleos cítricos e outros óleos herbáceos e também com os de lavanda, coentro, cardamomo, olíbano, rosa, jasmim, agulhas de pinho, gerânio, sândalo, cedro-do-atlas e palmarosa.

USOS TRADICIONAIS
A palavra latina *sclarea* significa "clara", e infusões da erva eram usadas na Antiguidade para banhar e limpar os olhos. Repare que se trata aqui de infusões em água; o óleo essencial não deve sequer chegar perto dos olhos, pois é muito concentrado. Culpepper afirma que compressas de esclareia podem diminuir os inchaços e tumores; eram usadas também para esfriar as inflamações e aliviar a dor de garganta. Empregada às vezes como substituto do lúpulo na fermentação da cerveja, a esclareia também era usada para adulterar vinhos alemães baratos e dar-lhes o gosto da uva moscatel, sendo por isso chamada, às vezes, de sálvia moscatel. A cerveja ou vinho feitos com esclareia subiam mais rapidamente à cabeça dos que os bebiam, mas também davam uma ressaca muito pior! Ainda se recomenda que não se associe o uso de óleo de esclareia ao consumo de bebidas alcoólicas.

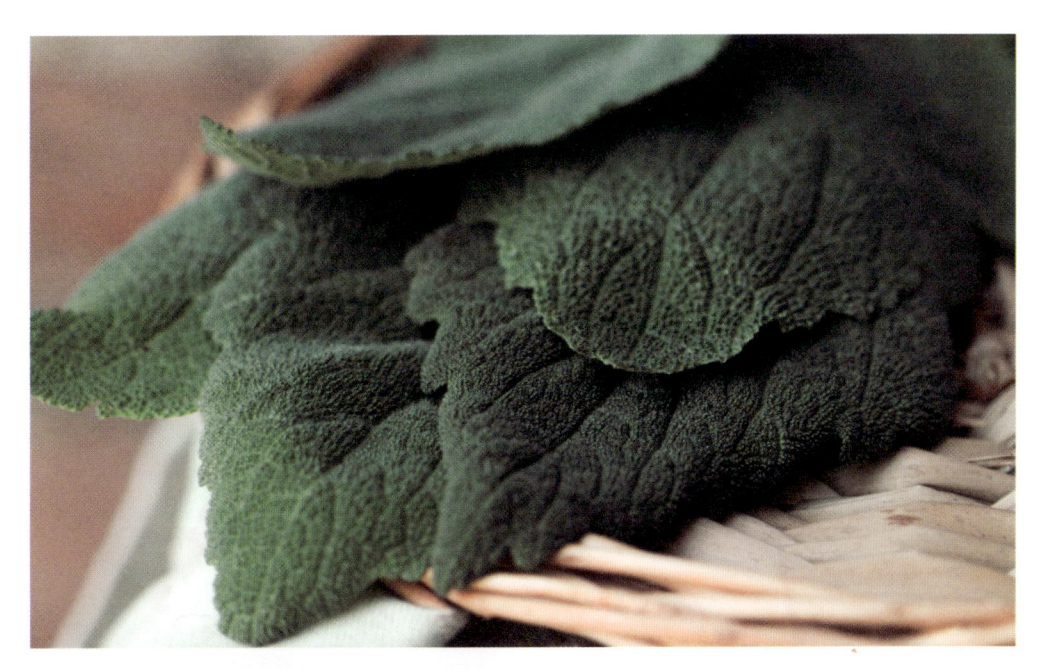

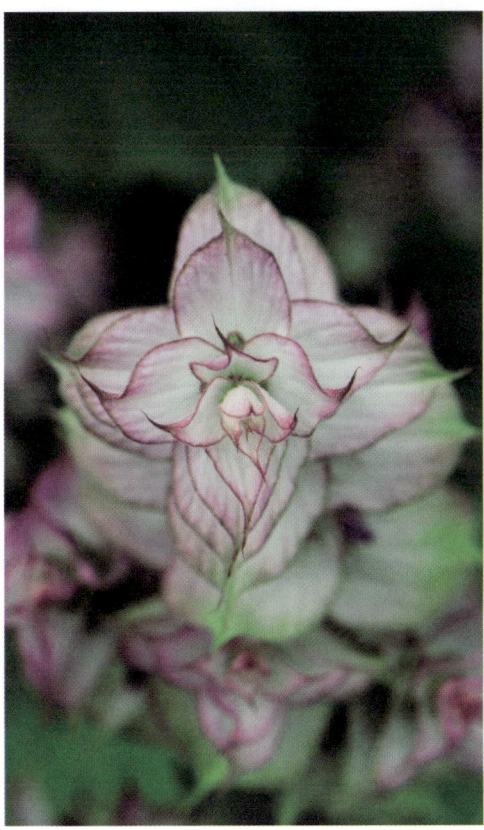

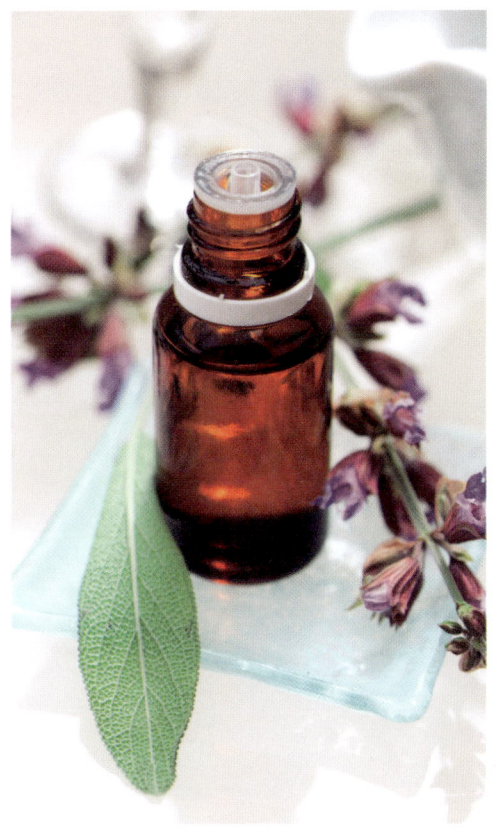

Esclareia

PRINCIPAIS PROPRIEDADES TERAPÊUTICAS

Adstringente, afrodisíaco, anticonvulsivo, antidepressivo, antiespasmódico, antisséptico, carminativo, desodorante, digestivo, emenagogo, hipotensivo, nervino, sedativo e tônico. *(Ver o glossário na p. 158.)*

Eufórico e equilibrante

O óleo de esclareia é o mais eufórico de todos os óleos essenciais: em pessoas sensíveis, pode produzir um estado semelhante ao induzido pelo consumo de drogas. Associada às fortes qualidades antidepressivas da esclareia, essa euforia é um instrumento potente para combater depressão, melancolia, ansiedade, estresse e insatisfação geral crônica. O funcionamento da esclareia se baseia no equilíbrio: ao mesmo tempo que fortalece, ela relaxa e promove a harmonia. No geral, a esclareia é embriagante, sensual e animadora.

É boa num óleo para massagem tópica no peito e nas costas para aliviar a asma. Acrescentada a produtos para o cabelo ou massageada no couro cabeludo, previne a caspa; por equilibrar a produção de secreção sebácea, é boa para todos os tipos de pele. Usado num banho de imersão ou escalda-pés e misturado com cipreste, o óleo de esclareia ajuda a reduzir a sudorese excessiva.

Regula a menstruação

O óleo de esclareia alivia a dor; a ação estrogênica de seus fito-hormônios ajuda a estimular e regular a menstruação. Os fito-hormônios são compostos químicos presentes nas plantas em geral, e principalmente nas ervas, que imitam a ação dos hormônios humanos. Com isso, a esclareia também pode ajudar a tratar os sintomas de menopausa e, usada num óleo de massagem aplicado sobre a região lombar no início do parto, pode ajudar no nascimento da criança. É um afrodisíaco poderoso, especialmente bom para as pessoas cuja sexualidade sofre pelo excesso de estresse.

Sonhos vívidos

Do ponto de vista psicológico, o óleo de esclareia produz um relaxamento profundo e é eufórico e revitalizante. Usado em pequena quantidade, é um bom auxílio à meditação e facilita o trabalho onírico, produzindo sonhos poderosos e vívidos. Também ajuda a fortalecer as energias sutis e estimular a inspiração divina.

Tônico capilar de esclareia

Acrescentado ao condicionador, o óleo de esclareia ajuda a combater a oleosidade dos cabelos, estimula o couro cabeludo, revigora o crescimento capilar e previne a caspa. A base para condicionador, disponível em casas de produtos para a saúde, deve ser feita de ingredientes naturais e não ter nenhum corante ou aromatizante, de modo que você possa usá-la como veículo de suas próprias misturas.

Você vai precisar de:

- 1 frasco de base para condicionador de 200 ml
- 15 gotas de óleo essencial de esclareia
- 10 gotas de óleo essencial de cedro-do-atlas
- 5 gotas de óleo essencial de sândalo
- 3 gotas de óleo essencial de bergamota
- 2 gotas de óleo essencial de lavanda
- 5 gotas de óleo essencial de alecrim

1. Despeje o condicionador num recipiente adequado e acrescente a quantidade correta de gotas de cada óleo essencial. Misture bem com um palito de churrasco ou coisa semelhante, cuidando para que não se formem bolhas de ar.
2. Despeje de volta no frasco e coloque neste um rótulo que especifique os ingredientes, as quantidades e a data.
3. Use o condicionar como precisar, massageando bem o couro cabeludo e deixando agir por até 5 minutos antes de enxaguar.

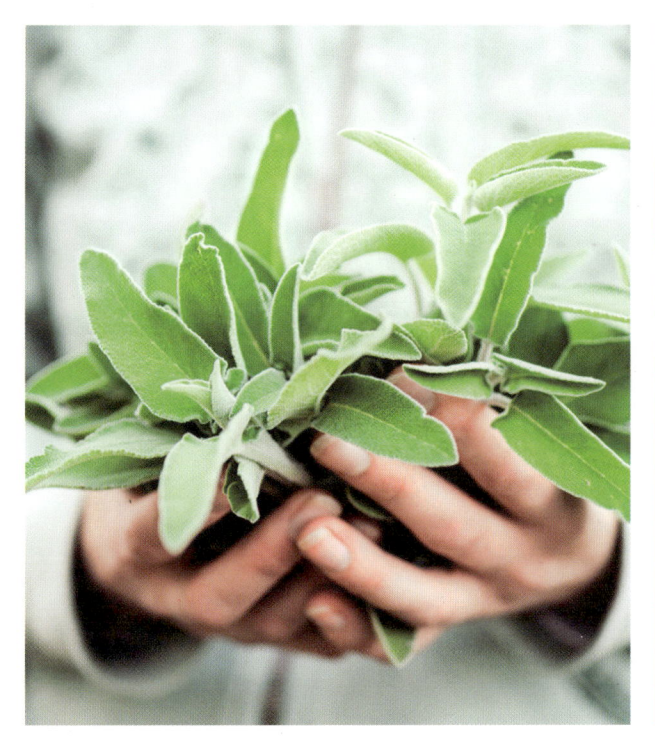

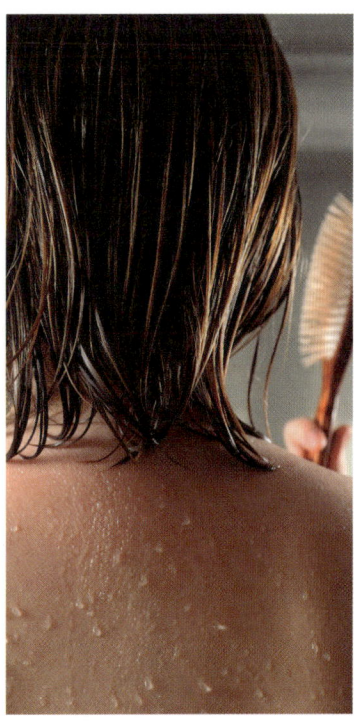

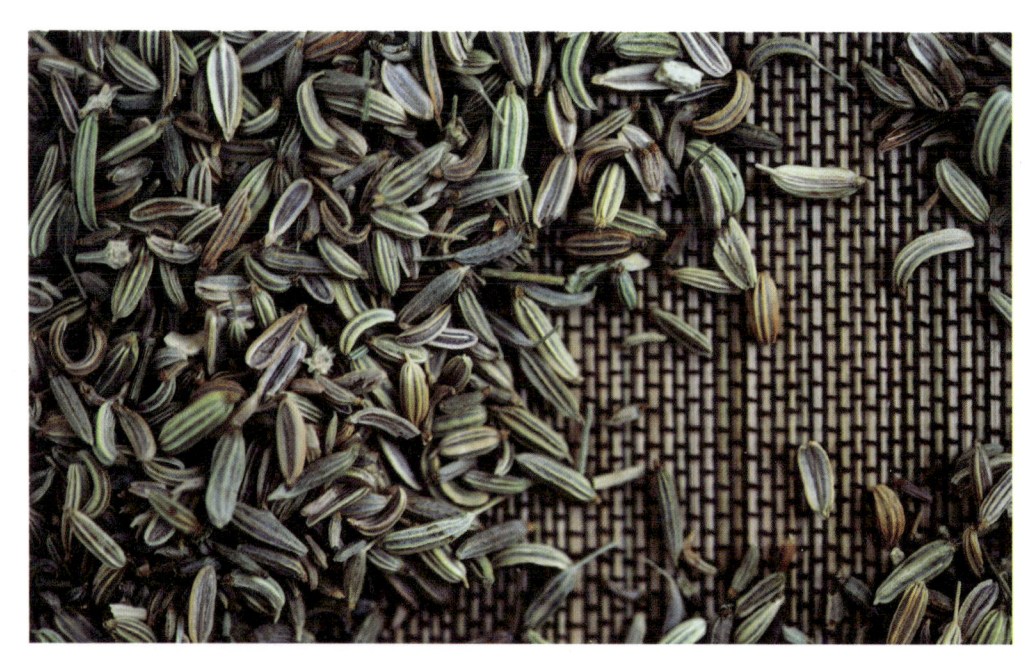

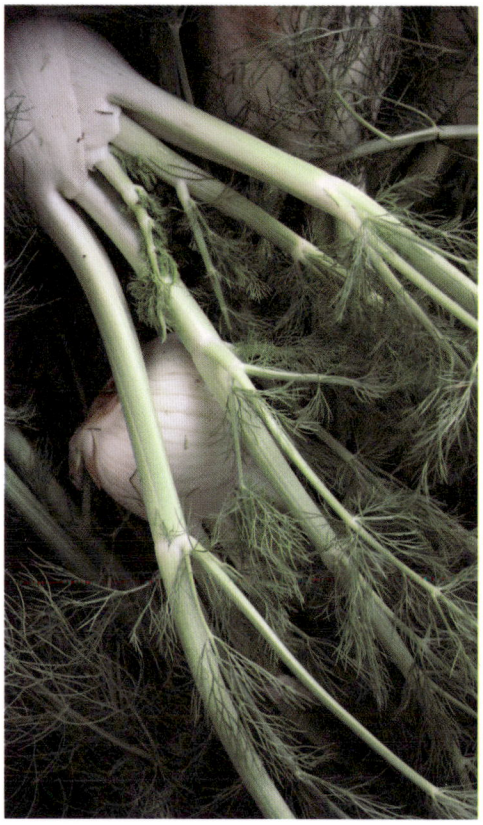

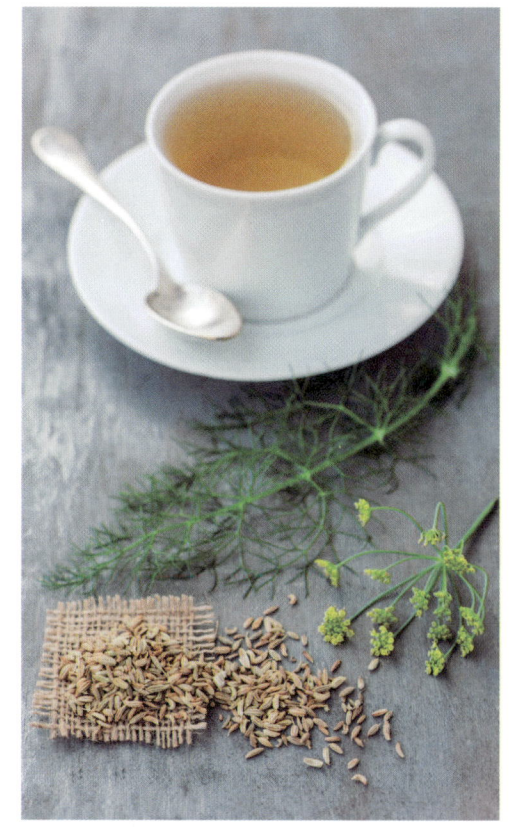

HERBÁCEOS

ERVA-DOCE

Foeniculum vulgare

Família botânica: Apiaceae ou Umbelliferae

O óleo essencial de erva-doce é um dos melhores para desintoxicar e também é uma boa pedida para massagens de drenagem linfática.

MÉTODO DE EXTRAÇÃO: O óleo essencial de erva-doce é destilado a vapor a partir das sementes esmagadas.

REGIÕES DE ORIGEM: França, Grécia, Itália.

CARACTERÍSTICAS: O óleo de erva-doce vai de transparente a amarelo-claro, de pouco espesso a viscoso, e pinga facilmente do frasco.

DESCRIÇÃO DA FRAGRÂNCIA: O óleo de erva-doce tem notas de topo limpas, doces e de anis, com notas de fundo terrosas, picantes e condimentadas.

SEGURANÇA NO USO: Evite durante a gravidez e não use em pessoas que sofrem de epilepsia.

DESCRIÇÃO DA PLANTA

A erva-doce é uma erva bianual ou perene que alcança 1,80 m de altura, com folhas características, delicadas e aveludadas, e flores amarelo-ouro. É importante distingui-la do funcho-amargo, que nasce habitualmente sem cultivo humano, e do *finocchio*, uma planta menor com bulbo grande e comestível.

PERFIL DE MISTURA

O óleo de erva-doce combina bem com os de gerânio, lavanda, pimenta-do-reino, alecrim, sândalo, esclareia, limão-siciliano e cardamomo.

USOS TRADICIONAIS

A erva-doce é nativa do Mediterrâneo; os antigos egípcios, gregos e romanos a cultivavam por seus frutos e ramos comestíveis. Os gregos a reconheciam como propiciadora do emagrecimento e acreditavam que ela conferia longevidade, força e coragem. Os soldados em marcha e os jejuadores mastigavam as sementes para aliviar a fome.

A erva-doce foi associada à bruxaria na Idade Média europeia e era usada juntamente com erva-de-são-joão para afastar os maus espíritos. Feixes de erva-doce eram pendurados sobre as portas para impedir os maus espíritos de entrar. Tanto Cole quanto Culpepper escreveram sobre as propriedades digestivas da erva-doce. Na medicina tradicional chinesa, ela é usada para tratar picadas de cobra. Tanto os herboristas ocidentais quanto os orientais consideram a erva-doce boa para o fígado, o baço, a vesícula biliar e todos os problemas digestivos. É um ingrediente da *gripe water* (fórmula para aliviar cólicas de bebês). Suas sementes são amplamente usadas na culinária e o óleo é empregado para aromatizar pastas de dente, produtos de confeitaria e licores.

PROPRIEDADES TERAPÊUTICAS
Antiespasmódico, antisséptico, carminativo, depurativo, diurético, emenagogo, esplênico, estomáquico, expectorante e galactagogo. *(Ver o glossário na p. 158.)*

Purificador e diurético
A erva-doce atua em específico para combater a retenção de líquidos, a celulite que tantas vezes a acompanha e, talvez, a obesidade. Suas qualidades diuréticas ajudam a livrar o corpo de toxinas em geral e ela é um bom antisséptico para o trato urinário – tão útil que é usado para tratar infecções urinárias e cistite. Também é excelente para aliviar a flatulência e problemas digestivos. Para todas as queixas digestivas, recomenda-se a massagem tópica com uma mistura que contenha óleo essencial de erva-doce, associada a um chá de erva-doce consumido por via oral. No geral, a erva-doce purifica e revitaliza.

Benéfica na menopausa
Como galactagogo, o óleo de erva-doce estimula a produção de leite materno; pela presença de fito-hormônios, pode ajudar a regular o ciclo menstrual e reduzir a flutuação hormonal durante a menopausa. O óleo de erva-doce é recomendado para aliviar a congestão do trato respiratório superior. Pode colaborar no tratamento da pele opaca e oleosa, ajudando a renovar e revitalizar a cútis, mas, em razão de seu aroma forte, deve ser introduzido com muito cuidado na mistura.

Do ponto de vista psicológico, a erva-doce protege, aquece e ancora. Duas gotas desse óleo essencial esfregadas entre as palmas das mãos e passadas sobre a aura pode proteger contra perturbações psíquicas.

Mistura desintoxicante para massagem

O óleo de erva-doce pode ajudar a reduzir a celulite e estimular a perda de peso; é mais eficaz quando usado junto com exercícios físicos e cuidados com a dieta e com o estilo de vida.

Você vai precisar de:

- 1 frasco de vidro escuro de 20 ml
- 20 ml de óleo de amêndoas doces
- 3 gotas de óleo essencial de erva-doce
- 3 gotas de óleo essencial de junípero
- 2 gotas de óleo essencial de *grapefruit*
- 2 gotas de óleo essencial de alecrim

1. Misture muito bem os óleos essenciais no óleo de amêndoas e despeje tudo no frasco. Coloque um rótulo com os ingredientes, as quantidades e a data.

2. Durante pelo menos uma semana, adapte sua dieta de modo a cortar o sal, o açúcar, alimentos refinados, álcool e cafeína; substitua-os por cereais integrais, frutas e hortaliças frescas, chá de erva-doce e água. Faça exercícios vigorosos durante 20 minutos por dia. Antes de tomar banho, de chuveiro ou de imersão, use uma escova de banho macia para fazer movimentos circulares sobre a pele seca dos quadris, das nádegas, do abdômen e das coxas. Uma vez por dia, massageie um pouco de óleo nas mesmas áreas, de modo rápido e vigoroso. Você talvez sinta dor de cabeça durante a semana, sendo este um efeito colateral do processo de desintoxicação. Depois de uma semana você notará uma redução da celulite, perda de peso e um maior brilho dos olhos e da pele.

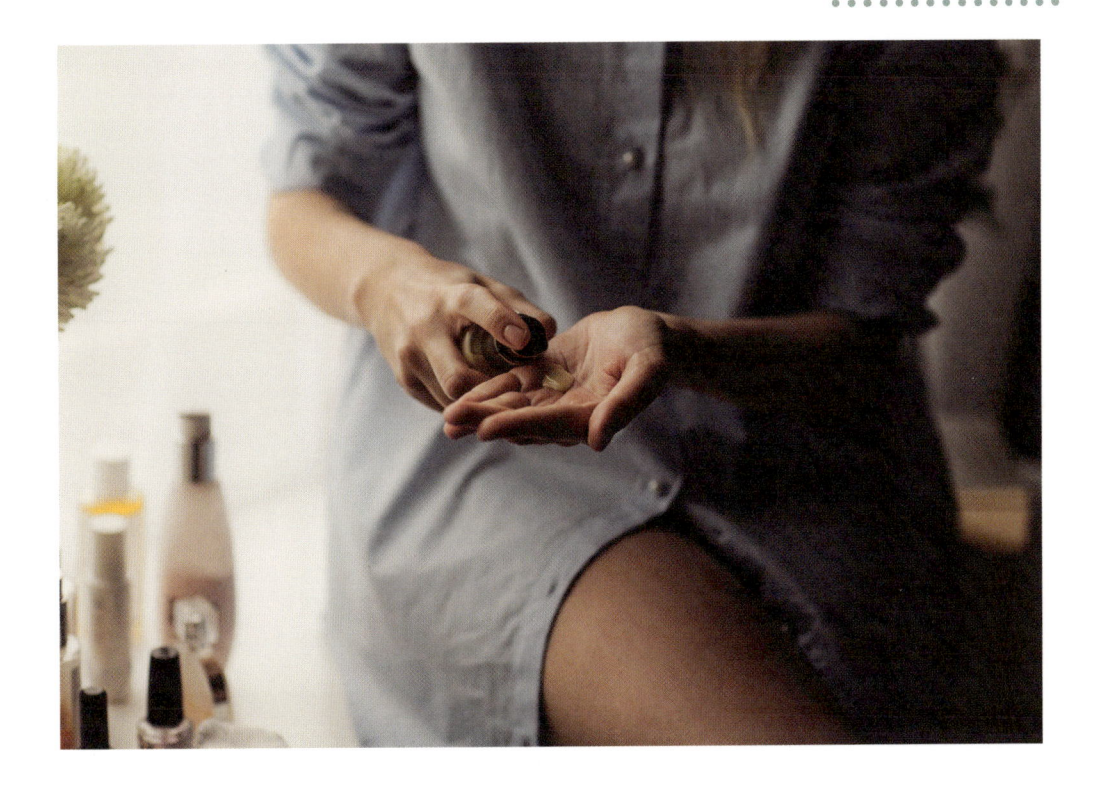

HERBÁCEOS

HORTELÃ-
-PIMENTA

Mentha piperita L.

*Família botânica:
Lamiaceae ou Labiatae*

A hortelã-pimenta sempre foi usada em diferentes culturas como remédio para problemas digestivos e em preparados para os dentes.

MÉTODO DE EXTRAÇÃO:
O óleo essencial é destilado a vapor a partir das flores e folhas parcialmente secas.

REGIÕES DE ORIGEM:
Américas, Austrália, Brasil, Bulgária, China, Inglaterra, França, Alemanha, Holanda, Índia, Itália, Marrocos, Espanha, Tasmânia.

CARACTERÍSTICAS: O óleo essencial de hortelã-pimenta vai de transparente a amarelo-claro, é pouco espesso e pinga facilmente do frasco.

DESCRIÇÃO DA FRAGRÂNCIA:
O óleo de hortelã-pimenta tem notas de topo frescas, brilhantes e mentoladas, e notas de fundo agudas, ervosas e canforadas. A hortelã-comum tem cheiro mais suave e mais doce.

SEGURANÇA NO USO: Use somente de 2 a 3 gotas no banho ou no óleo para massagem. Evite associar seu uso ao de remédios homeopáticos.

DESCRIÇÃO DA PLANTA

Encontrada com frequência nas hortas, a hortelã-pimenta é erva tradicional em muitas culturas. Trata-se de uma erva perene com caules e folhas verdes e flores brancas e pequenas. Todas as hortelãs possuem um sistema radicular invasivo; o melhor é plantá-las dentro de um vaso forte enterrado no chão ou numa jardineira grande.

Existem também outros tipos de hortelã, entre eles a hortelã-comum e a hortelã-japonesa, e algumas delas também são usadas na aromaterapia. As variedades modernas, como a *suaveolens* e a *x gracilis*, em geral não são destiladas para a obtenção de óleo.

PERFIL DE MISTURA

O óleo de hortelã-pimenta combina bem com os de lavanda, alecrim, eucalipto e limão-siciliano, mas nem sempre é fácil fazer misturas com seu aroma forte. O cheiro mais suave da hortelã-comum se combina mais facilmente e funciona bem com outros óleos herbáceos.

USOS TRADICIONAIS

Os gregos e romanos da Antiguidade usavam a hortelã-pimenta em grinaldas e tiaras em seus banquetes, e também na culinária. Culpepper menciona as excelentes propriedades digestivas da hortelã-pimenta. A erva foi extensamente empregada ao longo da história e em muitas culturas como remédio e para dar sabor a alimentos, mas o óleo essencial de hortelã-pimenta só começou a ser usado quando o processo de destilação se disseminou. Na Inglaterra, por exem-

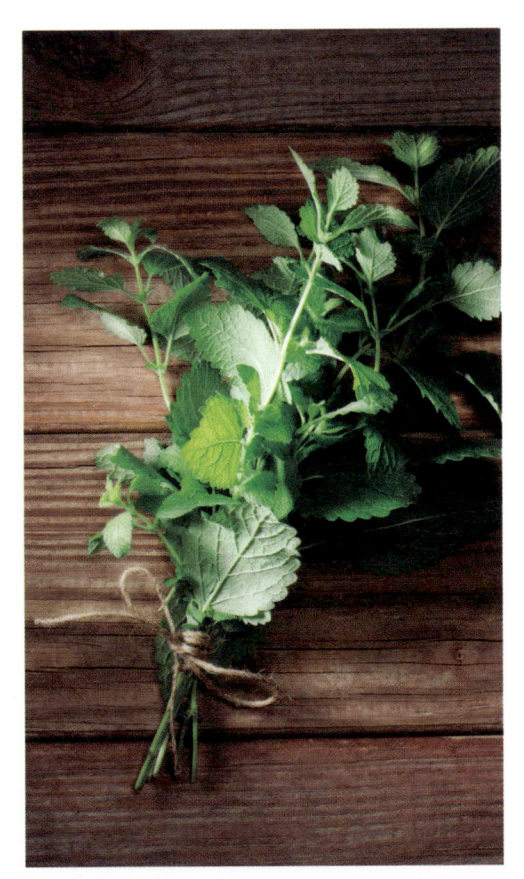

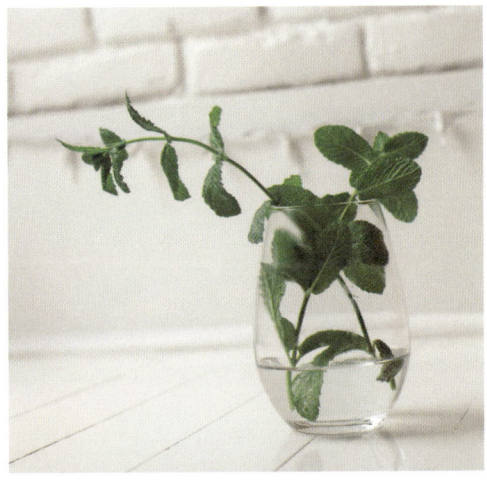

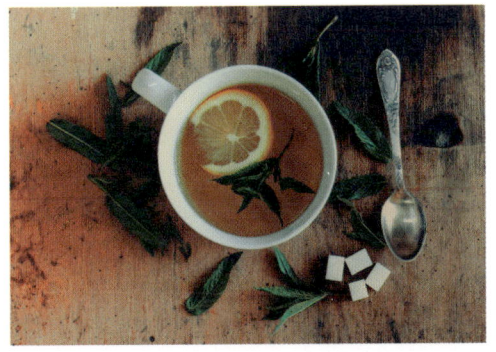

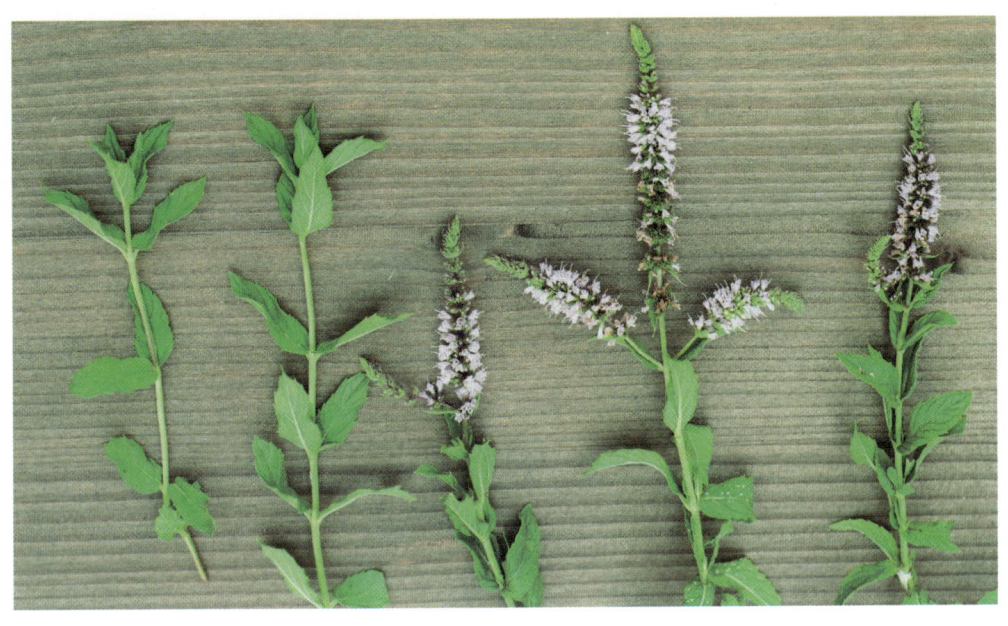

Hortelã-Pimenta

plo, chegou somente no século XVI. O óleo de hortelã-pimenta é usado extensamente em pastas de dente, enxaguantes bucais e outros produtos de perfumaria. A erva em si é muito utilizada para fazer chá.

PROPRIEDADES TERAPÊUTICAS

Adstringente, analgésico, anestésico, antiespasmódico, antiflogístico, antisséptico, carminativo, cefálico, colagogo, cordial, descongestionante, digestivo, estimulante, estomáquico, expectorante, febrífugo, hepático, nervino, sudorífico, vasoconstritor e vermífugo. *(Ver o glossário na p. 158.)*

Estimulante e restaurador

O óleo essencial de hortelã-pimenta é um dos melhores para todos os tipos de problema digestivo, mas deve ser usado numa diluição alta – 1% ou no máximo 2% em óleos de massagem – e massageado suavemente sobre o abdômen no sentido horário. Quando ao mesmo tempo se bebe chá de hortelã-pimenta, cria-se uma sinergia harmoniosa entre as duas formas de apresentação da erva. No geral, a hortelã-pimenta refresca, estimula e restaura.

Associado ao óleo de lavanda, o de hortelã-pimenta ajuda a prevenir resfriados e gripes, mas não use mais de 3 gotas no banho de imersão, no óleo de massagem ou na inalação, pois ele é muito forte. O óleo de hortelã-pimenta limpa os sínus nasais e pode combater infecções. É bom numa vaporização do rosto para limpar e descongestionar profundamente a pele, em especial para quem tem acne. Associado à lavanda em compressas frias, alivia enxaquecas e dores de cabeça. Também é um útil analgésico geral para dores musculares e nevralgia.

Dissipa a fadiga mental

O chá de hortelã-pimenta pode ser usado como tônico para o baço e purificador do sistema linfático. Vaporizado num difusor de óleos essenciais, é um poderoso cefálico; ajuda a clarear a mente congestionada e dissipar a fadiga mental, promovendo a clareza de pensamento. Estimula a circulação e acalma os nervos.

Do ponto de vista psicológico, o óleo de hortelã-pimenta é audacioso e promove a clareza e a atenção. O aroma de poucas gotas colocadas num lenço pode aliviar os sintomas de choque. A hortelã-pimenta combate os sentimentos de inferioridade e insegurança e pode aprofundar a intuição.

Creme esfoliante para os pés com hortelã-pimenta

O óleo essencial de hortelã-pimenta é excelente em cremes esfoliantes e loções para os pés, pois tem ação adstringente, estimulante e refrescante sobre essa área do corpo, tantas vezes esquecida. É particularmente bom para pés cansados.

Você vai precisar de:

- 250 g de base para banho de espuma
- 1 colher (sopa) de óleo de amêndoas
- 6 a 8 gotas de óleo essencial de hortelã-pimenta
- 1 a 2 colheres (sopa) de farinha de semente de damasco (ou outro esfoliante, como pedra-pomes em pó, esferas de jojoba ou pó de bambu)

1. Bata a base para banho de espuma durante 2 minutos com um mixer até aumentar de tamanho e ficar aerada.
2. Acrescente aos poucos o óleo de amêndoas. Não deixe de raspar os lados do recipiente para misturar completamente o óleo e a base.]
3. Acrescente o óleo de hortelã-pimenta e a farinha de semente de damasco e misture bem. Com uma colher transfira para frascos ou outros recipientes com tampa.
4. Use as mãos ou uma luva de esfoliação para esfregar a mistura em seus pés – ela formará espuma, como um sabonete – e depois enxágue. Seus pés sofrerão uma limpeza e esfoliação profundas e ficarão suaves e aveludados.

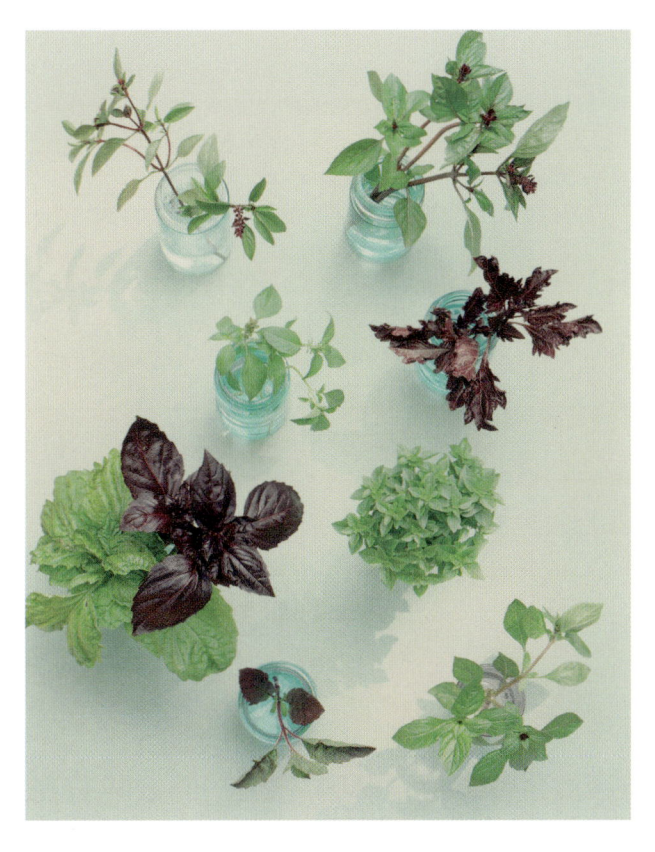

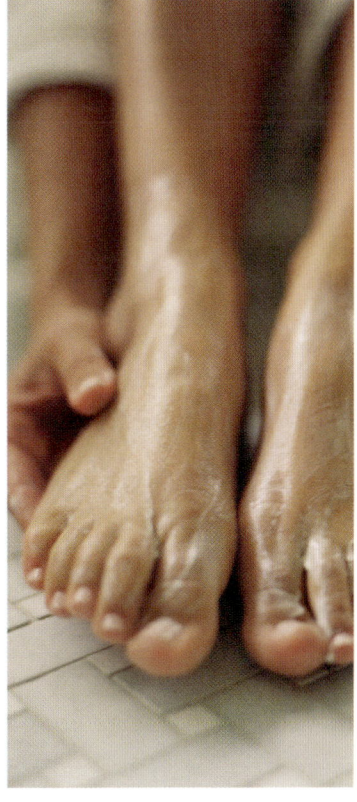

AMADEIRADOS

SÂNDALO

Santalum album, Santalum spicatum, Santalum austrocaledonicum

Família botânica:
Santalaceae

A fragrância quente e pesada do óleo de sândalo se intensifica com o tempo, e é ele quem tem o aroma mais duradouro de todos os óleos essenciais. Excelente para tensão nervosa e depressão, é também um poderoso afrodisíaco.

MÉTODO DE EXTRAÇÃO: O óleo essencial de sândalo é destilado a vapor ou a água a partir do pó do cerne da árvore e das raízes maiores.

REGIÕES DE ORIGEM: Misore (Índia), Austrália ocidental e meridional.

CARACTERÍSTICAS: O óleo essencial de sândalo é amarelo-claro e viscoso e pinga facilmente do frasco.

DESCRIÇÃO DA FRAGRÂNCIA: O sândalo indiano tem notas de topo doces, amadeiradas e róseas e notas de fundo profundas, macias, balsâmicas, picantes e orientais. O sândalo australiano tem notas de topo pronunciadamente resinosas e picantes e notas de fundo doces, secas, amadeiradas e balsâmicas.

SEGURANÇA NO USO: O óleo essencial de sândalo é seguro.

DESCRIÇÃO DA PLANTA

O sândalo é uma árvore perenifólia com flores rosa-arroxeadas que chega a quase 13 m de altura quando atinge a maturidade, aos 60 anos de vida. A região de Misore, na Índia, era antigamente a principal fonte de óleo essencial de sândalo. A superprodução de madeira pôs em risco, entretanto, a sobrevivência da espécie indiana *Santalum album*. O sândalo indiano é tido como o melhor de todos, mas as variedades australianas – *Santalum spicatum* e *Santalum austrocaledonicum* – também vêm sendo amplamente utilizadas. Sua fragrância não é tão refinada, mas suas propriedades terapêuticas são semelhantes às do sândalo indiano.

PERFIL DE MISTURA

O óleo essencial de sândalo combina bem com a maioria dos óleos florais, herbáceos e resinosos, e também com gengibre, pimenta-do-reino, cipreste, vetiver, *patchouli*, *petitgrain* e bergamota.

USOS TRADICIONAIS

A madeira de sândalo sempre foi popular para fazer móveis, ornamentos religiosos e seculares e incenso de primeira qualidade. O óleo essencial há muito é utilizado na medicina ayurvédica. Os aborígines australianos preparam um remédio para tosse mergulhando a casca do sândalo australiano em água fervente. As sementes eram usadas para aliviar resfriados e rigidez muscular. O óleo de sândalo tem extenso uso na indústria cosmética e farmacêutica e em perfumaria, pois sua fragrância suave e erótica apela

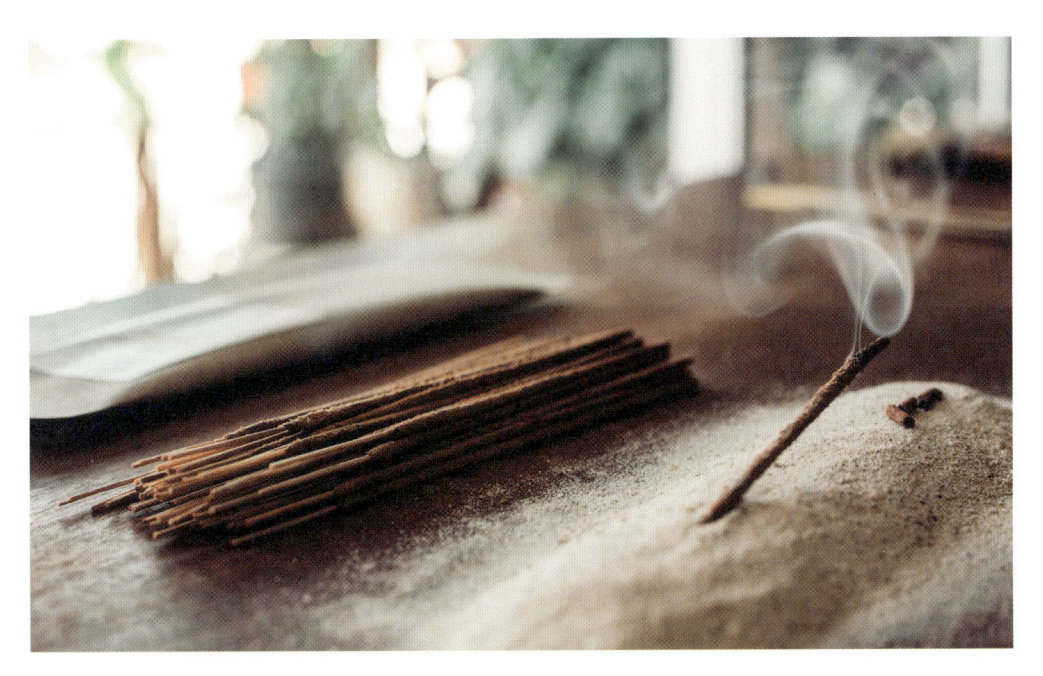

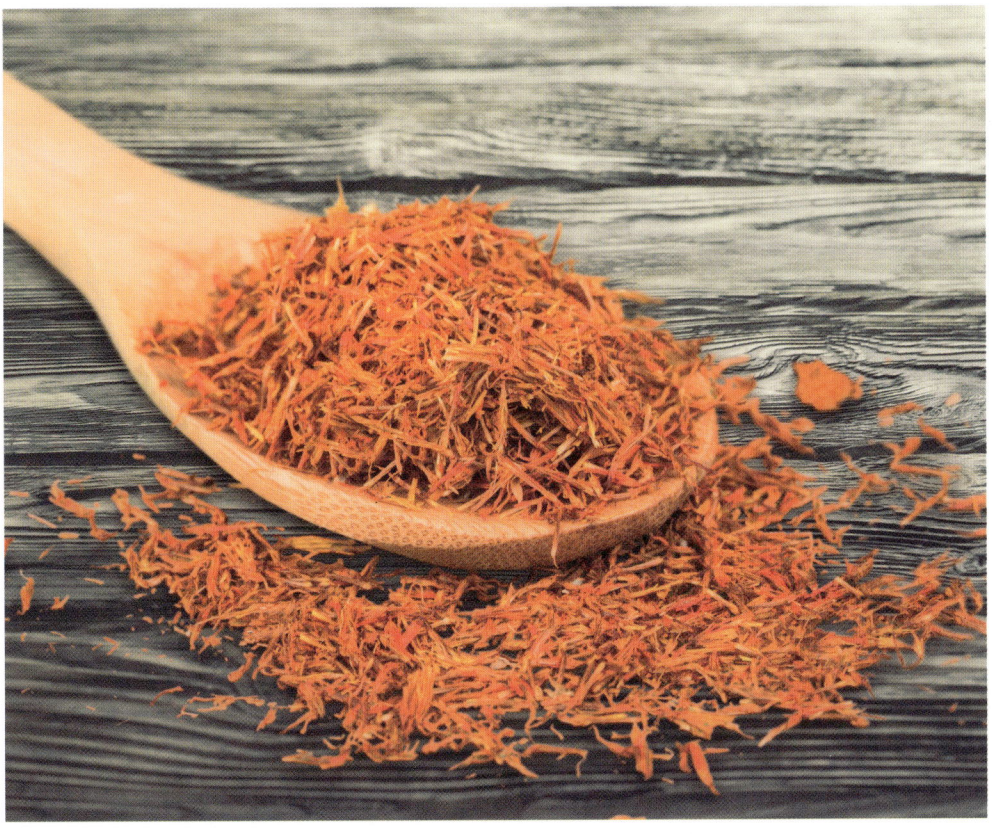

tanto às mulheres quanto aos homens. O óleo de sândalo é, de todos os óleos essenciais, o que tem o aroma mais duradouro.

PROPRIEDADES TERAPÊUTICAS
Adstringente, afrodisíaco, antidepressivo, antiespasmódico, anti-inflamatório, antisséptico, bactericida, carminativo, cicatrizante, demulcente, diurético, expectorante, sedativo e tônico. *(Ver o glossário na p. 158.)*

Alivia os problemas respiratórios
O óleo de sândalo é a primeira opção para bronquite crônica, pois suaviza e alivia os sintomas; é útil para todos os problemas respiratórios, a asma inclusive: pode ser usado em inalações e em massagens, tanto tópica quanto de corpo inteiro. O óleo de sândalo é maravilhoso para todos os tipos de pele, pois equilibra, amacia e hidrata a cútis. Tem efeito rejuvenescedor sobre a pele madura e ajuda a tratar eczema e psoríase. É eficaz contra infecções do trato urinário. No geral, o sândalo é erótico, relaxante e revigorante.

Um poderoso afrodisíaco
O óleo de sândalo é um poderoso afrodisíaco, em especial quando os problemas sexuais são causados pelo estresse, pela ansiedade e pelo isolamento. A massagem de corpo inteiro é a melhor maneira de utilizar as propriedades do sândalo. Além de combater o estresse, a massagem reduz a tensão e o nervosismo e, aliada às propriedades afrodisíacas do óleo, intensifica o desejo. Usado em massagens e banhos, o óleo de sândalo é refrescante e calmante, ajuda a prevenir as dores de cabeça causadas por tensão e alivia eficientemente a insônia.

Tranquiliza e aquieta a mente
Do ponto de vista psicológico, o sândalo facilita a prática espiritual; o sândalo indiano é usado há séculos como incenso e como auxiliar da meditação. Acalma as irritações nascidas da frustração, tranquiliza e aquieta a mente e abre o potencial espiritual. O sândalo é associado aos chakras da coroa e da base. É usado para despertar a kundalini nos rituais tântricos, ou seja, desperta a energia sexual para que seja transmutada em sabedoria espiritual. O sândalo ajuda a equilibrar e harmonizar os chakras, restaurando o equilíbrio.

Óleo antienvelhecimento para o rosto

Este óleo delicioso faz uso das maravilhosas propriedades rejuvenescedoras do sândalo associado a outros óleos essenciais e carreadores, todos os quais são excelentes para os cuidados da pele.

Você vai precisar de:

- 1 frasco de vidro escuro de 20 ml
- 1 colher (sopa) de óleo de jojoba
- 1 colher (sopa) de óleo de abacate não refinado
- 1 colher (sopa) de óleo de semente de *cranberry*
- 1 colher (sopa) de óleo de sementes de rosa-mosqueta
- 2 gotas de óleo essencial de sândalo
- 1 gota de óleo essencial de olíbano
- 1 gota de óleo essencial de rosa
- 1 gota de óleo essencial de *patchouli*

1. Meça os óleos de jojoba, abacate, *cranberry* e rosa-mosqueta e despeje no frasco.
2. Pingue cuidadosamente a quantidade correta de gotas de cada óleo essencial. Não se sinta tentada a acrescentar mais que o indicado: numa diluição pouco superior a 1%, este óleo é uma mistura segura e eficaz para o rejuvenescimento da pele.
3. Vire o frasco algumas vezes, com suavidade, para que todos os óleos fiquem bem misturados.
4. Aplique à noite para que os óleos penetrem todas as camadas da pele e operem sua magia enquanto você dorme.

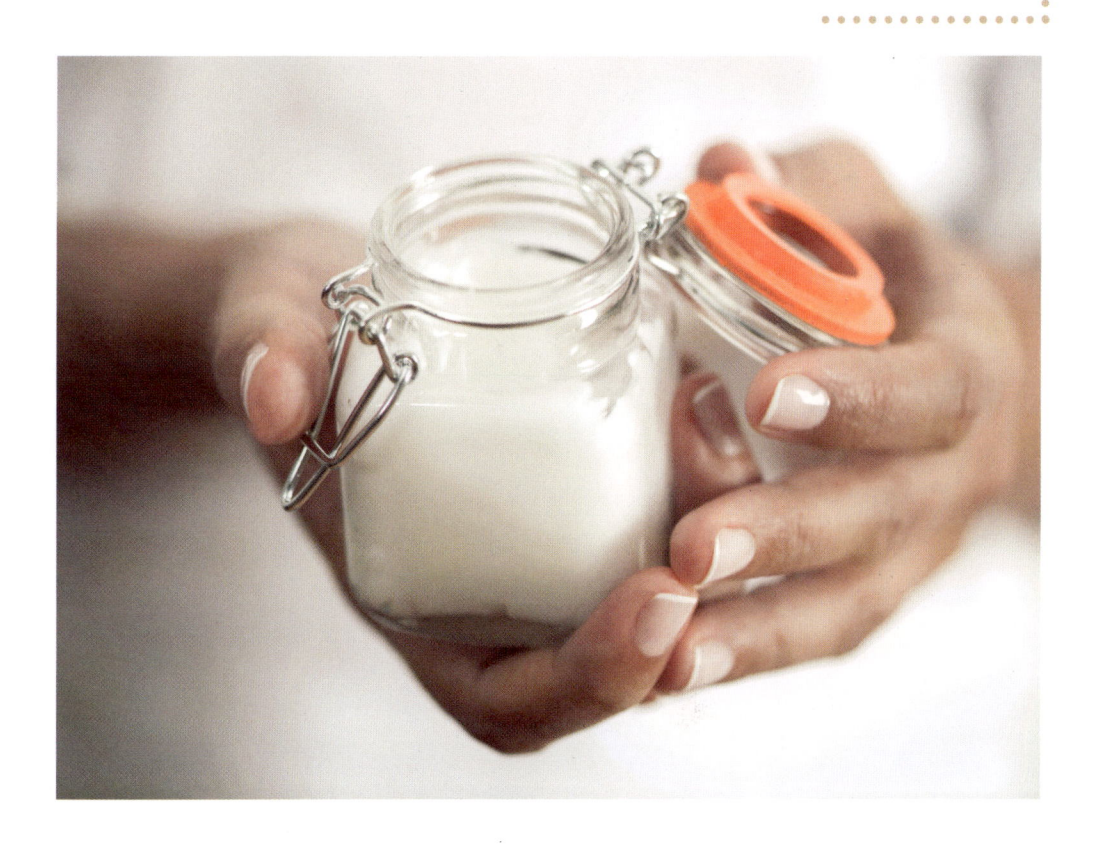

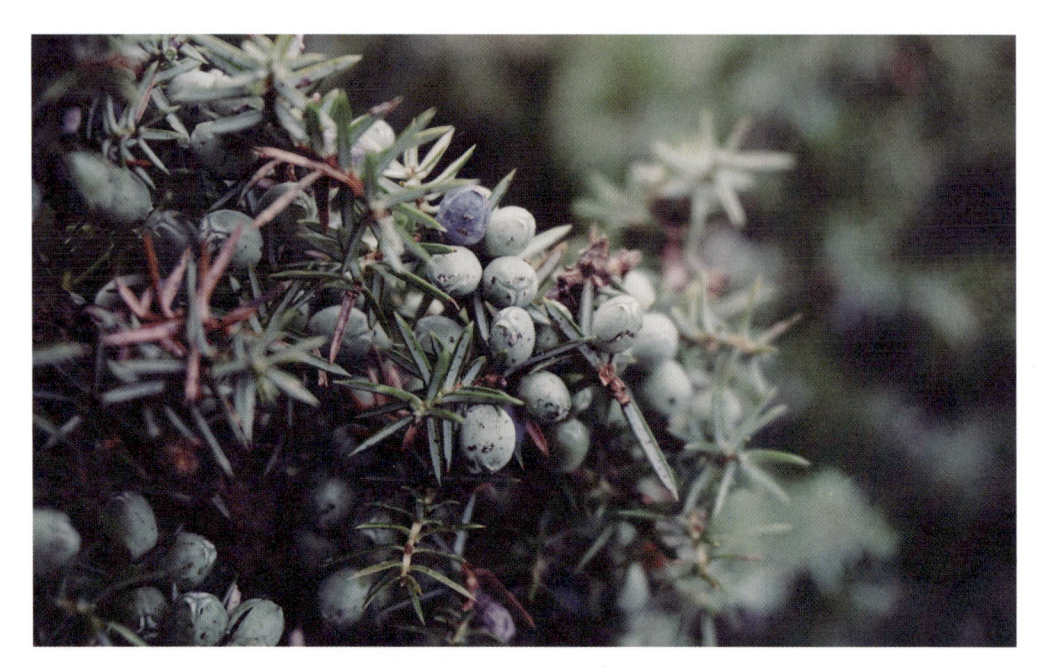

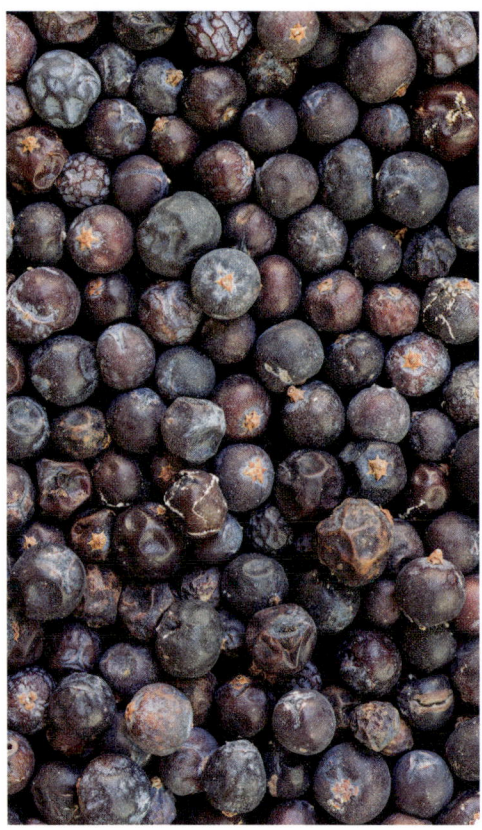

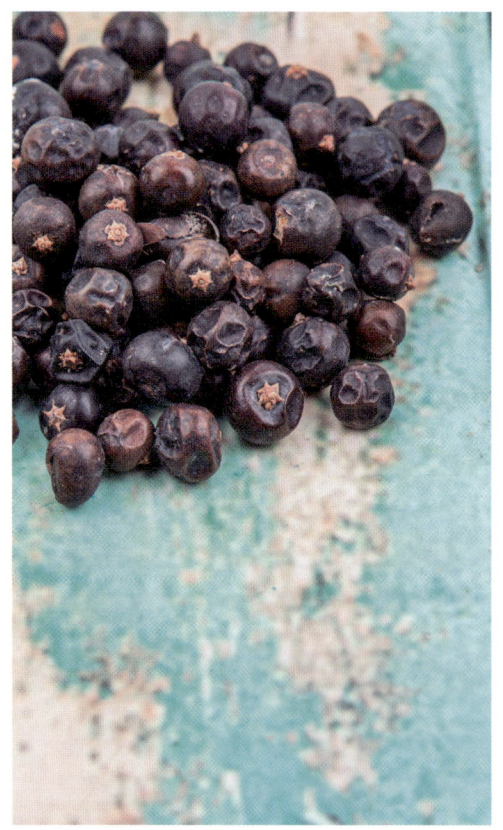

AMADEIRADOS

JUNÍPERO

Juniperus communis

Família botânica: Cupressaceae

Os gregos da Antiguidade queimavam o junípero para combater epidemias, ao passo que os tibetanos e os índios da América do Norte o queimavam em suas cerimônias tradicionais.

MÉTODO DE EXTRAÇÃO: O óleo essencial de junípero é destilado a vapor a partir das bagas maduras esmagadas e parcialmente secas.

REGIÕES DE ORIGEM: Áustria, Canadá, Croácia, República Tcheca, França, Hungria, Itália, Sérvia.

CARACTERÍSTICAS: O óleo de junípero é um óleo essencial transparente ou verde-claro, pouco espesso, que pinga facilmente do frasco.

DESCRIÇÃO DA FRAGRÂNCIA: O óleo de junípero tem notas de topo limpas, frescas, resinosas e de terebintina e notas de fundo defumadas, balsâmicas, amadeiradas e apimentadas.

SEGURANÇA NO USO: Evite durante a gravidez e não use se tiver alguma doença do rim. Use cuidadosamente e em pequenas quantidades.

DESCRIÇÃO DA PLANTA

O junípero é uma árvore perenifólia que na maturidade chega a quase 7 m de altura, com folhas pontudas verde-azuladas, flores verde-amareladas e bagas.

PERFIL DE MISTURA

O óleo de junípero combina bem com a maioria dos óleos amadeirados e cítricos e também com os de olíbano, esclareia, alecrim, lavanda, gerânio, rosa e benjoim.

USOS TRADICIONAIS

A madeira de junípero era queimada como incenso e para fumigação durante cerimônias religiosas e como oferta aos deuses. Sua fumaça era usada em especial para afastar os maus espíritos e as influências malignas. O nome latino *juniperus* vem de *juniores*, referindo-se às bagas novas. Culpepper recomenda o junípero para vários problemas de saúde, e suas bagas eram usadas para tratar flatulência, vermes, cólicas e infecções gastrointestinais. O extrato da baga era usado em diuréticos e laxantes, ao passo que o óleo essencial é empregado como fragrância na indústria farmacêutica e na de cosméticos. As bagas são usadas tradicionalmente para dar sabor ao gim e são muito empregadas no setor de aromatizantes.

PROPRIEDADES TERAPÊUTICAS

Adstringente, afrodisíaco, antiespasmódico, antirreumático, antisséptico, antitóxico, carminativo, cicatrizante, depurativo, desintoxicante, diurético, emenagogo, estimulante, nervino, rubefaciente, sudorífico, tônico e vulnerário. *(Ver o glossário na p. 158.)*

Purificante e restaurador

Garanta que seu óleo de junípero seja extraído das bagas, pois são elas que proporcionam o óleo essencial de melhor qualidade. Um óleo inferior e mais agressivo é produzido das folhas e ramos; embora seja mais barato, esse óleo deve ser evitado. O óleo de junípero é um dos melhores óleos depurativos e desintoxicantes. No nível físico, essas qualidades se manifestam numa poderosa ação tônica e de limpeza, o que torna o óleo de junípero muito eficaz na massagem de drenagem linfática e para ajudar o corpo a eliminar toxinas. É também excelente quando usado para a purificação psíquica e espiritual. No geral, o óleo de junípero é depurativo, tônico e restaurador.

Quente e relaxante

O óleo de junípero é um dos melhores para cistite e infecção urinária; misturado com o de bergamota, pode ser usado numa lavagem local ao redor da abertura da uretra. Ajuda a aliviar a tensão nervosa, a fadiga intelectual e a ansiedade. Usado em pequena quantidade, é bom para os cuidados da pele, em especial da cútis afetada por toxinas e acne. Por ser quente, desintoxicante e analgésico, o óleo de junípero é bom em massagens e compressas quentes para músculos doloridos e sobrecarregados e articulações artríticas ou reumáticas, inclusive para gota.

Desanuvia a mente

Do ponto de vista psicológico, o óleo de junípero é purificante, depurativo e fortificante. As bagas eram queimadas tradicionalmente para afastar os espíritos malignos e as energias negativas, e podem ser até hoje. Duas gotas do óleo essencial esfregadas entre as palmas das mãos e passadas sobre a aura têm efeito purificador e protetor. O óleo de junípero é bom para a meditação, sobretudo quando a mente precisa ser limpa. Usado num queimador ou como incenso, ele limpa os locais da presença psíquica de outras pessoas.

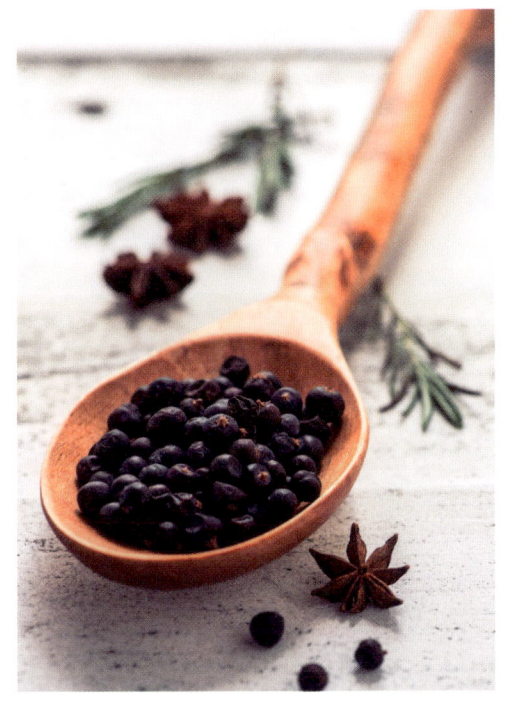

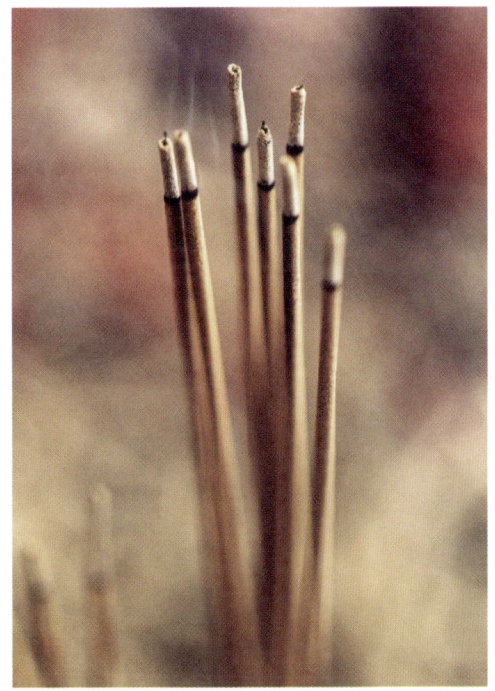

Incenso de junípero

Este incenso fácil de fazer dá um uso excelente e tradicional ao óleo essencial de junípero. É particularmente bom para efetuar a limpeza psíquica de uma sala.

Você vai precisar de:

- 1 vareta de incenso sem cheiro (adquirida pela internet ou em lojas de artesanato)
- 1 recipiente comprido de cerâmica ou de vidro
- 6 gotas de óleo essencial de junípero
- 6 gotas de óleo essencial de sândalo
- 4 gotas de óleo essencial de cipreste
- 2 gotas de óleo essencial de olíbano
- 2 gotas de óleo essencial de mirra

1. O recipiente deve estar limpo e deve ser grande o bastante para comportar a vareta de incenso em posição horizontal.
2. Coloque a vareta de incenso no recipiente e pingue ao longo dela os óleos essenciais (não pingue óleo na extremidade sem carvão, que não queima).
3. Role um pouco a vareta até absorver todo o óleo essencial. A vareta média absorve até 20 gotas de óleo.
4. Coloque a vareta com cuidado dentro de uma caneca ou em outro lugar para secar, o que deve levar de 10 a 15 horas. A vareta deve estar seca por completo para que você possa queimá-la.
5. A vareta recém-preparada vai soltar seu aroma no local onde você a deixar secando. Assim, você terá uma ideia do cheiro do incenso seco ao queimar.

AMADEIRADOS

CIPRESTE

Cupressus sempervirens

Família botânica: Cupressaceae

O óleo de cipreste é bom para as pessoas que perderam o contato com sua harmonia e a serenidade.

MÉTODO DE EXTRAÇÃO:
O óleo essencial é destilado a vapor a partir das folhas e ramos menores.

REGIÕES DE ORIGEM:
Córsega, França, Itália, África do Norte, Portugal, Sardenha, Sicília, Espanha.

CARACTERÍSTICAS: O óleo de cipreste é amarelo-esverdeado claro ou transparente, pouco espesso, e pinga facilmente do frasco.

DESCRIÇÃO DA FRAGRÂNCIA:
O óleo essencial de cipreste tem notas de topo picantes e resinosas, com notas de fundo doces, defumadas, balsâmicas e amadeiradas.

SEGURANÇA NO USO: O óleo essencial de cipreste é seguro.

DESCRIÇÃO DA PLANTA

O cipreste é uma árvore alta, perenifólia e excepcionalmente longeva. Tem forma cônica, com ramos finos e graciosos, folhas aciculares (alongadas e estreitas) e cones (pinhas) marrom-acinzentados. Os ciprestes costumam crescer nas proximidades de cemitérios. Outras variedades de cipreste encontram-se pelo mundo inteiro e algumas delas são usadas na produção de óleo essencial, mas a qualidade do *Cupressus sempervirens* excede em muito a de todas as outras.

PERFIL DE MISTURA

O óleo de cipreste combina bem com a maioria dos óleos amadeirados e cítricos e também com os de olíbano, esclareia, lavanda, cardamomo, manjerona, gerânio, néroli, pimenta-do-reino e benjoim.

USOS TRADICIONAIS

O cipreste é usado desde a época dos antigos egípcios. Os gregos da Antiguidade o dedicavam a Plutão, deus do mundo dos mortos, daí a prática de plantar ciprestes em cemitérios ou nos arredores destes. Hipócrates recomendava o cipreste para o tratamento de hemorroidas. Os tibetanos o usam como incenso de purificação, ao passo que os chineses comem as pinhas para beneficiar o fígado e o sistema respiratório e diminuir a sudorese. O óleo essencial de cipreste é usado na indústria farmacêutica e na perfumaria.

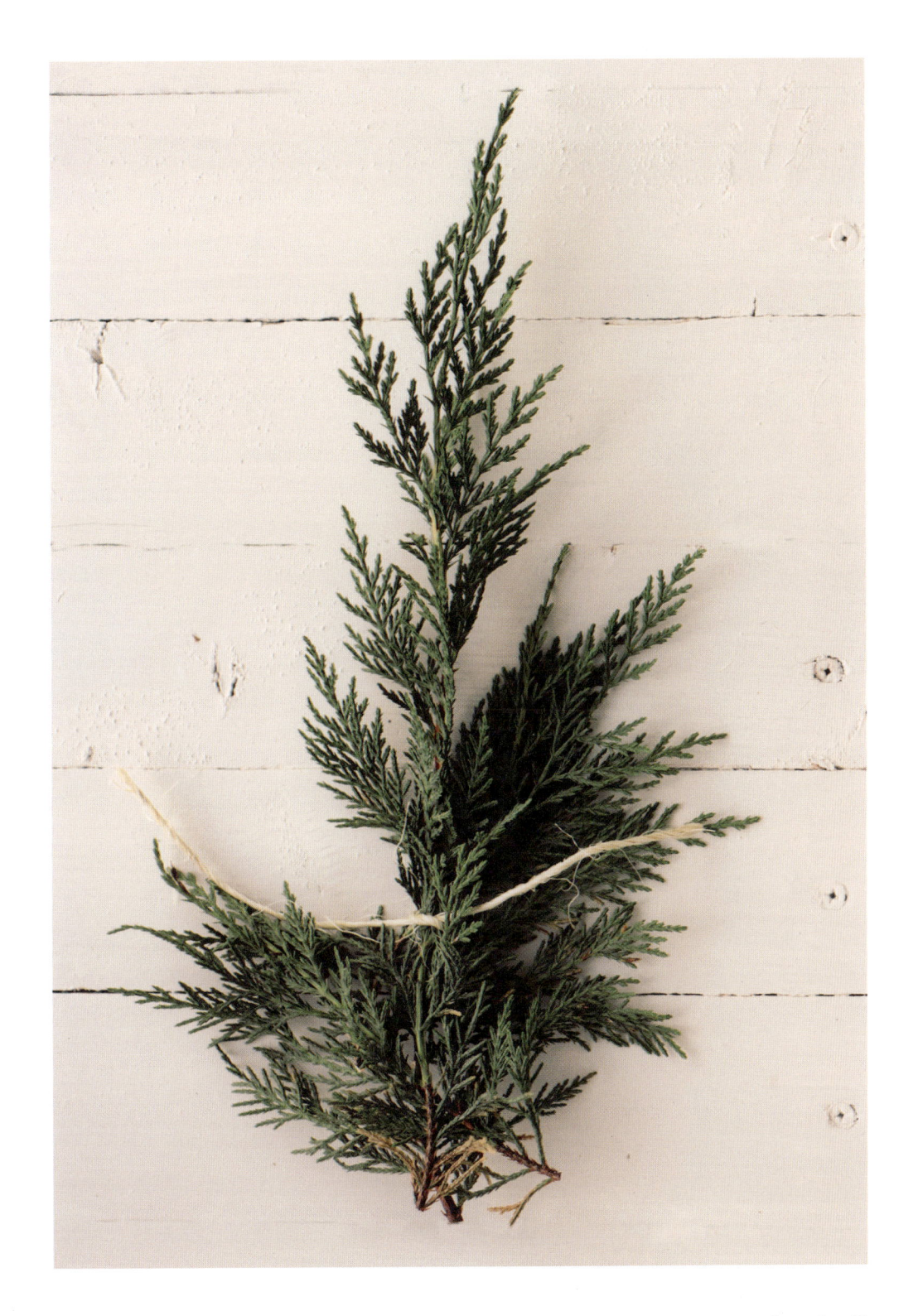

PROPRIEDADES TERAPÊUTICAS

Adstringente, antiespasmódico, antirreumático, antisséptico, antissudorífico, antitóxico, desodorante, diurético, estíptico, hepático, tônico e vasoconstritor. *(Ver o glossário na p. 158.)*

Um poderoso adstringente
O óleo de cipreste é recomendado sempre que há excesso de líquido, sendo um poderoso adstringente e descongestionante das veias. Isso o torna a primeira opção (num unguento) para o tratamento de varizes e hemorroidas e em massagens, banhos e compressas que visam a regular a menstruação pesada e dolorosa e reduzir edemas. O óleo de cipreste também ajuda reduzir as ondas de calor associadas à menopausa. Num banho de imersão ou escalda-pés, o óleo de cipreste ajuda a prevenir a transpiração excessiva.

O aroma limpo, fresco e amadeirado do cipreste o torna bem-vindo em produtos para o cuidado da pele masculina, como colônias e loções pós-barba; ele ajuda a aliviar a acne e equilibrar a pele oleosa e excessivamente hidratada. No geral, o óleo de cipreste esquenta, seca e suaviza.

Trata tosse e bronquite
O cipreste é eficaz em inalações e massagens locais para tratar tosse e bronquite. Fica delicioso num desodorante – misturado com bergamota e gerânio, diluído num pouquinho de álcool e misturado com água de flor de laranjeira e hamamélis. O óleo de cipreste é eficaz contra fraqueza nervosa e ansiedade, devolvendo a calma e a força à pessoa.

Proteção psíquica
Do ponto de vista psicológico, o cipreste é purificante, protetor e refrescante, sendo usado em diversas tradições como incenso purificador. Como o junípero, proporciona uma excelente proteção psíquica; como símbolo da eternidade, instila força e sabedoria. Além disso, estimula o fluxo de energias sutis estagnadas. O cipreste era a árvore dedicada a Plutão, deus do mundo dos mortos, sendo por isso associado ao chakra da base. Pode ser usado na meditação no caso da perda de um ente querido, transições difíceis e mudanças dolorosas.

Pomada de cipreste para hemorroidas

Esta pomada para hemorroidas, muito simples de fazer, é criada com uma mistura de óleos e ceras naturais, aliados aos óleos essenciais de cipreste e lavanda. É igualmente eficaz para o tratamento de varizes. As pomadas são, em geral, mais gordurosas que os cremes, e visam à aplicação eficaz e duradoura de ingredientes ativos à superfície da pele. São totalmente absorvidas pela pele e pelos tecidos abaixo dela, mas levam um pouco mais de tempo para desaparecer por completo.

Você vai precisar de:

- 1 frasco de vidro escuro de 50 a 60 g
- 2 colheres (sopa) de azeite de oliva
- 2 colheres (sopa) de óleo de calêndula em infusão
- 2 g de cera de abelhas
- 7 gotas de óleo essencial de cipreste
- 3 gotas de óleo essencial de lavanda

1. Meça os óleos e a cera e coloque-os numa pequena vasilha de vidro. Coloque em banho-maria com a água fervente em fogo baixo. Mexa a cera até derreter e integrar-se totalmente aos óleos.
2. Tire do fogo e mexa suavemente à medida que a mistura esfria. Ela assumirá tonalidade opaca ou leitosa e começará a engrossar.
3. Nesse momento, antes que ela endureça mais, pingue os óleos de cipreste e lavanda e transfira tudo para um frasco de vidro limpo.
4. Coloque um rótulo no frasco, especificando os ingredientes e a data.
5. Use a pomada de cipreste como faria com qualquer pomada para hemorroidas ou varizes. Esta pomada caseira é natural e seu uso é completamente seguro.

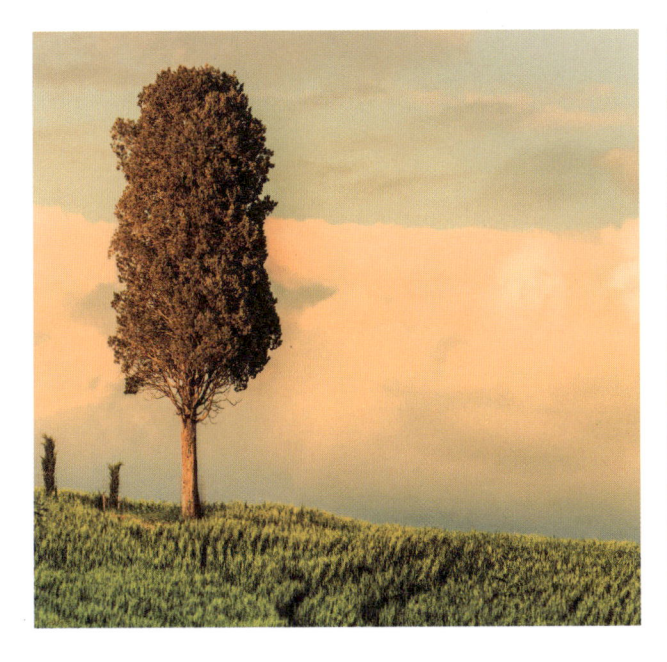

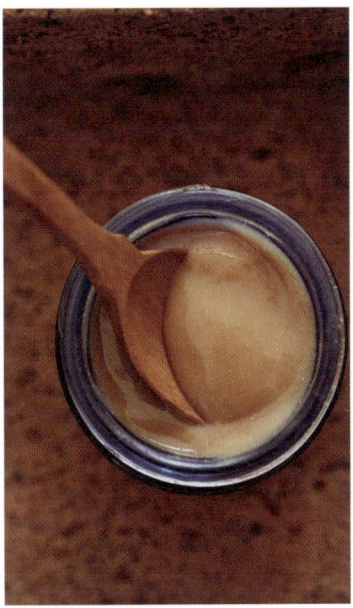

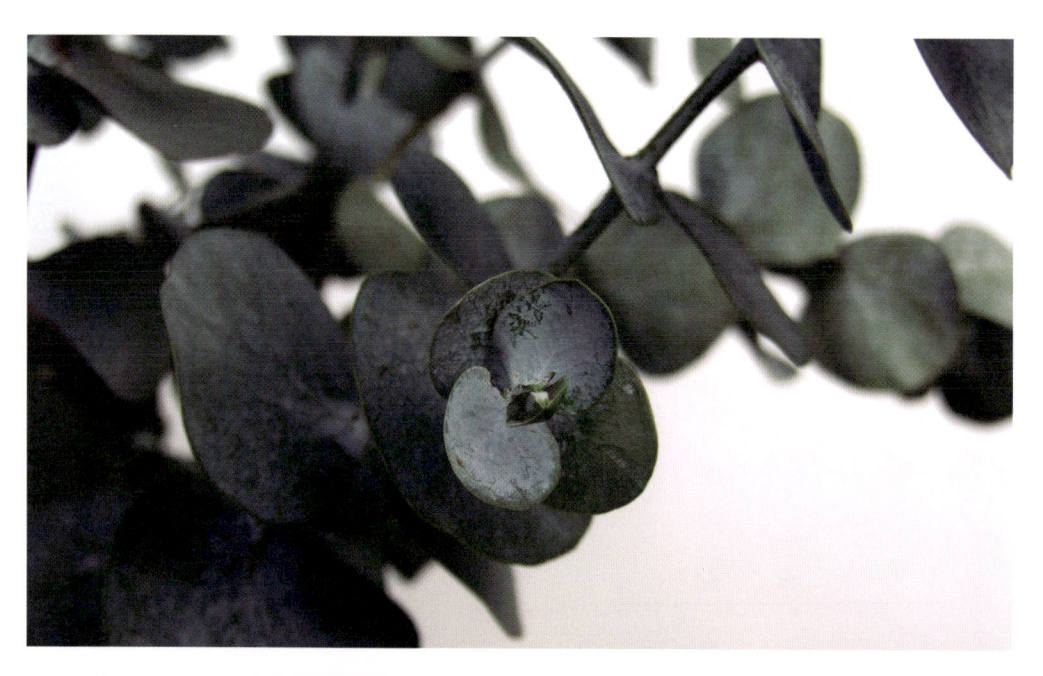

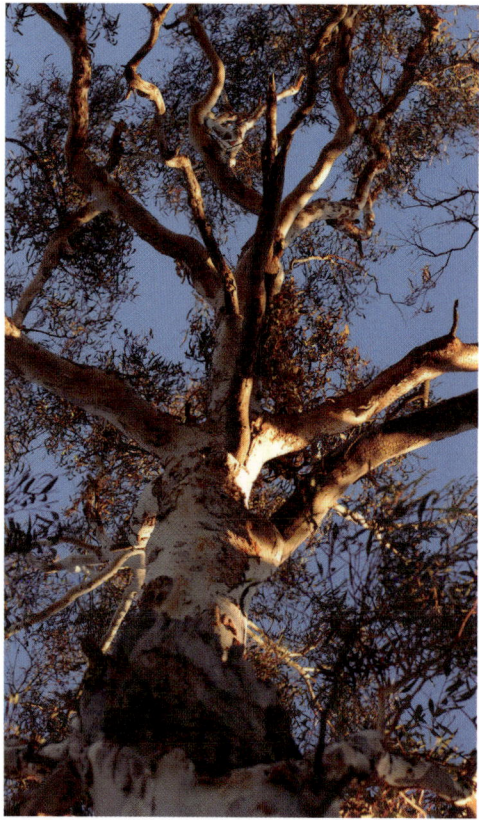

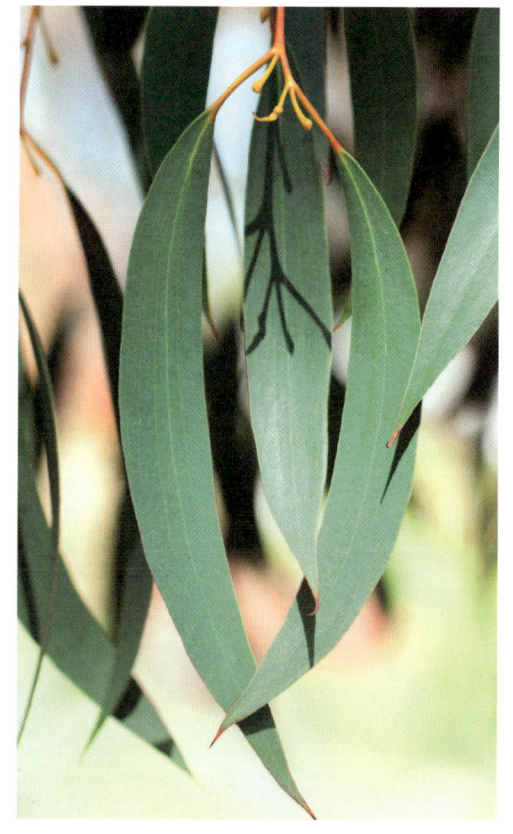

AMADEIRADOS

EUCALIPTO *GLOBULUS*

Eucalyptus globulus

Família botânica:
Myrtaceae

Este óleo antisséptico, estimulante e refrescante é amplamente usado como descongestionante e é ótimo não apenas para clarear a mente como também para curar picadas de insetos.

MÉTODO DE EXTRAÇÃO:
O óleo essencial é destilado a vapor a partir das folhas frescas ou parcialmente secas.

REGIÕES DE ORIGEM:
Austrália, China, Portugal, Espanha, Tasmânia.

CARACTERÍSTICAS: O óleo de eucalipto *globulus*, também chamado eucalipto-da-tasmânia, é transparente e pouco espesso e pinga facilmente do frasco.

DESCRIÇÃO DA FRAGRÂNCIA:
O óleo de eucalipto tem notas de topo frescas, penetrantes e canforadas, com notas de fundo intensas, amadeiradas e penetrantes.

SEGURANÇA NO USO: Use cuidadosamente e em pequena quantidade, mas os óleos de todas as variedades de eucalipto são seguros quando empregados de modo correto para uso externo. Embora seja recomendado jamais ingerir-se qualquer óleo essencial, o de eucalipto é especialmente tóxico. Por isso, deixe-o guardado fora do alcance das crianças.

DESCRIÇÃO DA PLANTA

Há mais de 600 espécies de eucalipto, das quais cerca de 20 são empregadas na produção de óleos essenciais. São árvores altas, de crescimento rápido, com folhas longas e estreitas e flores branco-amareladas. Além do tradicional *globulus*, os eucaliptos *citriodora*, *radiata*, *dives*, *polybractea* e *smithii* são as principais espécies usadas em aromaterapia.

PERFIL DE MISTURA

Em pequena quantidade, o óleo de eucalipto combina bem com a maioria dos demais óleos amadeirados e herbáceos, e também com lavanda e limão-siciliano.

USOS TRADICIONAIS

A madeira do eucalipto é usada em construções e edifícios. Na Primeira Guerra Mundial, o óleo de eucalipto era empregado para tratar meningite e gripe; pode ser usado também para remover betume e petróleo da pele. O óleo essencial de eucalipto *globulus* é extensamente empregado em preparados para inalação, pastilhas, pomadas e gargarejos, sendo talvez, de todos os óleos essenciais, o mais conhecido do público.

Com a recente introdução de outras espécies, o *globulus* vem sendo menos utilizado, pois é bastante agressivo. O *citriodora*, o *radiata* e o *smithii* são mais suaves, especialmente para inalação.

PROPRIEDADES TERAPÊUTICAS

Adstringente, analgésico, antibactericida, antiespasmódico, antinevrálgico, antirreumático, antisséptico, antiviral, balsâmico, descongestionante, desodorante, diurético, expectorante, febrífugo, rubefaciente, vermífugo e vulnerário. *(Ver o glossário na p. 158.)*

Alivia o resfriado

O óleo essencial de eucalipto talvez seja o mais usado de todos. É amplamente empregado como descongestionante em inalações para aliviar resfriado, gripe e outros problemas respiratórios. Pingado num lenço e aspirado, o óleo de eucalipto *globulus* desanuvia a mente e alivia dores de cabeça e nevralgias. Também é indicado em massagens, em pequena quantidade, para aliviar dores musculares e ajuda a combater as infecções urinárias. Um de seus usos mais curiosos é para remover manchas de betume ou petróleo dos pés (certas praias possuem depósitos de betume). No geral, o óleo de eucalipto *globulus* é estimulante, refrescante e purificante.

Refrescante e analgésico

O óleo de *Eucalyptus radiata*, usado no banho de imersão ou em lavagem local, ajuda a aliviar a dor do herpes-zóster, e misturado com bergamota é eficaz contra o herpes comum. Tanto o *radiata* quanto o *smithii* são melhores que o *globulus* em inalações para resfriado, catarro, sinusite e outros problemas respiratórios, pois são mais suaves e mais bem tolerados.

O óleo de *citriodora* é uma excelente pedida para combater resfriado, gripe e dor de garganta. Em inalação, limpa os sínus e alivia a dor de cabeça; no banho, é refrescante e revigorante. Também é bom para pé de atleta, herpes e caspa. É um excelente repelente de insetos, e suas propriedades analgésicas o tornam eficaz para o alívio da dor no tratamento de picadas e ferroadas.

Estimulante e purificante

Do ponto de vista psicológico, o eucalipto é penetrante, estimulante e purificador. É útil na meditação para quem está resfriado e quer manter a mente clara. O eucalipto tonifica as energias sutis, sobretudo dos pulmões, e ajuda os que se sentem sem opções na vida. O óleo essencial pode ser usado num queimador para purificar o ambiente psíquico e afastar as energias negativas.

Spray repelente de insetos

Este spray é especialmente eficaz contra pernilongos. A citronela contribui com uma nota fresca de limão, complementando a pungência do eucalipto. Aplique o spray no corpo, nas vestes e nas roupas de cama. Aplique diretamente sobre a pele (exceto no rosto) e borrife o quarto e a cama à noite, quando os pernilongos estão ativos. Reaplique sempre que necessário.

Você vai precisar de:

- 1 frasco borrifador de vidro escuro de 100 ml
- 1 colher (sopa) de álcool para perfumaria (ver p. 40)
- 20 gotas de óleo essencial de eucalipto *globulus*
- 20 gotas de óleo essencial de citronela
- 90 ml de hamamélis líquida

1. Meça o álcool para perfumaria e despeje num frasco de vidro. Acrescente os óleos essenciais e mexa bem para dissolver.
2. Despeje no frasco, complete com hamamélis e agite suavemente. Coloque um rótulo no frasco, especificando os ingredientes, as quantidades e a data.

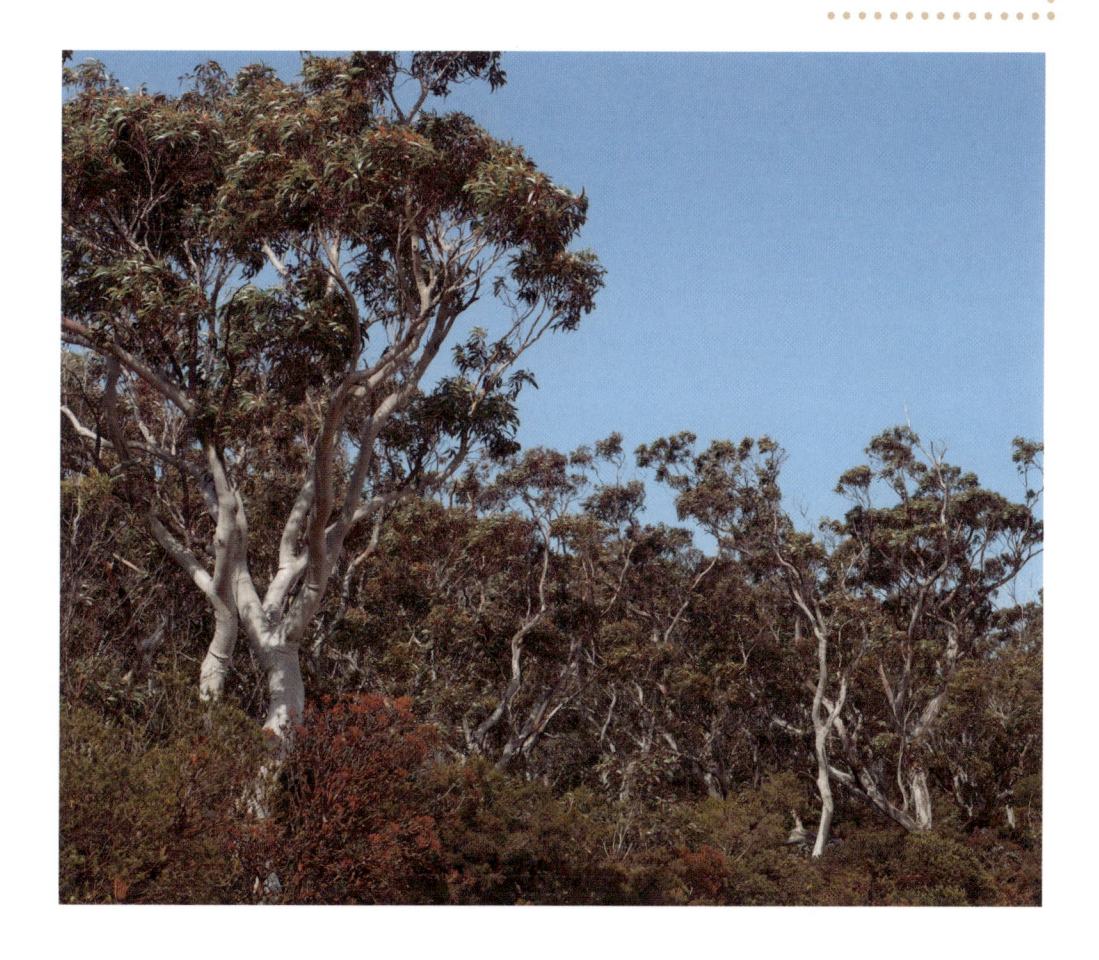

AMADEIRADOS

PINHO

Pinus sylvestris

Família botânica: Pinaceae

Tradicionalmente, os brotos das folhas de pinho eram colocados na água do banho para aliviar os mais diversos problemas de saúde, como esgotamento nervoso, dores nas articulações e problemas de pele.

MÉTODO DE EXTRAÇÃO: O óleo essencial de pinho é às vezes destilado a vapor a partir das agulhas (folhas), dos ramos novos e das pinhas. O melhor para o uso em aromaterapia é o obtido por destilação seca das agulhas somente.

REGIÕES DE ORIGEM: Américas, Áustria, Finlândia, Hungria, Rússia.

CARACTERÍSTICAS: O óleo essencial de pinho é transparente, pouco espesso e pinga facilmente do frasco.

DESCRIÇÃO DA FRAGRÂNCIA: O óleo de pinho tem notas de topo frescas, de terebintina, coníferas e canforadas, com notas de fundo secas, doces, balsâmicas e amadeiradas.

SEGURANÇA NO USO: *Não use se tiver a pele sensível, asma ou doenças dos rins. Use cuidadosamente e em pequena quantidade.*

DESCRIÇÃO DA PLANTA

O pinho ou pinheiro silvestre também é conhecido como pinho-de-riga e pinheiro-da-escócia. Trata-se de uma árvore alta, perenifólia, que chega a até 40 m de altura na maturidade, com casca caracteristicamente fissurada, castanho-vermelhada, folhas aciculares (finas e compridas) e cones (pinhas). Há muitas variedades diferentes e algumas delas são empregadas na produção de óleos essenciais. No entanto, o pinho-de-riga é o melhor e o de uso mais seguro para fins terapêuticos.

PERFIL DE MISTURA

O óleo essencial de pinho combina bem com a maioria dos demais óleos amadeirados e herbáceos e também com lavanda e limão-siciliano.

USOS TRADICIONAIS

Os índios norte-americanos usavam as agulhas de pinheiro para forrar as camas, pois repelem insetos. O óleo essencial extraído das agulhas é muito usado em preparados farmacêuticos para tosse, resfriado, em descongestionantes e pomadas analgésicas. Marguerite Maury, pioneira da aromaterapia, usava esse óleo para tratar problemas reumáticos, como diurético e como auxiliar no tratamento de infecções pulmonares. É usado ainda em purificadores de ar, limpadores domésticos e detergentes.

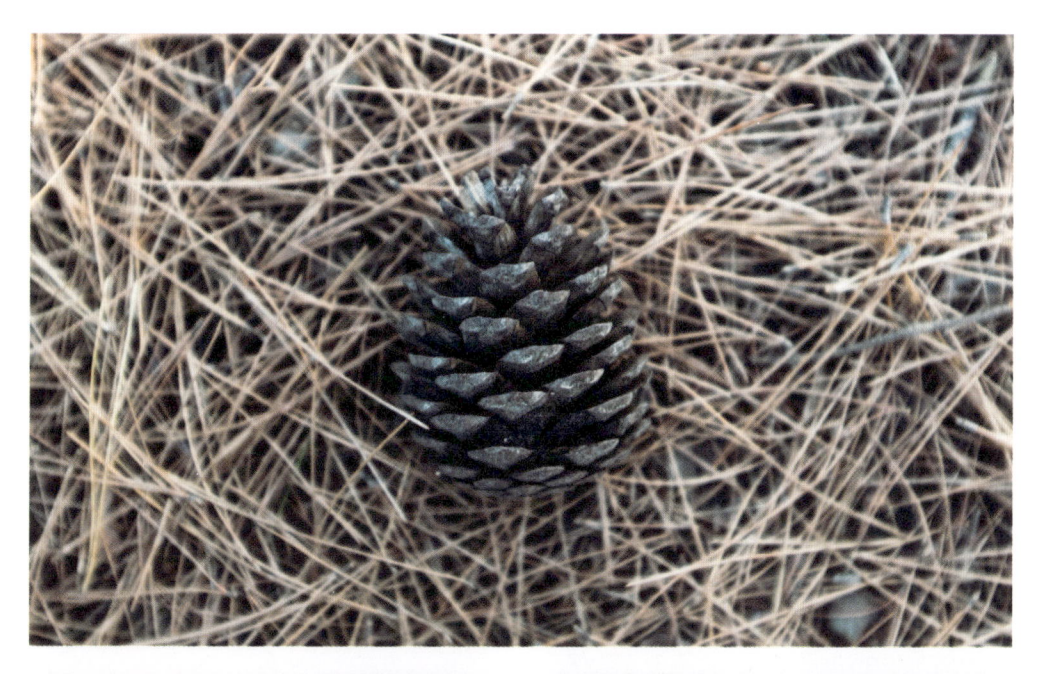

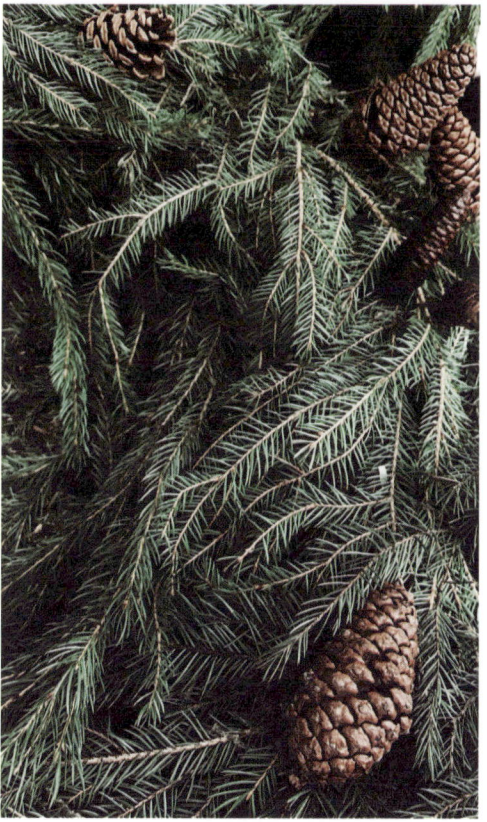

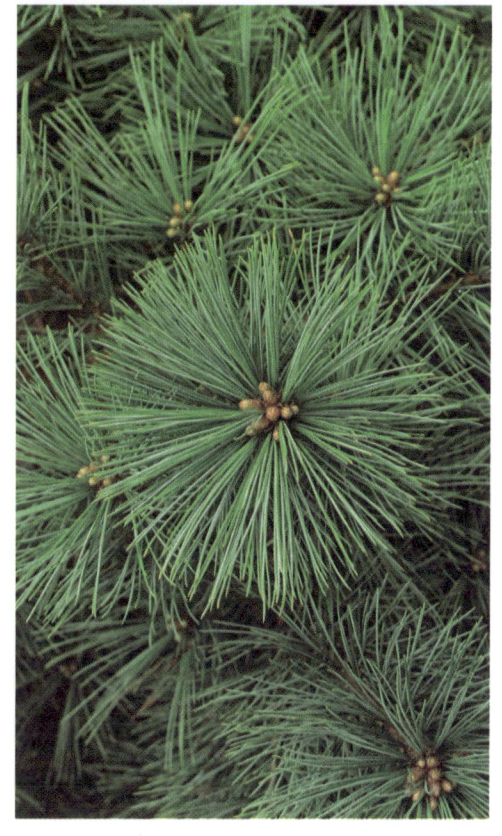

Pinho

PROPRIEDADES TERAPÊUTICAS

Antimicrobiano, antinevrálgico, antirreumático, antisséptico, antiviral, balsâmico, bactericida, colagogo, desodorante, diurético, expectorante, inseticida, rubefaciente e tônico. *(Ver o glossário na p. 158).*

Restaurador e fortalecedor

O óleo de agulhas de pinho de melhor qualidade vem do Tirol austríaco. Trata-se de um excelente expectorante, indicado para todos os problemas respiratórios. É uma das melhores pedidas para limpar o catarro dos pulmões e é bom para sinusite e todos os problemas dos brônquios. É tônico para os pulmões, os rins e o sistema nervoso e também é considerado estimulante das glândulas adrenais. Suas propriedades claras e penetrantes o tornam eficaz para aliviar a fadiga e o esgotamento nervoso, sendo também útil para fraqueza geral e convalescença. No geral, o óleo de pinho é restaurador, revivificante e fortalecedor.

Suas propriedades estimulantes e analgésicas o indicam para o uso em compressas e massagens depois de longos períodos de exercícios e para lesões decorrentes da prática de esportes. Pode também diminuir, em compressa fria, as dores nas articulações. Pode ainda ajudar no tratamento de cistite e outros problemas urinários, sobretudo quando os rins são fracos.

Instila a autoconfiança

Do ponto de vista psicológico, o óleo de pinho esquenta e purifica. Tonifica a energia sutil, e é bom queimá-lo antes da meditação para limpar psiquicamente o espaço. O pinho instila autoconfiança e diminui a sensação de culpa, colaborando para promover a aceitação e o perdão. Como símbolo de resistência, vontade de viver e liberdade de espírito, o pinho estimula a perseverança, a coragem e a paciência.

Limpador natural para o chão

Lavar o chão com este limpador natural, feito em casa, com cheiro de pinho, é um excelente gesto de consciência ambiental. Os produtos de limpeza químicos vêm sendo cada vez mais correlacionados com casos de asma, eczema, alergia, câncer e outras doenças, além de causarem dor de cabeça. Com os limpadores comerciais, há também a possibilidade de envenenamento acidental, pois a maioria contém ingredientes tóxicos. Já estes ingredientes naturais e óleos essenciais dão à sua casa um cheirinho fresco de limpeza, além de eliminarem a sujeira, os germes e as bactérias. Os óleos de pinho e limão-siciliano dão um reforço ao seu sistema imunológico, e seu cheiro natural vai melhorar seu humor.

Você vai precisar de:

- 1 balde
- 1 colher (sopa) de carbonato de sódio ou bicarbonato de sódio
- 1 borrifo de vinagre branco
- 10 gotas de óleo essencial de pinho
- 5 gotas de óleo essencial de limão-siciliano

1. Encha o balde com água até a metade.
2. Acrescente o carbonato ou bicarbonato de sódio e mexa bem até dissolver.
3. Borrife um pouco de vinagre e os óleos essenciais. Mexa o líquido no balde para que tudo fique muito bem misturado.
4. Aplique como de hábito sobre pisos cerâmicos, vinil, laminados e assoalhos de madeira.

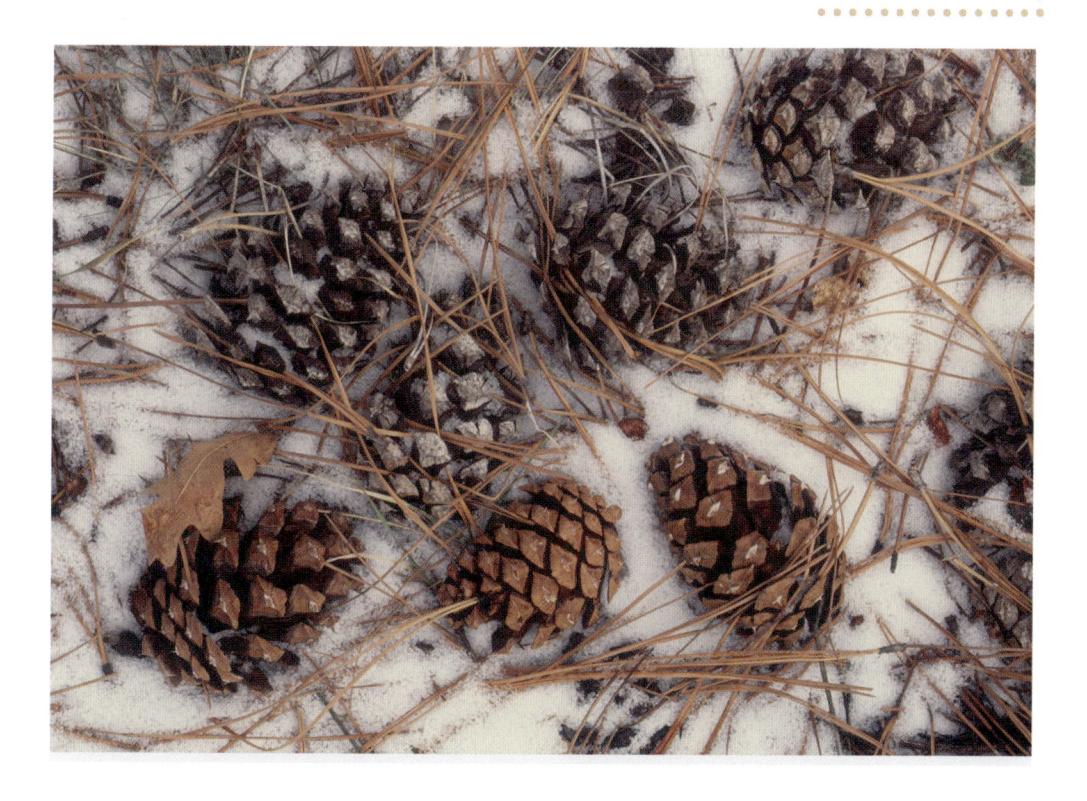

100 *Amadeirados*

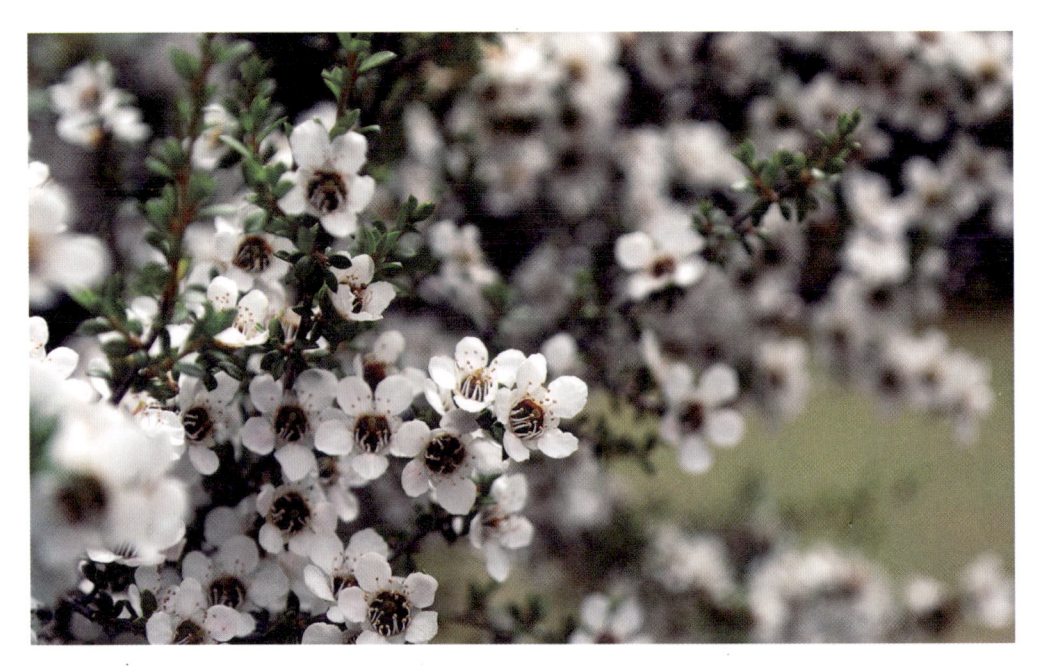

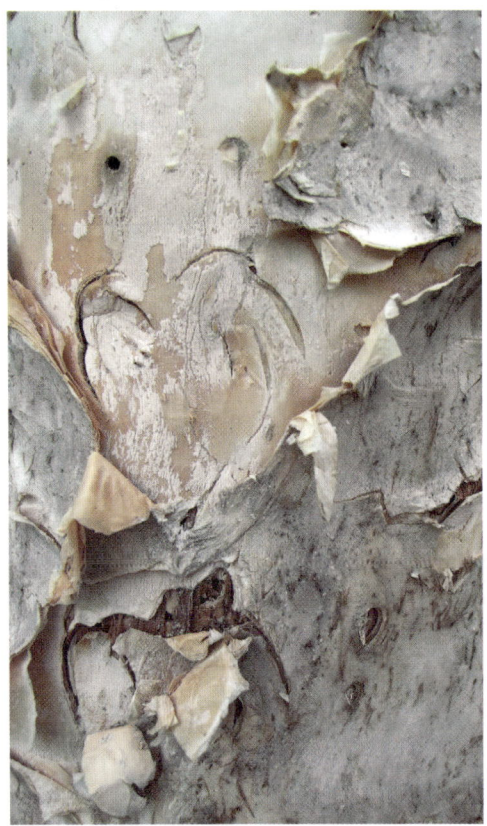

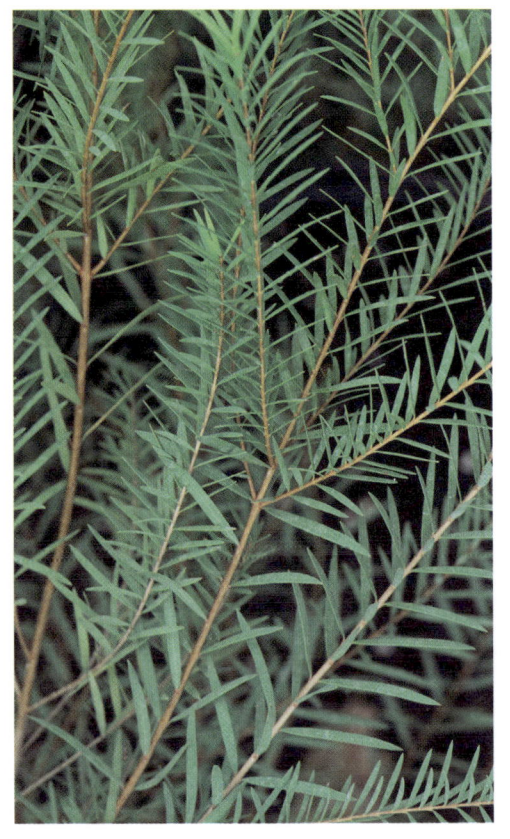

AMADEIRADOS

TEA TREE

Melaleuca alternifolia

Família botânica: Myrtaceae

A tea tree, também chamada de maleleuca, é usada há muito tempo pelos aborígines autralianos, que muitas vezes simplesmente esmagavam suas folhas nas mãos e inalavam os óleos voláteis para aliviar dores de cabeça, resfriados e congestões.

MÉTODO DE EXTRAÇÃO: O óleo essencial de *tea tree* é destilado a vapor ou a água a partir das folhas e ramos menores.

REGIÕES DE ORIGEM: Austrália.

CARACTERÍSTICAS: O óleo essencial de *tea tree* é transparente, pouco espesso e pinga facilmente do frasco.

DESCRIÇÃO DA FRAGRÂNCIA: O óleo de *tea tree* tem notas de topo cálidas, picantes e canforadas, com notas de fundo pungentes e medicinais.

SEGURANÇA NO USO: Não use em pele muito sensível. Use com moderação: no máximo 3 gotas no banho e com diluição máxima de 2% para massagem. Evite o contato direto com a pele, exceto diretamente em manchas, verrugas e feridas no canto da boca.

DESCRIÇÃO DA PLANTA

A *tea tree* é uma árvore de pequeno porte que chega a pouco mais de 6 m de altura na maturidade, com flores esbranquiçadas e folhas longas e pontiagudas. Cresce melhor em terrenos pantanosos de clima subtropical. Sua casca é branca e solta-se da árvore em lâminas finas, semelhantes ao papel.

PERFIL DE MISTURA

O óleo essencial de *tea tree*, em pequenas quantidades, combina bem com a maioria dos óleos de especiarias e herbáceos, e também com lavanda, pinho, bergamota e eucalipto.

USOS TRADICIONAIS

Foi o Capitão Cook quem, em 1777, inventou o nome *tea tree* ("árvore-do-chá"), quando as folhas da árvore foram mergulhadas em água e o "chá" resultante foi bebido pelos marinheiros para prevenir o escorbuto. O óleo essencial foi destilado pela primeira vez na década de 1920 e foi um dos primeiros óleos essenciais a ser exportado e largamente vendido e usado na Europa.

PROPRIEDADES TERAPÊUTICAS

Antifúngico, antimicrobiano, antisséptico, antiviral, bactericida, cicatrizante, estimulante, expectorante, fungicida, imunoestimulante, inseticida e sudorífico. (Ver o glossário na p. 158.)

Um poderoso remédio

De todos os óleos essenciais, o de *tea tree* é o mais "medicinal", com poderosa ação antimicrobiana contra os três tipos de organismos infecciosos: bactérias, vírus e fungos. O gênero *Melaleuca* também compreende a árvore niaouli (*Melaleuca quinquenerbia*), cujo óleo é semelhante ao de *tea tree* mas é mais suave e mais bem tolerado pela pele, constituindo portanto uma alternativa útil, de aroma mais doce. Quando difundido por um queimador, o óleo de *tea tree* ajuda a prevenir a disseminação de infecções. Com suas poderosas propriedades imunoestimulantes, ajuda a combater muitas doenças e problemas de saúde. No geral, o óleo de *tea tree* é penetrante, medicinal e estimulante.

Pé de atleta, candidíase vaginal, infecções por herpes (inclusive feridas nos cantos da boca), picadas de insetos, manchas na pele, acne e arranhões menores – todas essas coisas reagem bem a aplicações tópicas do óleo de *tea tree*, quer diluído, que na forma de uma gota aplicada com cuidado para não prejudicar a pele circundante. O óleo de *tea tree* é eficaz porque é forte, e por isso deve ser tratado com respeito. Para lavar arranhões ou fazer uma lavagem local para candidíase vaginal, dilua 2 gotas num pouquinho de álcool para perfumaria e misture com 50 ml de água; essa diluição baixa é segura sem deixar de ser eficaz. Para pintas na pele ou feridas nos cantos da boca, use um cotonete com uma gota de óleo de *tea tree* e aplique-o cuidadosamente à área afetada, evitando a pele circundante.

Estimula o sistema imunológico

Em inalações de vapor, o óleo de *tea tree* previne o desenvolvimento de resfriados e gripes. Caso esses males se manifestem, o óleo promove a recuperação e alivia os sintomas. Também ajuda a resolver problemas de tosse, sinusite, bronquite e outros males respiratórios. Em massagens e banhos de imersão, o óleo de *tea tree* pode estimular um sistema imunológico enfraquecido e colabora para aliviar doenças crônicas debilitantes, como uma febre glandular. Misturado com gel de babosa, ajuda a aliviar a dor do herpes-zóster.

Do ponto de vista psicológico, o óleo de *tea tree* fortalece e esquenta. Seu aroma é caracteristicamente medicinal, e muita gente o considera mais palatável quando misturado a outros óleos. O óleo de *tea tree* revigora a mente, o corpo e o espírito; inspira confiança e dissipa a depressão decorrente das doenças crônicas. Também fortalece as energias sutis.

Gel de primeiros socorros de *tea tree*

Para que o óleo de tea tree *seja usado de modo seguro e eficaz, evitando-se o risco de lesionar a pele, o melhor é diluí-lo. Um dos veículos mais úteis para esse gel é o gel de babosa, facilmente obtido em sites de saúde natural e aromaterapia. O gel de babosa é feito a partir das partes carnosas dessa planta e é famoso por suas propriedades curativas.*

Você vai precisar de:

- 1 frasco pequeno de vidro
- 2 colheres (sopa) de gel de babosa
- 4 gotas de óleo essencial de *tea tree*

1. Com uma colher, coloque cuidadosamente o gel de babosa no frasco, pingue o óleo de *tea tree* e use um palito de churrasco ou uma haste de vidro para misturar bem os ingredientes.

2. Coloque um rótulo no frasco especificando os ingredientes, as quantidades e a data.

3. Aplique esse gel curativo sobre pintas, cortes e arranhões, feridas de herpes-zóster e pé de atleta. Reaplique conforme necessário.

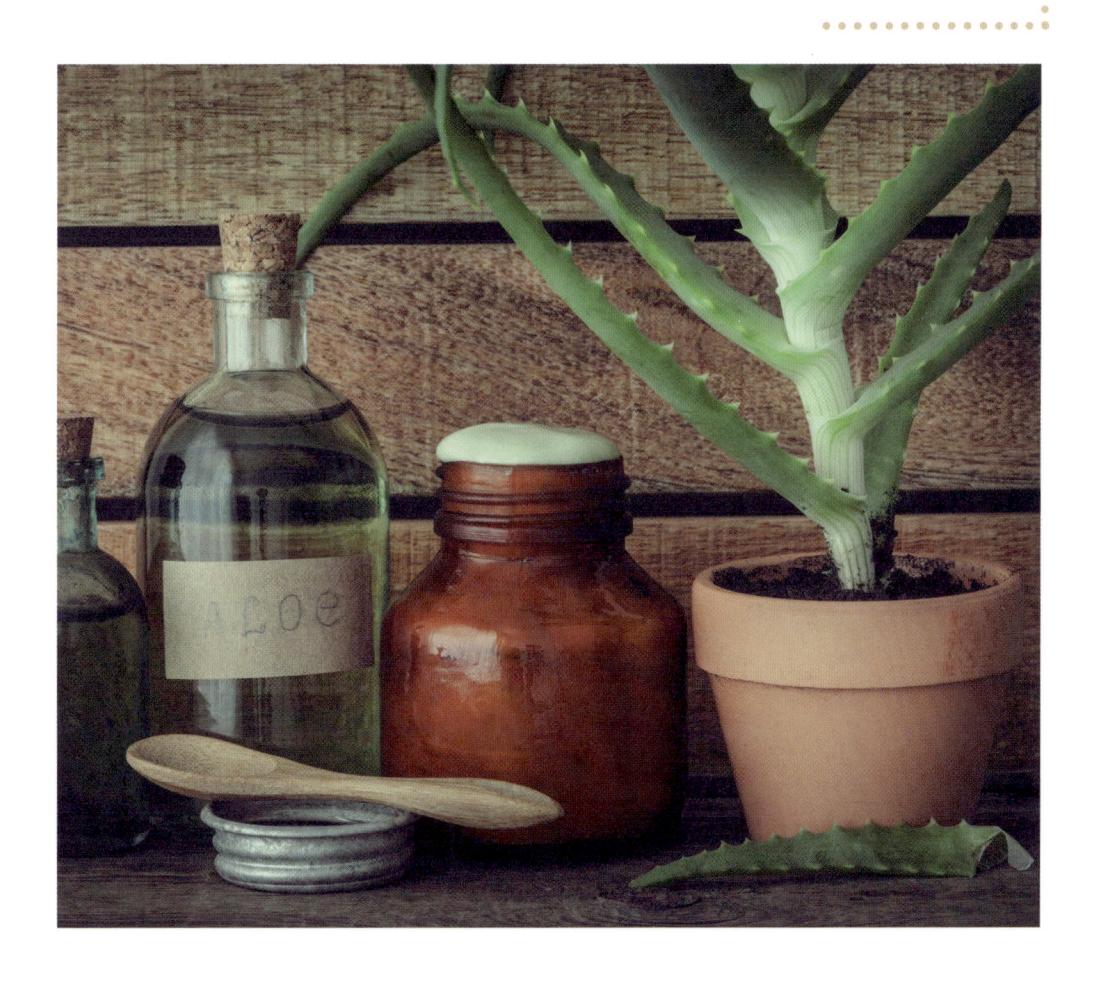

AMADEIRADOS

CEDRO-DO-ATLAS

Cedrus atlantica

Família botânica: Pinaceae

O óleo essencial de cedro-do-atlas era usado tradicionalmente para tratar infecções dos brônquios e do trato urinário, como conservante e como incenso.

MÉTODO DE EXTRAÇÃO: O óleo essencial de cedro-do-atlas é destilado a vapor a partir de lascas da madeira, de preferência do cerne da árvore.

REGIÕES DE ORIGEM: Argélia, Chipre, Líbano, Marrocos.

CARACTERÍSTICAS: O óleo de cedro-do-atlas é viscoso e, com alguma paciência, pinga facilmente do frasco.

DESCRIÇÃO DA FRAGRÂNCIA: O óleo de cedro-do-atlas tem notas de topo de terebintina, amadeiradas e canforadas, com notas de fundo intensas, doces, balsâmicas e enfumaçadas.

SEGURANÇA NO USO: *Evite durante a gravidez.*

DESCRIÇÃO DA PLANTA

O moderno cedro-do-atlas originou-se dos famosos cedros de que fala a Bíblia, os quais cresciam abundantemente no Líbano. As árvores de cedro-do-atlas também cresciam naturalmente em Chipre. A palavra latina *cedrus* origina-se do árabe *kedron*, que significa poder. O cedro-do-atlas é uma árvore perenifólia alta e majestosa, que chega a mais de 30 m de altura na maturidade e vive por mais de 1.000 anos. É importante certificar-se de que o óleo que você adquire seja realmente de cedro-do-atlas. O óleo de cedro-da-virgínia é muito disseminado, mas deve ser utilizado com cuidado e não é recomendado para uso geral.

PERFIL DE MISTURA

O óleo de cedro-do-atlas combina bem com a maior parte dos demais óleos amadeirados e também com jasmim, pimenta-do-reino, cardamomo, olíbano, vetiver, *patchouli*, alecrim, limão-siciliano, laranja-doce e bergamota.

USOS TRADICIONAIS

Na Bíblia, o *Cântico dos Cânticos* nos diz que o famoso templo de Salomão foi construído de cedro; o edifício simbolizava a abundância, a dignidade e a força que se manifestam no cedro em si. É muito possível que os cedros-do-líbano originais tenham produzido o primeiro óleo essencial empregado pelos antigos egípcios para embalsamar corpos e em sua perfumaria e cosméticos.

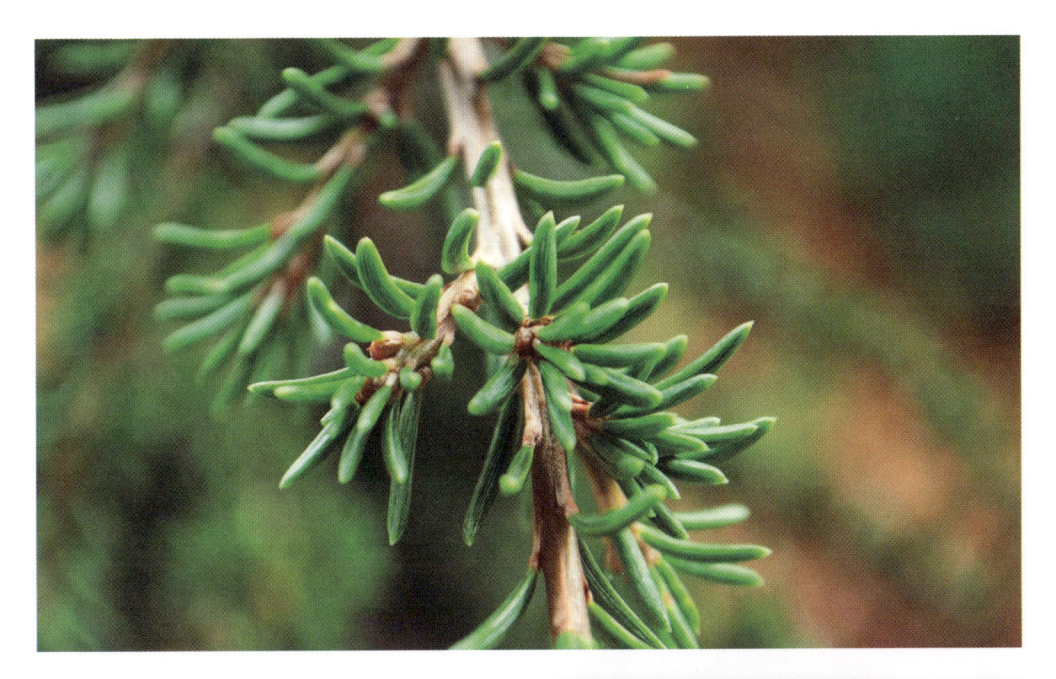

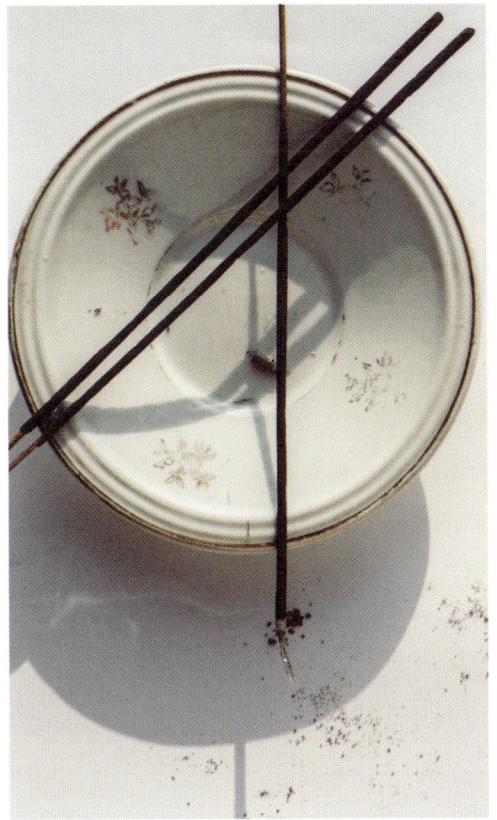

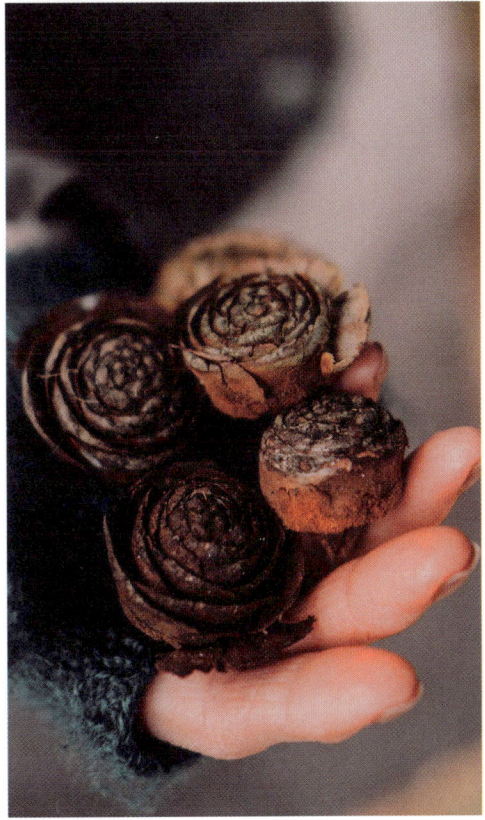

O cedro-do-atlas era um ingrediente da *mithridate*, um poderoso contraveneno com longa história de uso. A árvore era valorizada por sua madeira porque os edifícios e objetos construídos com ela ficavam a salvo de insetos daninhos, repelidos pela madeira fragrante. Os tibetanos ainda usam o cedro-do-atlas em sua medicina e como incenso.

PROPRIEDADES TERAPÊUTICAS
Adstringente, antisseborreico, antisséptico, diurético, expectorante, inseticida e sedativo. *(Ver o glossário na p. 158.)*

Uma fragrância masculina
O óleo de cedro-do-atlas é a primeira opção para produtos destinados ao cuidado da pele e dos cabelos dos homens, em razão de sua famosa fragrância masculina. Misturado em cremes de base, loções e tonificadores, este óleo melhora a pele oleosa e a acne; misturado em base para xampu ou condicionador, tonifica o couro cabeludo e ajuda a prevenir a caspa.

Trata resfriados e bronquite
Em massagens locais ou de corpo inteiro ou em compressas quentes, o óleo de cedro-do-atlas é útil para tratar infecções urinárias; em queimadores e inalações, é recomendado para tosse e bronquite crônica. Tem leve ação diurética e é uma alternativa útil em misturas para massagem de drenagem linfática, ajudando a reduzir a celulite e os edemas. No geral, o óleo de cedro-do-atlas é fortificante, calmante e promove a abertura.

Loção pós-barba de cedro-do-atlas

Esta loção pós-barba feita em casa será muito apreciada por tonificar a pele, refrescar e dar firmeza à pele depois do barbear, como também por sua fragrância naturalmente masculina.

Você vai precisar de:

- 1 frasco de vidro escuro de 100 ml
- 5 ml de álcool para perfumaria (ver p. 40)
- 4 gotas de óleo essencial de cedro-do-atlas
- 4 gotas de óleo essencial de vetiver
- 2 gotas de óleo essencial de junípero (substitua pelo de bergamota para peles sensíveis)
- 40 ml de hamamélis
- 45 ml de água de flor de laranjeira (substitua por água de rosas para peles sensíveis)

1. Meça o álcool para perfumaria e coloque-o no frasco.
2. Pingue cuidadosamente o número especificado de gotas de óleo essencial de cedro-do-atlas, vetiver e de junípero no frasco e agite-o bem para que os óleos se dissolvam no álcool.
3. Complete com hamamélis e água de flor de laranjeira e agite novamente.
4. Coloque um rótulo no frasco especificando os ingredientes, as quantidades usadas e a data.
5. Esta loção pós-barba de cedro-do-atlas pode ser aplicada sobre o rosto como qualquer loção pós-barba comercial.

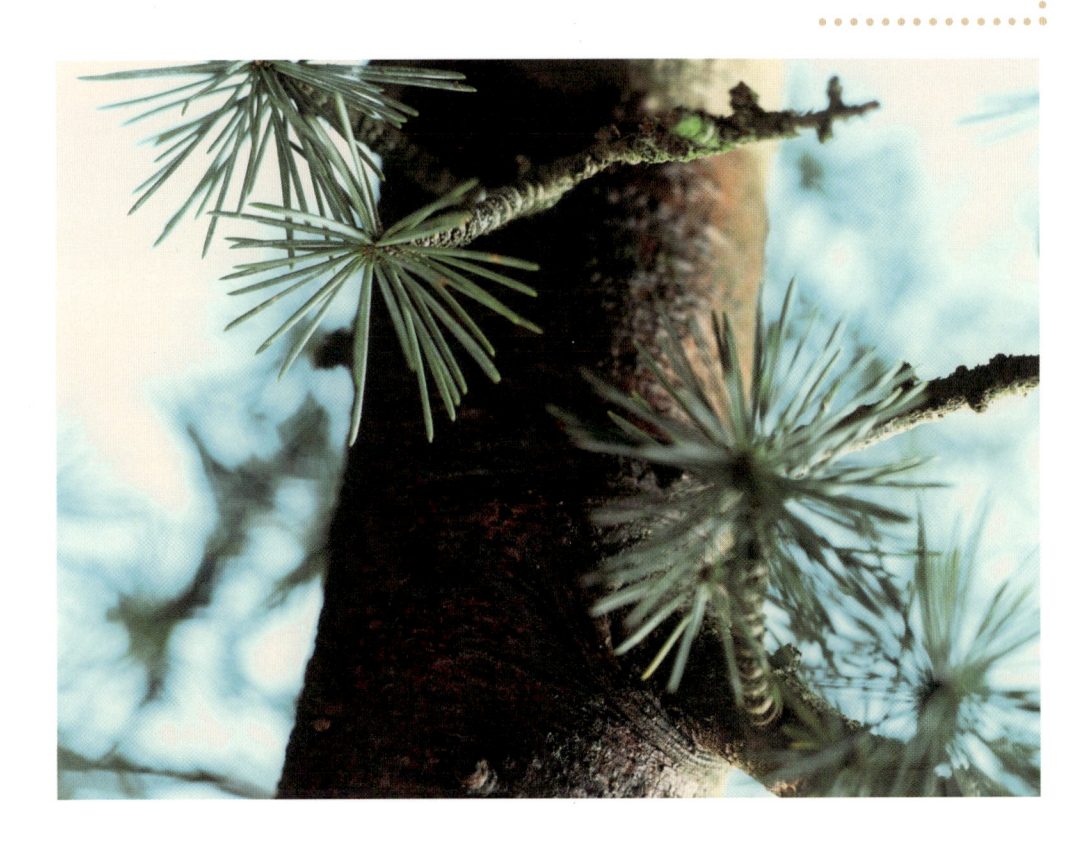

ESPECIARIAS

GENGIBRE

Zingiber officinale

Família botânica: Zingiberaceae

Especiaria famosa na culinária, o gengibre esquenta e estimula. É excelente no inverno para fortalecer física e psicologicamente o corpo e as emoções.

MÉTODO DE EXTRAÇÃO: Este óleo essencial é destilado a vapor a partir do rizoma com casca, seco e pulverizado.

REGIÕES DE ORIGEM: Austrália, China, Índia, Japão, Sudeste Asiático, Tailândia.

CARACTERÍSTICAS: O óleo essencial de gengibre é amarelo-claro ou alaranjado, pouco espesso, e pinga facilmente do frasco. Torna-se viscoso com o passar do tempo.

DESCRIÇÃO DA FRAGRÂNCIA: O óleo de gengibre tem notas de topo penetrantes e verdes e notas de fundo ardentes, amadeiradas, cálidas, ricas, doces e picantes.

SEGURANÇA NO USO: *Não use se tiver a pele muito sensível. Empregue no máximo 3 gotas no banho e com diluição máxima de 2% para massagem.*

DESCRIÇÃO DA PLANTA

O gengibre é uma planta tropical perene com folhas semelhantes a juncos, flores brancas, roxas ou amarelas e um rizoma tuberoso grosso que cresce perto da superfície do solo.

PERFIL DE MISTURA

O óleo de gengibre combina bem com outros óleos de especiarias e cítricos e também com manjerona, erva-doce, esclareia, néroli, gerânio, ilangue-ilangue, rosa, jasmim, lavanda, capim-limão, olíbano, sândalo, vetiver, *patchouli* e *petitgrain*.

USOS TRADICIONAIS

O gengibre é mencionado nos mais antigos textos em sânscrito. Era usado na Índia antiga como especiaria e remédio e ainda é empregado na medicina ayurvédica. Também era conhecido na China antiga e nas culturas do Oriente Médio. Na medicina tradicional chinesa, é empregado para aliviar resfriados, promover a transpiração e estimular o apetite. Infusões de gengibre eram aplicadas para tratar problemas digestivos e do estômago, náusea, cólera e sangramentos.

Exportado ao longo da Rota das Especiarias, o gengibre foi levado para o Novo Mundo pelos portugueses. Os gregos e romanos da Antiguidade também o usavam. Trata-se de especiaria comum na culinária e é consumido também cristalizado. Existem diversos chás de gengibre.

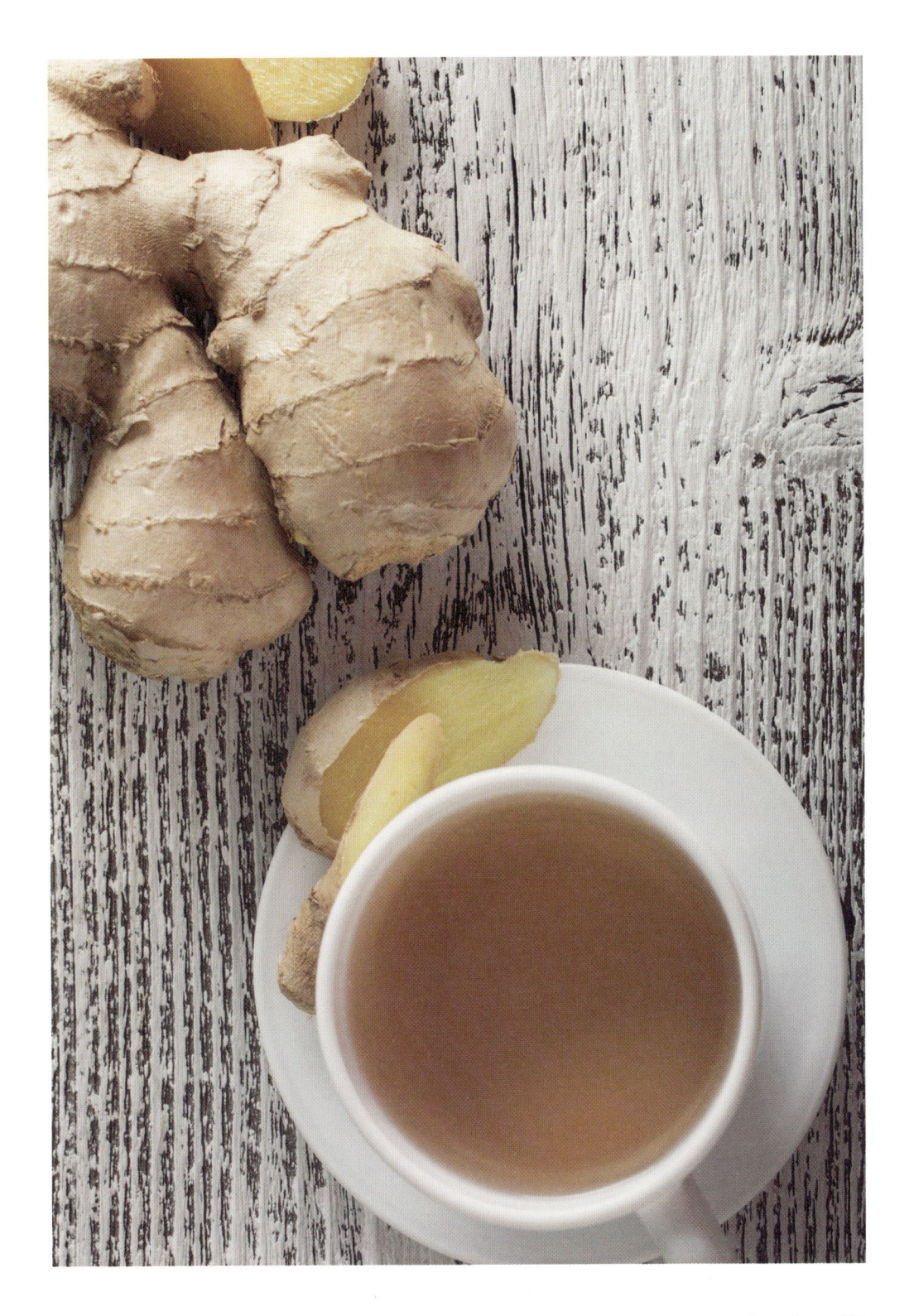

PROPRIEDADES TERAPÊUTICAS

Afrodisíaco, analgésico, antisséptico, bactericida, carminativo, cefálico, digestivo, estimulante, expectorante, febrífugo, laxante, rubefaciente, sudorífico e tônico. *(Ver o glossário na p. 158)*

Estimulante e tônico

O gengibre aquece e estimula a circulação e a digestão. É tônico para o coração e indicado em banhos e massagens para circulação fraca, fadiga cardíaca ou mãos e pés frios. É útil para problemas respiratórios, pois é broncodilatador e abre as vias aéreas congestionadas. No geral, o óleo de gengibre aquece, conforta e fortifica.

Melhora a digestão

Suas propriedades estimulantes o tornam útil contra flatulência e má digestão. Aspirado num lenço, misturado num perfume ou bebido num chá, o óleo de gengibre é útil para enjoo de viagem, enjoos matinais e outras náuseas e vômitos. É bom em massagens quando os músculos estão cansados e doloridos e particularmente quando estão frios e contraídos. Pode ser útil num banho, massagem ou inalação para quem está resfriado, com tosse ou dor de garganta, pois sua fragrância penetrante corta o catarro e a congestão. Também é bom em misturas para massagem a fim de aquecer e aliviar músculos doloridos e sobrecarregados.

Inspira a iniciativa

Do ponto de vista psicológico, o gengibre é excitante, opulento e estimulante. É indicado para o uso na meditação quando se está sofrendo de fraqueza em razão de esgotamento nervoso. O gengibre aquece e fortalece as emoções, aumenta a determinação e inspira a iniciativa e a ação para levar os planos adiante até sua conclusão. Ajuda a dissipar as depressões de inverno e, especialmente quando misturado com bergamota, é útil para combater o Transtorno Afetivo Sazonal.

Bolo de gengibre

Este bolo úmido e macio é um meio delicioso de aproveitar os benefícios do gengibre.

Você vai precisar de:

- 2 xícaras de farinha de trigo de uso geral
- 1 colher (sopa) de especiarias (canela, noz-moscada e pimenta-da-jamaica)
- 2 colheres (sopa) de gengibre ralado
- 1 ½ colher (sopa) de fermento químico em pó
- ½ colher (sopa) de bicarbonato de sódio
- ½ colher (sopa) de sal
- 1 ¼ xícara de leite
- 1 ovo
- ¾ de uma barra de manteiga (150 g)
- ¼ de xícara de melado escuro
- ¼ de xícara de melado claro (*golden syrup*)
- ½ xícara de açúcar de confeiteiro
- 6 gotas de óleo essencial de gengibre

1. Pré-aqueça o forno a 180°C. Unte uma forma comprida de 900 g e revista-a de papel-manteiga.
2. Peneire a farinha, as especiarias, o gengibre ralado, o fermento, o bicarbonato e o sal numa tigela grande.
3. Despeje o leite num pote, acrescente o ovo e bata.
4. Coloque a manteiga, os dois melados e o açúcar numa panela e leve ao fogo baixo, mexendo ocasionalmente até derreter a manteiga. Acrescente o óleo essencial e retire do fogo imediatamente.
5. Despeje a mistura de manteiga e açúcar no meio dos ingredientes secos, seguida da mistura de leite e ovo, e bata bem com uma colher de pau até que todos os ingredientes estejam bem misturados.
6. Despeje a massa na forma e leve ao forno pré-aquecido por 90 minutos ou até que o bolo esteja firme e um palito enfiado meio saia limpo. Deixe na forma até esfriar o suficiente para ser manipulado; tire da forma e deixe esfriar sobre uma grade de metal.

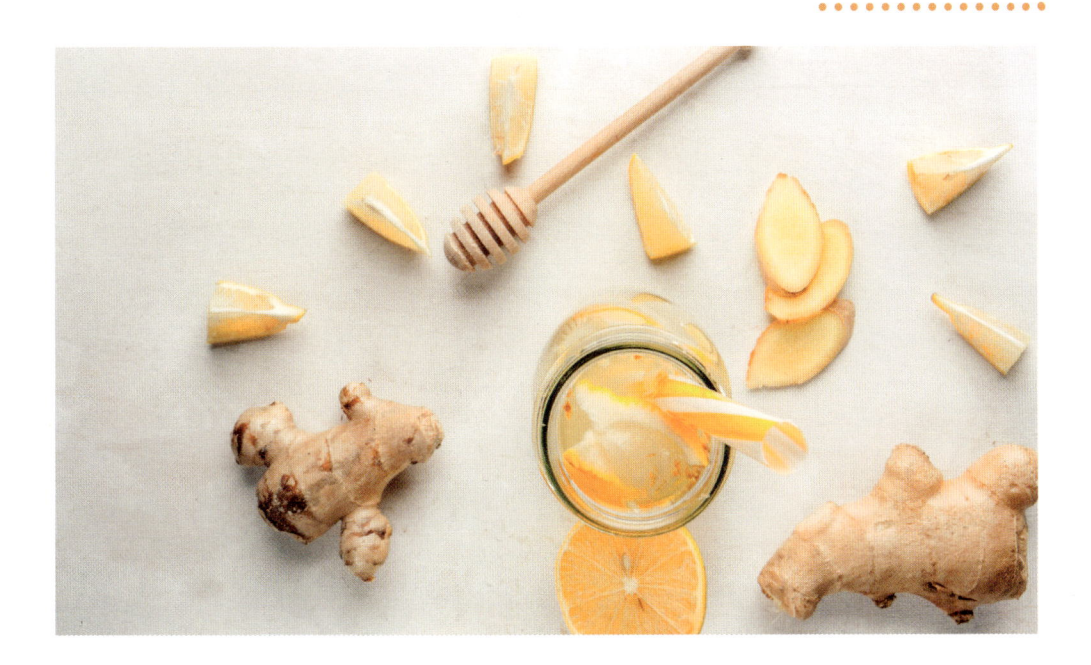

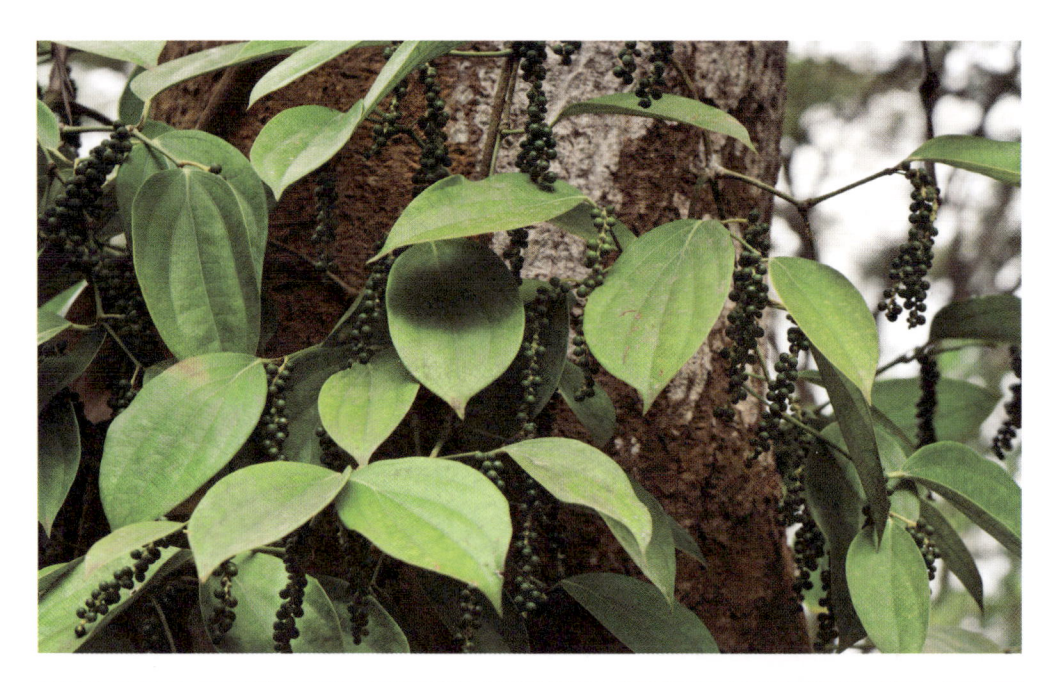

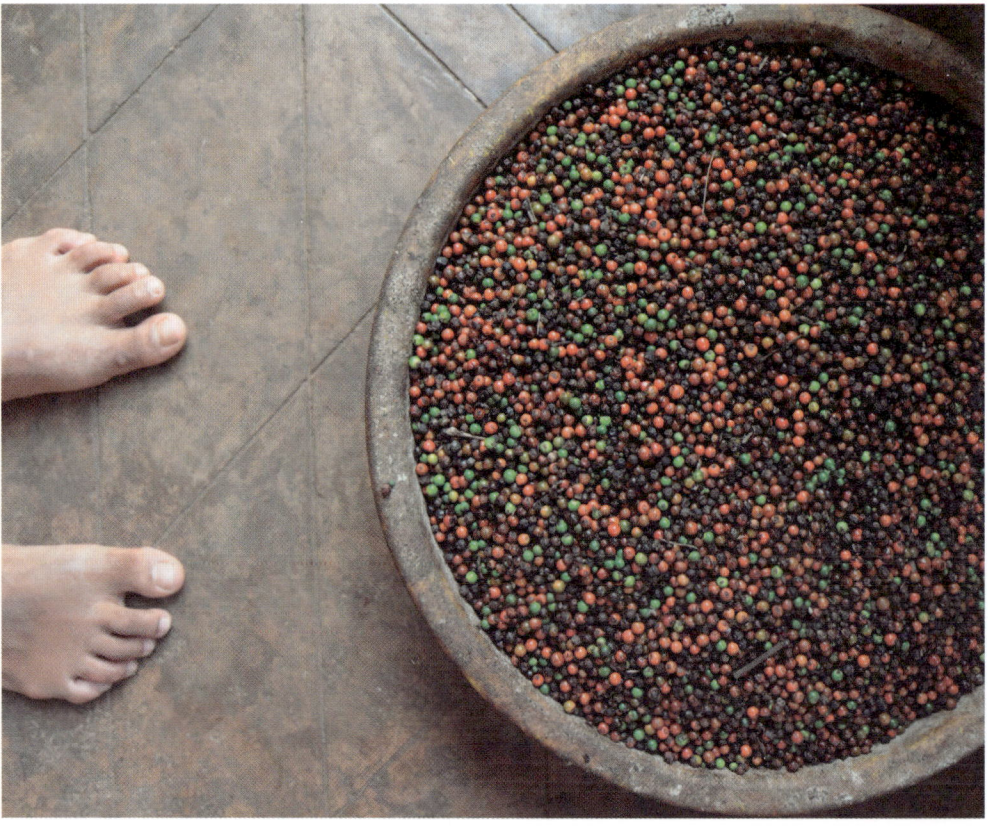

ESPECIARIAS

PIMENTA-DO-REINO

Piper nigrum L.

Família botânica: Piperaceae

Do ponto de vista psicológico, a pimenta-do-reino aquece, promove a resistência e ajuda você a retomar o contato com a vida quando está se sentindo isolado.

MÉTODO DE EXTRAÇÃO: O óleo essencial é destilado a vapor a partir dos frutos quase maduros secos e esmagados.

REGIÕES DE ORIGEM: Índia, Indonésia, Madagáscar.

CARACTERÍSTICAS: O óleo de pimenta-do-reino é transparente ou verde-claro, pouco espesso, e pinga facilmente do frasco.

DESCRIÇÃO DA FRAGRÂNCIA: O óleo de pimenta-do-reino tem notas de topo quentes, picantes e ardente, com notas de fundo mornas, penetrantes, secas, amadeiradas e orientais.

SEGURANÇA NO USO: Não use se tiver a pele muito sensível. Empregue no máximo 3 gotas no banho e com diluição máxima de 2% para massagem.

DESCRIÇÃO DA PLANTA

A pimenta-do-reino originou-se nas colinas da Índia ocidental. Trata-se de uma trepadeira perene e lenhosa, com folhas brilhantes em forma de coração e flores amarelo-esverdeadas ou brancas que se transformam em pequenas bagas.

PERFIL DE MISTURA

Em pequena quantidade, o óleo essencial de pimenta-do-reino combina com os demais óleos de especiarias e a maioria dos florais, além dos de olíbano, sândalo, cedro-do-atlas, manjerona, esclareia, manjericão, erva-doce, capim-limão, eucalipto e alecrim.

USOS TRADICIONAIS

A pimenta-do-reino é apreciada como especiaria e mercadoria valiosa desde a Antiguidade. O nome vem do sânscrito *pippali*. Na Grécia antiga e na Europa medieval, era usada para temperar e preservar carnes. Os herboristas a empregavam contra males digestivos. Alguns monges chineses engoliam um grão inteiro todo dia, crendo que ele lhe daria a resistência necessária para viajar longas distâncias a pé.

A pimenta-do-reino ainda é amplamente utilizada como especiaria na culinária, e também na medicina tradicional chinesa e na medicina ayurvédica.

PROPRIEDADES TERAPÊUTICAS

Afrodisíaco, analgésico, anticatarral, antiespasmódico, antisséptico, bactericida, carminativo, diaforético, digestivo, estimulante, estomáquico, expectorante, febrífugo, laxativo, rubefaciente e tônico. *(Ver o glossário na p. 158.)*

Estimulante da digestão
O óleo essencial de pimenta-do-reino é um excelente estimulante para o sistema digestório. Misturado com manjerona e laranja-doce numa massagem abdominal firme, ajuda a aliviar a constipação. Também estimula o apetite e dá alívio a flatulência, cólicas, perda de apetite e náusea. Estimula o baço, sendo portanto útil no tratamento de anemia. Pode ser usado em compressas para tratar hematomas e frieiras.

Fortificante e estimulante
O óleo essencial de pimenta-do-reino é útil em massagens para estimular e aquecer músculos contraídos e aliviar reumatismo, artrite e todos os demais tipos de dores nas articulações e músculos. Também é indicado para resfriado, gripe e infecções menores. Nesses casos, o melhor é usá-lo bem diluído num banho, juntamente com lavanda, olíbano, ravensara, eucalipto ou *tea tree*. No geral, o óleo de pimenta-do-reino é fortificante e estimulante.

Mistério e fascínio
O óleo de pimenta-do-reino é cheio de mistérios e fascínios ocultos e fortalece a mente e o espírito. Sua qualidade levemente afrodisíaca é especialmente útil para aqueles que estão sofrendo de falta de fogo e paixão em suas emoções sensuais. Ele é indicado na meditação quando a pessoa se sente fria e distante de tudo; ajuda você a seguir em frente quando tem a impressão de estar presa num beco sem saída.

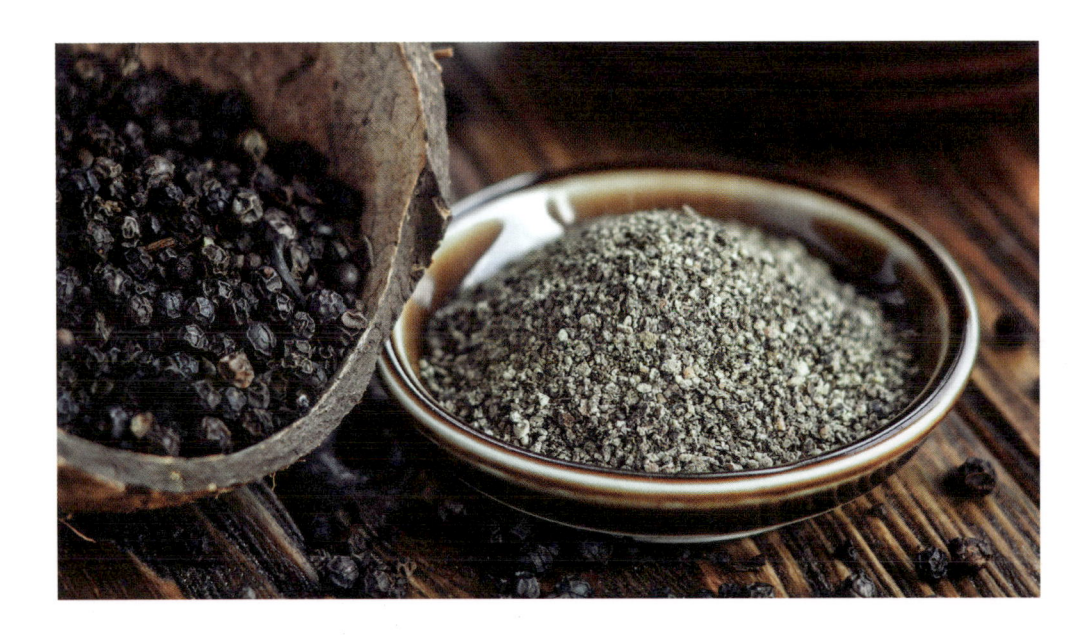

Tofu de pimenta-do-reino

Este prato delicioso deve ser feito nos meses mais frios para afastar os problemas de saúde que chegam com o inverno. É nutritivo e vegetariano.

Você vai precisar de:

Para a marinada:
- 3 dentes de alho esmagados
- 2 colheres (sopa) de molho de soja
- 1 colher (sopa) de açúcar mascavo
- 3 colheres (sopa) de óleo de amendoim
- 1 colher (sopa) de óleo de gergelim
- 6 gotas de óleo essencial de pimenta-do-reino

Para o tofu:
- 1 tofu firme cortado em fatias médias
- 6 colheres (sopa) de óleo de amendoim
- ½ xícara de caldo de legumes
- 2 colheres (sopa) de molho de soja
- 1 colher (sopa) de extrato de tomate seco ao sol
- 1 colher (sopa) de vinagre de arroz
- 1 colher (sopa) de amido de milho ou araruta
- 1 colher (sopa) de pimenta-do-reino moída grossa
- 2 colheres (sopa) de óleo de gergelim

Guarnições:
- folhas de coentro picadinhas
- ½ pepino cortado em fatias finas
- 2 cebolinhas cortadas em fatias finas

1. Misture os ingredientes da marinada numa vasilha pequena e mexa bem até dissolver o açúcar.

2. Coloque as fatias de tofu num prato grande e raso e despeje sobre elas a marinada. Reserve por 30 minutos a 1 hora.

3. Aqueça o óleo de amendoim e frite as fatias de tofu até que fiquem douradas em ambos os lados. Tire da panela e coloque sobre papel-toalha para absorver o excesso de óleo.

4. Limpe a panela com papel-toalha e despeje nela o caldo de legumes, o molho de soja, o extrato de tomate e o vinagre de arroz. Faça uma pasta com o amido de milho ou a araruta, acrescente um pouquinho de água e despeje na panela, mexendo. Ferva, mexendo sempre, até engrossar a mistura. Acrescente o tofu e deixe esquentar.

5. Tire a panela do fogo e junte a pimenta-do-reino e o óleo de gergelim ao conteúdo. Transfira para uma travessa que possa ser levada à mesa e complete com as guarnições.

ESPECIARIAS

CARDAMOMO

Elletaria cardamomum

Família botânica: Zingiberaceae

A palavra cardamomo provavelmente se originou da palavra árabe *hehmama*, derivada por sua vez do sânscrito. Significa "quente e picante".

MÉTODO DE EXTRAÇÃO: O óleo essencial de cardamomo é destilado a vapor a partir das sementes maduras e secas ou, às vezes, das sementes frescas. Ocasionalmente a extração se dá por meio de CO_2.

REGIÕES DE ORIGEM: Guatemala, Índia, Sri Lanka.

CARACTERÍSTICAS: O óleo de cardamomo é transparente ou amarelo-claro, pouco espesso, e pinga facilmente do frasco. Ganha cor quando exposto à luz do sol, por isso deve ser guardado no escuro.

DESCRIÇÃO DA FRAGRÂNCIA: O óleo de cardamomo tem notas de topo quentes, doces e picantes, com notas de fundo amadeiradas, balsâmicas e canforadas.

SEGURANÇA NO USO: Não use se tiver a pele muito sensível. Empregue no máximo 3 gotas no banho e com diluição máxima de 2% para massagem.

DESCRIÇÃO DA PLANTA

O cardamomo é uma planta perene, semelhante a um junco, que cresce a partir de um rizoma. Tem folhas longas, semelhantes a lâminas, e flores verde-claras ou amarelas (às vezes com as pontas das pétalas roxas), que se transformam em vagens compridas, verdes ou castanho-avermelhadas.

PERFIL DE MISTURA

O óleo de cardamomo combina bem com a maioria dos demais óleos de especiarias, cítricos e florais, e também com olíbano, sândalo, vetiver, *patchouli*, cedro-do-atlas, erva-doce, manjerona, esclareia e alecrim.

USOS TRADICIONAIS

Tido como uma das especiarias mais antigas, o cardamomo foi mencionado numa antiga tabuleta de argila de Sumatra. É usado há séculos na medicina chinesa e ayurvédica para todos os problemas digestivos. Segundo um antigo texto védico, o cardamomo é tido como afrodisíaco, embora sua potência nessa área se manifeste melhor quando é complementado por outros óleos afrodisíacos.

O cardamomo era tradicionalmente usado como incenso nas culturas hindu e tibetana e tem uma longa história de uso na perfumaria. Os gregos o levaram para a Europa no século IV a.C. A vagem integral e em pó continua sendo uma importante especiaria na culinária do mundo inteiro.

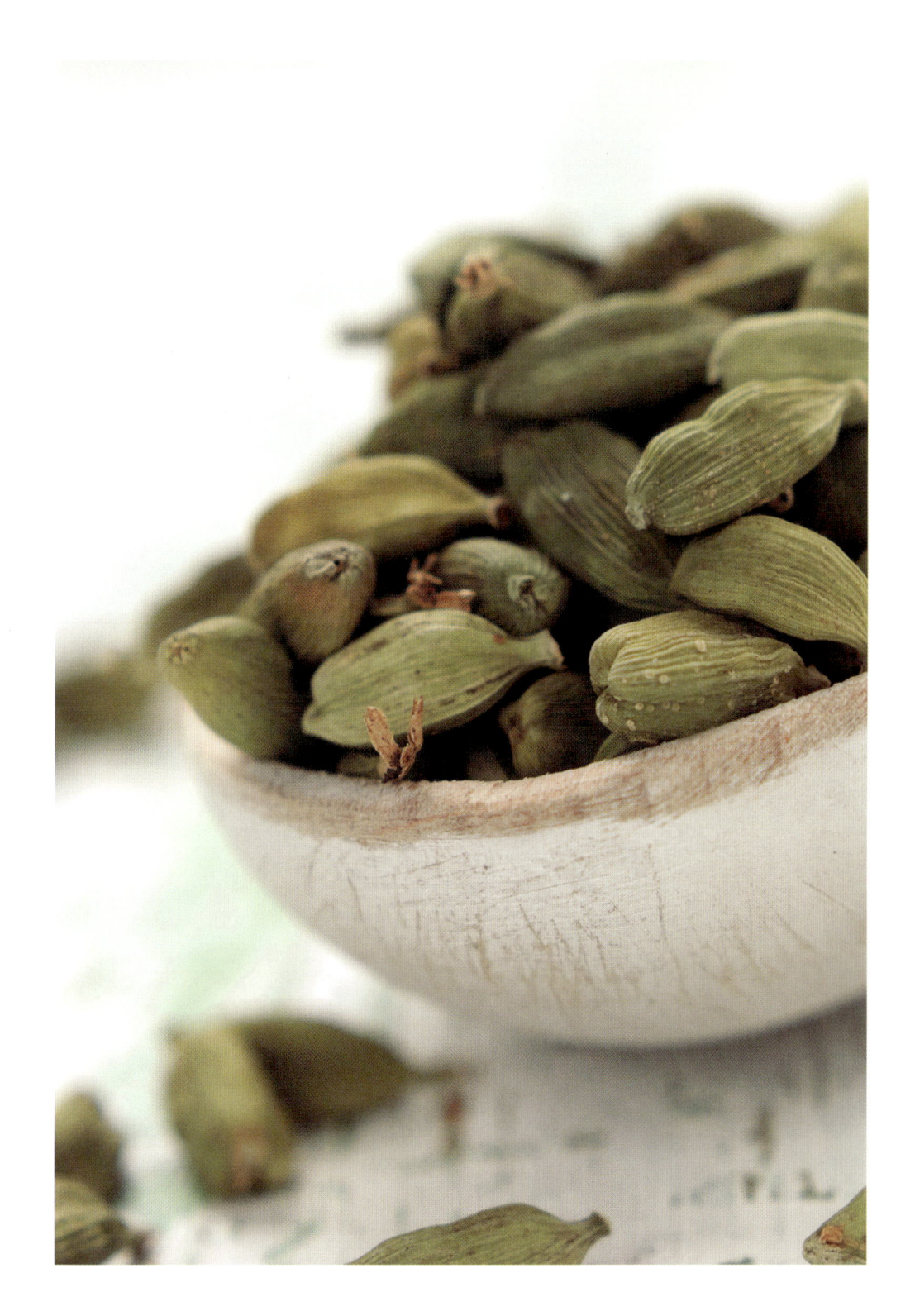

PROPRIEDADES TERAPÊUTICAS

Antiespasmódico, antisséptico, carminativo, cefálico, digestivo, diurético, estimulante, estomáquico, expectorante, rubefaciente e tônico. *(Ver o glossário na p. 158.)*

Um excelente tônico

O óleo essencial de cardamomo é um dos melhores óleos tônicos. Além de ter efeito tônico geral sobre o corpo, é eficaz como tônico para os nervos e as energias sutis. É indicado para problemas digestivos e respiratórios, sobretudo os de origem ou natureza úmida, como flatulência, bronquite crônica e cólica. O melhor, nesse caso, é aplicar o óleo de cardamomo em massagem tópica ou num banho de imersão. Ele também ajuda nas cólicas menstruais, dispepsia e indigestão. No geral, o óleo de cardamomo é quente, suave e penetrante.

Eleva o espírito

Do ponto de vista psicológico, o cardamomo é fortificante e revigorante, bom para o esgotamento nervoso e a fadiga mental. Para problemas psicológicos e emocionais, o melhor é misturá-lo num perfume junto com outros óleos essenciais apropriados, especialmente florais e cítricos, tais como os de rosa e de tangerina.

O cardamomo fortalece as pessoas que se sentem sobrecarregadas de obrigações, preocupações e responsabilidades; eleva o espírito e inspira coragem e resistência. É associado ao elemento Terra e tende a ancorar quem se sente muito "solto no espaço".

Chai de massala

Esta receita tradicional de chai faz uso de várias especiarias além do cardamomo, mas é este que dá à bebida seu sabor peculiar. O chai é um chá de especiarias consumido em toda a Índia. Nas ruas, estações rodoviárias e plataformas ferroviárias do país, os "chai wallah", vendedores de chai, são presença constante; cada xícara é feita na hora e cada "chai wallah" tem sua própria mistura especial. Para esta receita, você pode, por conveniência, usar as especiarias já moídas, mas o melhor é moê-las na hora.

Você vai precisar de:

- **1 colher (sopa) cheia de um chá de folhas pequenas (assam, por exemplo)**
- **2 ½ cm de gengibre picado**
- **1 colher (sopa) de canela**
- **1 colher (sopa) de noz-moscada**
- **1 colher (sopa) de pimenta-do-reino**
- **1 colher (sopa) de cravo**
- **1 colher (sopa) de cardamomo**
- **½ xícara de leite**
- **1 colher (sopa) de açúcar**

1. Ferva ½ xícara de água numa panelinha. Acrescente o chá, o gengibre recém-picado e as especiarias moídas. Qualquer uma das especiarias pode ser substituída por 1 gota de óleo essencial.
2. Deixe ferver por 1 a 2 minutos, acrescente o leite e o açúcar e deixe ferver novamente.
3. Coe numa xícara e beba quente.

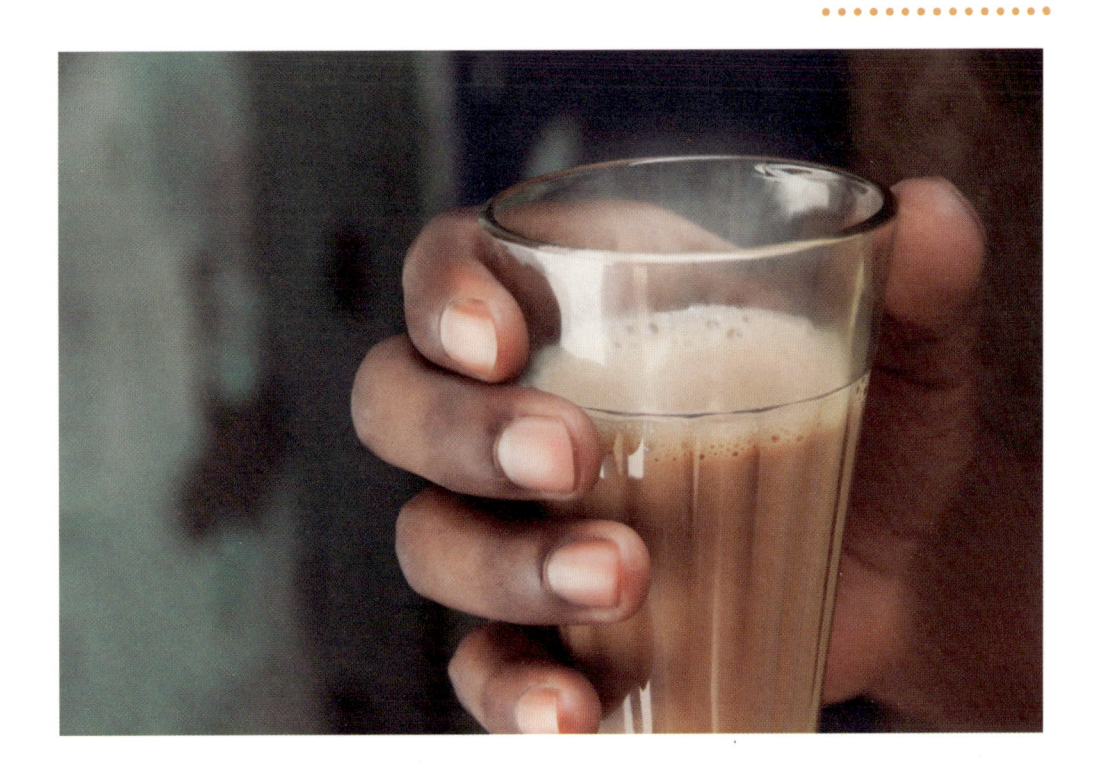

ESPECIARIAS

FOLHA DE CANELA

Cinnamomum zeylanicum

*Família botânica:
Lauraceae*

A folha de canela tem longa tradição de uso para infecções respiratórias, problemas digestivos e menstruais, reumatismo e contrações musculares. É também um estimulante.

MÉTODO DE EXTRAÇÃO: Este óleo essencial é destilado a vapor a partir das folhas e dos galhinhos pequenos.

REGIÕES DE ORIGEM: África, Birmânia, Ilhas Comores, Jamaica, Madagáscar, Sudeste Asiático, Sul da Índia, Sri Lanka.

CARACTERÍSTICAS: O óleo de folha de canela é amarelo-claro ou marrom, pouco espesso e pinga facilmente do frasco.

DESCRIÇÃO DA FRAGRÂNCIA: O óleo de folha de canela tem notas de topo ardentes, quentes e picantes e notas de fundo doces e orientais.

SEGURANÇA NO USO: *Não use se tiver a pele muito sensível. Use com moderação: no máximo 2 gotas no banho.*

DESCRIÇÃO DA PLANTA
A canela é uma árvore perenifólia que chega a 15 m de altura.

PERFIL DE MISTURA
O óleo de folha de canela combina bem com outros óleos de especiarias e cítricos e também com lavanda, olíbano, mirra, benjoim, capim-limão, palmarosa e ilangue-ilangue.

USOS TRADICIONAIS
O óleo de folha de canela é usado em perfumaria, cosméticos, pastas de dente, enxaguantes bucais e temperos culinários.

PROPRIEDADES TERAPÊUTICAS
Adstringente, antiespasmódico, antimicrobiano, antisséptico, carminativo, digestivo, emenagogo, estimulante, estomáquico e vermífugo. (Ver o glossário na p. 158.)

Difundido num queimador, o óleo de folha de canela afasta resfriados e gripes. Misturado num óleo de massagem com laranja-doce e manjerona, é bom para problemas digestivos, flatulência e infecções intestinais. É útil em massagens para circulação lenta, dor nas articulações e músculos fatigados; é também afrodisíaco. Misturado com óleos florais e cítricos numa massagem sensual entre amantes, pode ser usado para "apimentar" uma libido enfraquecida. No geral, o óleo de folha de canela é quente, restaurador e revigorante.

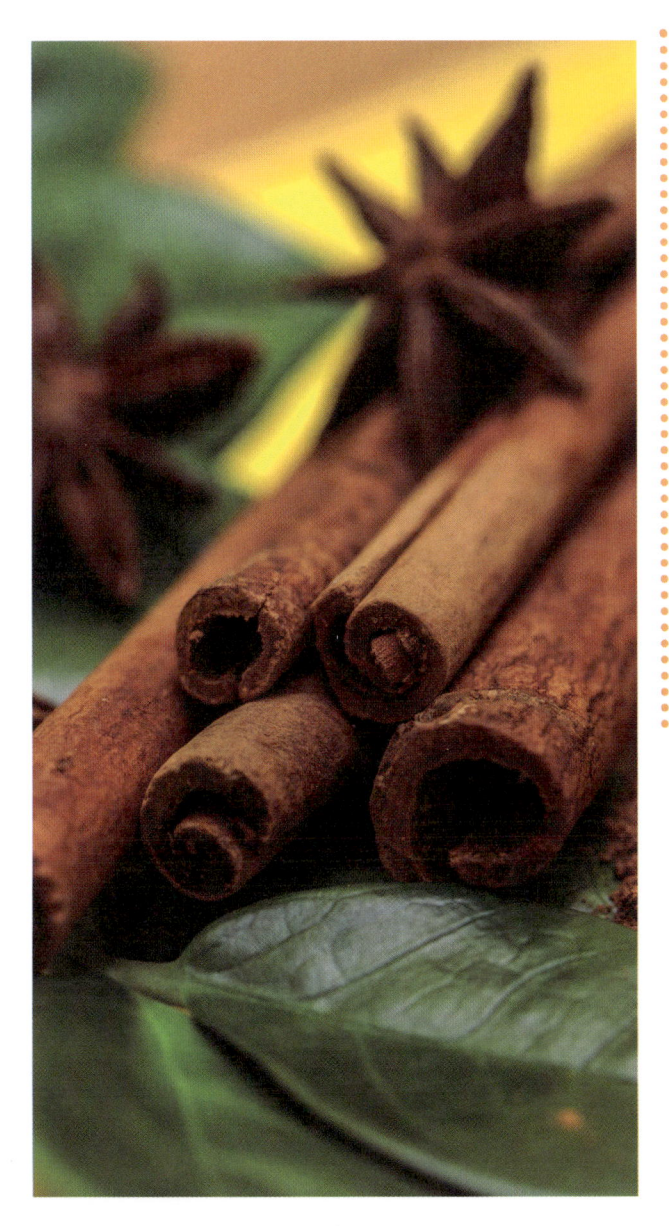

Afirma a vida

Do ponto de vista psicológico, o óleo de folha de canela fortalece e recupera a vitalidade, sendo indicado para esgotamento nervoso e fraqueza geral. Afirma a vida e ajuda a aliviar a depressão caracterizada pela letargia e falta de vitalidade. O óleo de folha de canela restaura a vontade de viver e inspira a coragem.

Muffins de fibra com canela

Estes muffins deliciosos estimulam a digestão preguiçosa.

Você vai precisar de:

- 2 ovos
- ¾ de xícara de açúcar mascavo
- 2 bananas esmagadas
- 1 ¼ xícara de leitelho
- 3 ½ xícaras de fibra de trigo ou aveia
- 2 colheres (sopa) de óleo de colza
- 1 colher (sopa) de essência de baunilha
- 4 gotas de óleo essencial de folha de canela
- 1 ¾ xícara de farinha de trigo integral
- 1 ½ xícara de farinha de trigo de uso geral
- 1 ½ colher (sopa) de fermento químico em pó
- ½ colher (sopa) de bicarbonato de sódio
- ½ colher (sopa) de canela moída
- 1 pitada de sal

1. Pré-aqueça o forno a 200°C. Unte uma forma para 12 *muffins* ou use forminhas de papel.
2. 2. Bata os ovos e o açúcar até que fiquem bem misturados. Mexendo, acrescente a banana, o leitelho, a fibra, o óleo, a essência de baunilha e o óleo de folha de canela.
3. Misture os demais ingredientes secos entre si, despeje-os na mistura de ovo e açúcar e mexa.
4. Usando uma colher, coloque a massa na forma de *muffins* e asse por 15 minutos, até ficarem firmes ao toque. Deixe esfriar numa grade de metal antes de comer.

ESPECIARIAS

CRAVO-DA-ÍNDIA

Syzygium aromaticum

Família botânica: Myrtaceae

O cravo-da-índia era um ingrediente tradicional das antigas fragrâncias egípcias e, em pequena quantidade, acrescenta aos perfumes uma nota harmonizadora, misteriosa e oriental.

MÉTODO DE EXTRAÇÃO: O óleo essencial de cravo-da-índia é destilado a água a partir dos botões das flores.

REGIÕES DE ORIGEM: Indonésia, Madagáscar, Filipinas, Tanzânia.

CARACTERÍSTICAS: O óleo de cravo-da-índia é amarelo-claro, pouco espesso e pinga facilmente do frasco.

DESCRIÇÃO DA FRAGRÂNCIA: O óleo de cravo-da-índia tem notas de topo frescas e frutadas e notas de fundo intensas, doces, quentes e picantes.

SEGURANÇA NO USO: Não use se tiver pele sensível ou muito sensível. Não empregue mais de 2 gotas no banho nem diluição superior a 1% nos óleos para massagens.

DESCRIÇÃO DA PLANTA

O cravo é uma árvore perenifólia longeva que chega a cerca de 12 m de altura. Tem o tronco liso e acinzentado e folhas verdes lustrosas que crescem aos pares. Quando começa a estação das chuvas, surgem botões compridos e rosados que se tornam flores vermelhas e perfumadas, com frutos roxos. Estes, depois de colhidos e secos, produzem o familiar cravo.

PERFIL DE MISTURA

Em quantidades bem pequenas, o óleo de cravo combina bem com a maioria dos óleos cítricos e florais e também com esclareia, louro, palmarosa, capim-limão, benjoim e sândalo.

USOS TRADICIONAIS

A árvore do cravo é natural das Ilhas Molucas e constituía uma parte importante do comércio de especiarias desse local. O cravo sempre teve alto valor comercial e o tem ainda hoje. Além do óleo essencial dos botões, há também o das folhas e dos galhos finos. Estes últimos, entretanto, contêm substâncias químicas num nível inseguro para aplicação tópica, e por isso não são usados em aromaterapia.

No decorrer de sua longa história, o cravo foi usado na forma de tintura para tratar sarna e pé de atleta e para tratar o cordão umbilical recém-cortado dos bebês. Um chá com cravo alivia problemas digestivos e também ajuda a expulsar parasitas intestinais.

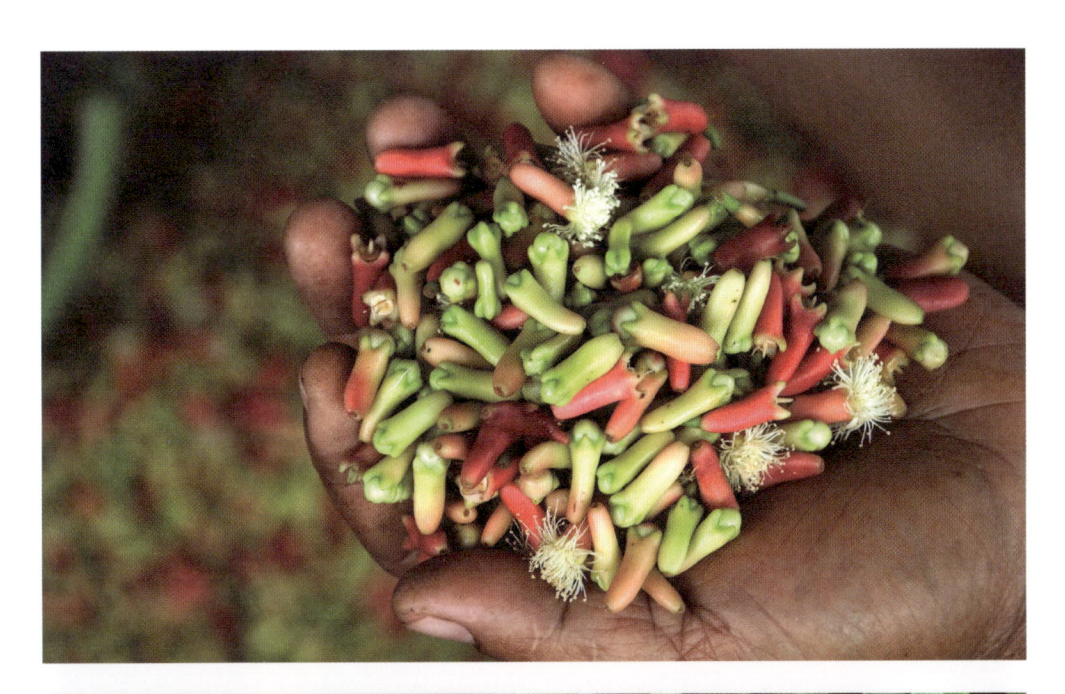

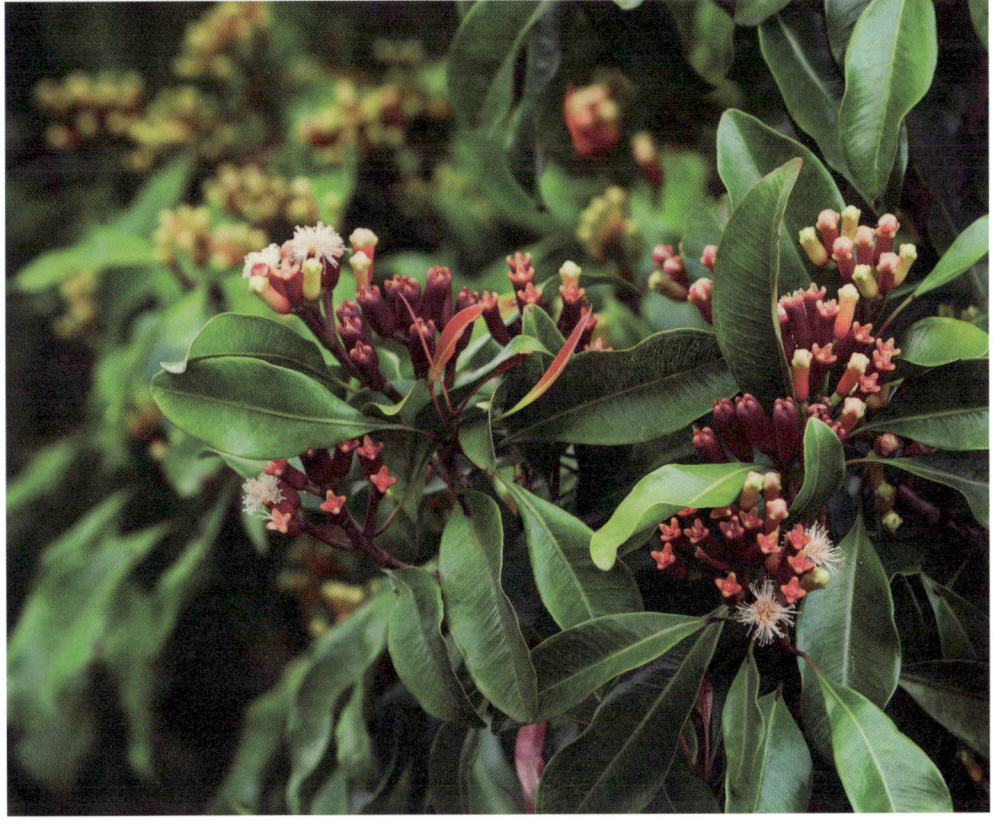

Além dos usos culinários do cravo, que são bem conhecidos, ele também é utilizado nos setores de perfumes e farmacêutico, inclusive para produtos dentários. Na medicina tradicional chinesa, é empregado para halitose, hérnia, diarreia e bronquite.

PROPRIEDADES TERAPÊUTICAS

Analgésico, antibactericida, antiespasmódico, antisséptico, carminativo, estimulante e estomáquico. *(Ver o glossário na p. 158.)*

Remédio para os dentes

O cravo sempre foi a primeira opção de tratamento para dores de dente. Duas gotas de óleo de cravo numa bolinha de algodão têm efeito anestésico sobre o dente dolorido e aliviam a dor durante algumas horas. Caso a dor seja causada pela queda de uma obturação, um pedacinho de algodão embebido em óleo de cravo e inserido na cavidade do dente terá o mesmo efeito analgésico e anestésico.

Antisséptico e analgésico

Por suas fortes propriedades antissépticas, o óleo de cravo é bom para prevenir resfriados e gripes; nesse caso, o melhor é difundi-lo num queimador. Sua força antisséptica também o torna útil para os mais diversos problemas – num tonificador de pele, por exemplo, para tratar acne, e em compressas sobre abcessos. Suas propriedades analgésicas o indicam em compressa fria sobre torceduras e distensões, para reduzir a dor. No geral, o óleo de cravo alivia a dor, reconforta e revitaliza.

Restaurador e estimulante

Uma pequena quantidade de óleo de cravo misturado num óleo para massagem pode ajudar a aliviar músculos rígidos e doloridos, dor reumática das articulações e nevralgia. Se você está com muito frio, duas gotas de óleo de cravo num banho de imersão o aquecerão e reconfortarão. O óleo de cravo-da-ínida funciona bem no trato digestório: ajuda a aliviar a flatulência, estimular a digestão e restaurar o apetite.

Do ponto de vista psicológico, o óleo de cravo-da-índia é tônico para a mente, as emoções e as energias sutis; restaura e ao mesmo tempo estimula.

Cidra quente com especiarias

Esta bebida quente e reconfortante é perfeita para noites úmidas e frias. O cravo e as demais especiarias ajudam a combater o frio. Se você não bebe álcool ou pretende servir a bebida a crianças, use suco de maçã ou cidra sem álcool.

Você vai precisar de:

- 2,5 l de cidra de maçã
- 2 xícaras de suco de laranja espremido na hora
- ½ xícara de suco de limão-siciliano espremido na hora
- 10 cravos
- 4 paus de canela
- 2,5 cm de gengibre picado
- 1 pitada de noz-moscada moída
- 4 gotas de óleo essencial de broto de cravo orgânico

1. Coloque a cidra e os sucos de laranja e limão numa panela grande em fogo baixo e mexa para misturar. Quando estiver quente a ponto de soltar fumaça, acrescente as especiarias e o óleo essencial de cravo.

2. Espere levantar fervura e deixe ferver em fogo brando por 10 minutos. Retire as especiarias inteiras e prove: acrescente açúcar se quiser. Sirva quente.

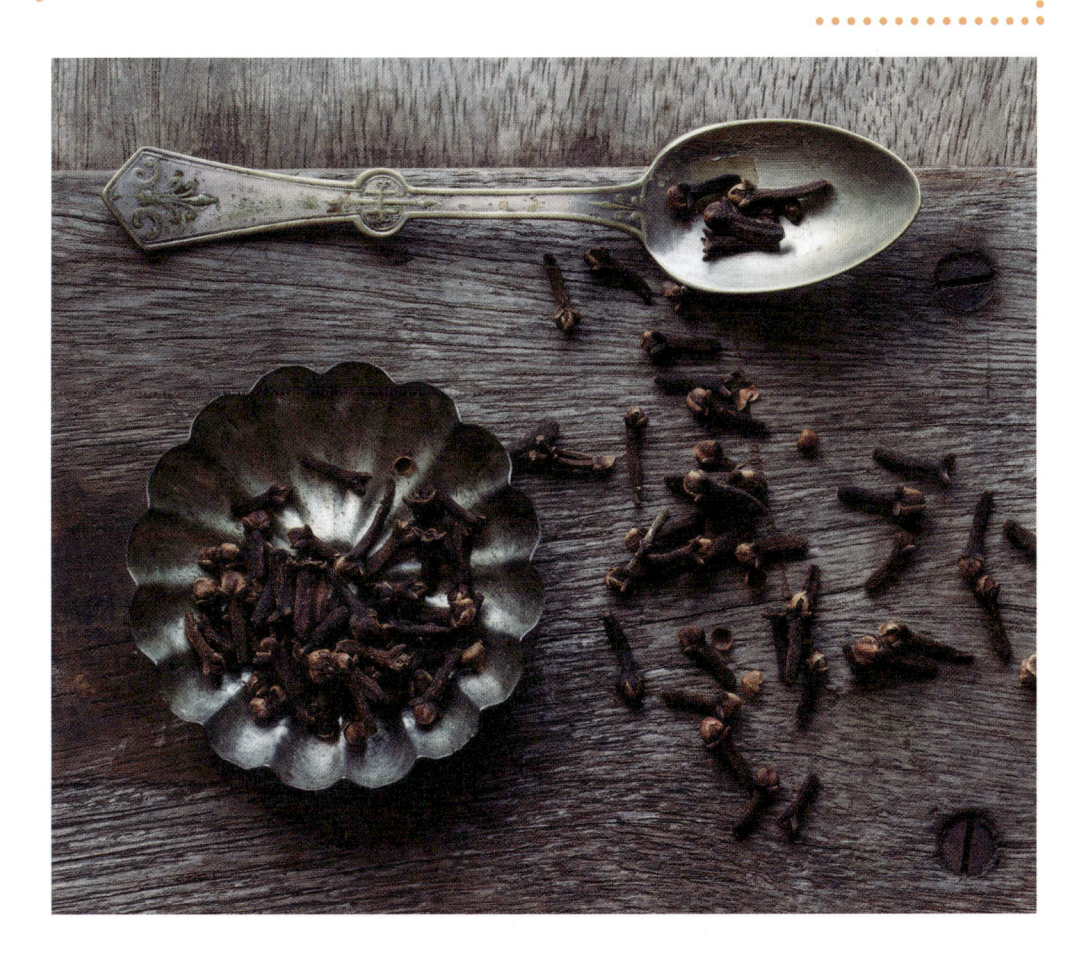

ESPECIARIAS

NOZ-MOSCADA

Myristica fragrans

Família botânica: Myristicaceae

O óleo de noz-moscada é bom em massagens para músculos e articulações doloridos, pois esquenta e tem efeito analgésico.

MÉTODO DE EXTRAÇÃO: O óleo essencial de noz-moscada é destilado a vapor ou a água a partir das nozes-moscadas secas, depois de os vermes terem comido todo o amido e a gordura.

REGIÕES DE ORIGEM: Granada, Indonésia, Sri Lanka, Índias Ocidentais.

CARACTERÍSTICAS: O óleo de noz-moscada é amarelo-claro ou transparente e é pouco espesso.

DESCRIÇÃO DA FRAGRÂNCIA: O óleo de noz-moscada tem notas de topo leves, pungentes e picantes, com notas de fundo intensas, doces, cálidas e amadeiradas.

SEGURANÇA NO USO: *Evite durante a gravidez. Use com moderação e não faça uso regular durante longos períodos.*

DESCRIÇÃO DA PLANTA
A noz-moscada é uma árvore aromática e perenifólia das florestas tropicais.

PERFIL DE MISTURA
O óleo de noz-moscada combina bem com outros óleos de especiarias e também com esclareia, tangerina, laranja-doce, gerânio, lavanda, rosa, jasmim, alecrim, capim-limão, limão e *petitgrain*.

USOS TRADICIONAIS
A noz-moscada tem uma longa história de uso culinário e também como remédio para males digestivos. É ainda usada extensamente nas indústrias alimentícia, de perfumaria e farmacêutica.

PROPRIEDADES TERAPÊUTICAS
Afrodisíaco, analgésico, antiespasmódico, antirreumático, antisséptico, carminativo, digestivo, emenagogo, estimulante, rubefaciente e tônico. *(Ver o glossário na p. 158.)*

Eufórico e reconfortante
Associado a óleos florais e cítricos, suas propriedades afrodisíacas tornam o óleo de noz-moscada útil em misturas para massagens sensuais entre amantes. Também pode aliviar má digestão, náuseas e diarreia. No geral, o óleo de noz-moscada é eufórico, reconfortante e revigorante.

Tônico para os nervos

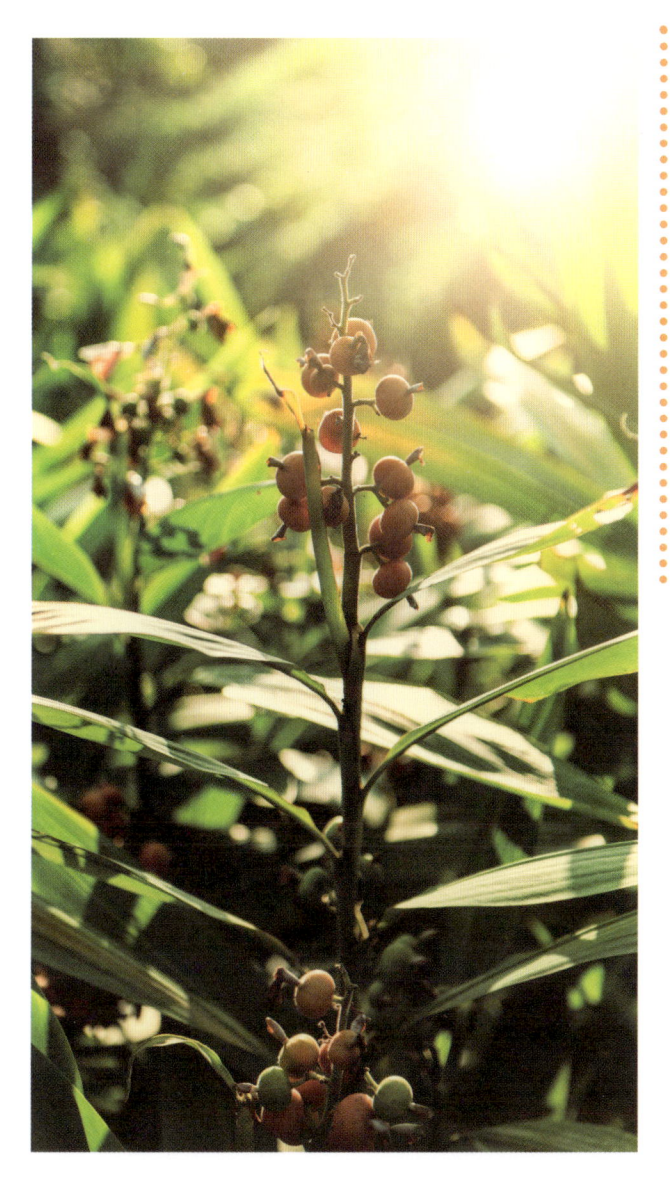

Do ponto de vista psicológico, o óleo de noz-moscada é um revigorante tônico para os nervos, aliviando a fadiga crônica, a fraqueza, a ansiedade e a depressão e reconfortando os que sentem que chegaram ao fundo do poço. É útil na meditação para aqueles que estão fisicamente cansados e com sono ou cansados de viver.

Arroz-doce de forno com noz-moscada

O arroz-doce é nutritivo e de fácil digestão. A noz-moscada ralada na hora acrescenta-lhe um sabor exótico.

Você vai precisar de:

- 3 colheres (sopa) de manteiga
- ½ xícara de arroz glutinoso
- ½ xícara de açúcar de confeiteiro
- 1 l de leite integral
- 2/3 xícara de creme de leite de baixo teor de gordura
- 1 pitada de sal
- 1 colher (sopa) de essência de baunilha
- noz-moscada recém-ralada

1. Pré-aqueça o forno a 140°C. Derreta a manteiga numa panela em fogo médio, acrescente o arroz e mexa bem.
2. Depois de 5 minutos, acrescente o açúcar e continue mexendo até ele se dissolver. O arroz deve começar a inchar e a ficar pegajoso.
3. Acrescente o leite, aumente o fogo e mexa continuamente até que a mistura comece a ferver.
4. Abaixe o fogo, acrescente o creme de leite e a essência de baunilha e mexa bem.
5. Despeje tudo numa grande caçarola refratária, rale bastante noz-moscada fresca em cima da mistura e deixe assar por 1 hora.

GRAMÍNEAS E FOLHAS

PETITGRAIN

Citrus aurantium

Família botânica: Rutaceae

O óleo de *petitgrain* é um ingrediente tradicional da água de colônia e integra muitos outros perfumes. Também é usado para perfumar sabonetes.

MÉTODO DE EXTRAÇÃO: O óleo de *petitgrain* é destilado a vapor a partir das folhas e, às vezes, também dos galhinhos menores (caso em que se produz um óleo inferior).

REGIÕES DE ORIGEM: Argélia, França, Haiti, Itália, Paraguai.

CARACTERÍSTICAS: O óleo de *petitgrain* é amarelo-claro, pouco espesso e pinga facilmente do frasco. Partilha muitas qualidades terapêuticas do óleo de néroli e tem aroma parecido, embora menos refinado.

DESCRIÇÃO DA FRAGRÂNCIA: O óleo de *petitgrain* tem notas de topo frescas, doces, florais e cítricas com notas de fundo leves, amadeiradas e herbáceas.

SEGURANÇA NO USO: O óleo essencial de petitgrain é seguro e fácil de usar.

DESCRIÇÃO DA PLANTA

O óleo de *petitgrain* vem da laranjeira-amarga, também chamada laranjeira-de-sevilha. Trata-se de uma árvore perenifólia nativa do sudeste asiático mas hoje cultivada principalmente nos países mediterrâneos. Tem folhas verde-escuras e flores brancas e perfumadas.

PERFIL DE MISTURA

O óleo de *petitgrain* combina bem com a maioria dos óleos florais e cítricos e também com os de alecrim, tomilho, esclareia, pimenta-do-reino, gengibre, benjoim, *patchouli*, palmarosa e cardamomo.

USOS TRADICIONAIS

A palavra *petitgrain* vem do francês e significa "sementinha". O óleo francês, chamado *petitgrain bigarade*, é muito melhor que o paraguaio, que tem odor mais forte, mas menos refinado.

PROPRIEDADES TERAPÊUTICAS

Antibactericida, antiespasmódico, anti-infeccioso, anti-inflamatório, antisséptico, desodorante, digestivo, estomáquico, nervino e sedativo. (Ver o glossário na p. 158.)

Equilibra e refresca

As propriedades refrescantes do óleo de *petitgrain* são muito empregadas em produtos para pele e cabelos, em especial para acne infectada ou severa e para ajudar a equilibrar a pele e cabelos oleosos. O *petitgrain* ajuda a limpar manchas

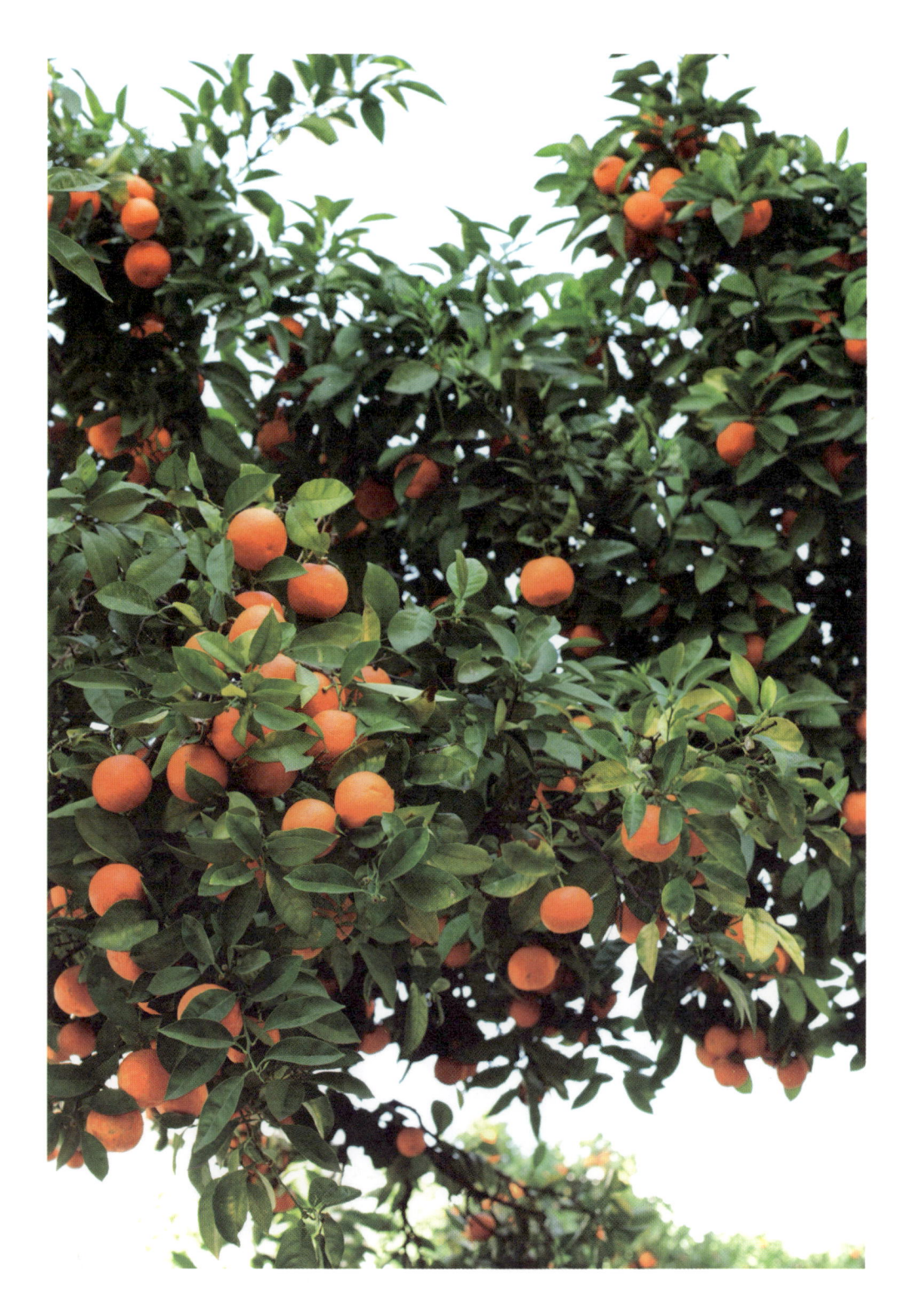

de pele e a reduzir a produção de secreção sebácea, sendo particularmente bom para tratamentos faciais quando misturado com gerânio. No geral, o óleo de *petitgrain* relaxa, equilibra e refresca.

É recomendado para tensão nervosa e ansiedade e, para esses fins, é ainda mais eficaz quando misturado com néroli. Também é indicado para dores reumáticas causadas ou agravadas por tensão nervosa. O óleo de *petitgrain* tem ação semelhante à do de néroli em muitos remédios terapêuticos, mas é menos eficaz, embora seja bem mais barato.

Promove o sono
Acrescentado num banho noturno de imersão – talvez em associação com camomila-romana, manjerona ou lavanda –, o óleo de *petitgrain* ajuda a prevenir a insônia, em especial para quem está triste ou solitário. Pode ser usado em misturas para massagens, tanto tópicas quanto de corpo inteiro, para tratar a dispepsia e auxiliar a digestão. Num creme para ser passado no peito, em associação com niauli, pinho e olíbano, o óleo de *petitgrain* também é bom para infecções respiratórias.

Calmante e meditativo
Do ponto de vista psicológico, o óleo de *petitgrain* revitaliza, equilibra e nutre, afastando as emoções perturbadas. É sedativo e ajuda a acalmar a mente inquieta. Numa mistura para meditação, é bom para ajudar você a entrar em contato com a mente racional e intelectual. Seu aroma suave, delicado e leve é útil na convalescença, sobretudo naqueles casos em que uma fragrância mais forte poderia provocar mal-estar.

Misturas holísticas de *petitgrain*

Esta receita holística com petitgrain se chama "reunificar o todo", o que significa que faz uso de outros óleos essenciais originados da laranjeira. Inclui, assim, os óleos de laranja-doce ou laranja-azeda (do fruto) e o de néroli, das flores. A combinação desses três óleos essenciais da mesma planta representa mais que a soma de suas partes. Na aromaterapia, isso se chama sinergia: quando se criam misturas de óleos essenciais relacionados ou unidos por uma certa afinidade e o efeito é mais poderoso do que logicamente se poderia esperar dessa combinação dos ingredientes. O conceito de sinergia faz parte do lado mágico e espiritual da aromaterapia.

As bases são encontradas em lojas de produtos naturais. Não têm perfume nem cor e você pode usá-las para fazer suas próprias misturas. Cuide para que os óleos essenciais estejam bem misturados com as bases.

Você vai precisar de:

- 3 gotas de óleo essencial de *petitgrain*
- 3 gotas de óleo essencial de laranja-doce ou laranja-azeda
- 2 gotas de óleo essencial de néroli

Para fazer uma loção para o corpo: misture essa combinação de gotas de óleos essenciais em 4 colheres (sopa) de base para loção, num frasco de vidro escuro de 25 ml.

Para fazer um creme para as mãos: misture essa combinação de gotas de óleos essenciais em 4 colheres (sopa) de base para creme, num frasco de vidro escuro de 25 ml. Depois, acrescente 1 colher (sopa) de manteiga de karité derretida.

Para fazer um óleo de banho (para dois banhos): misture essa combinação de gotas de óleos essenciais em 2 colheres (sopa) de base dispersante para banho, num frasco de vidro de 10 ml.

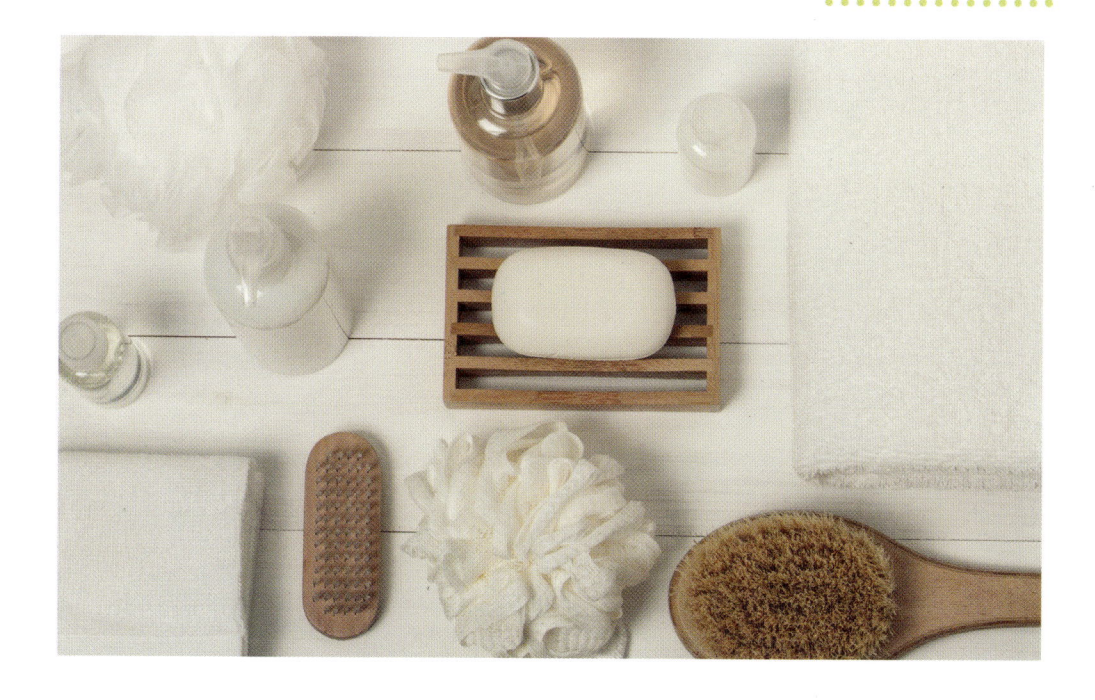

Gramineas e Folhas

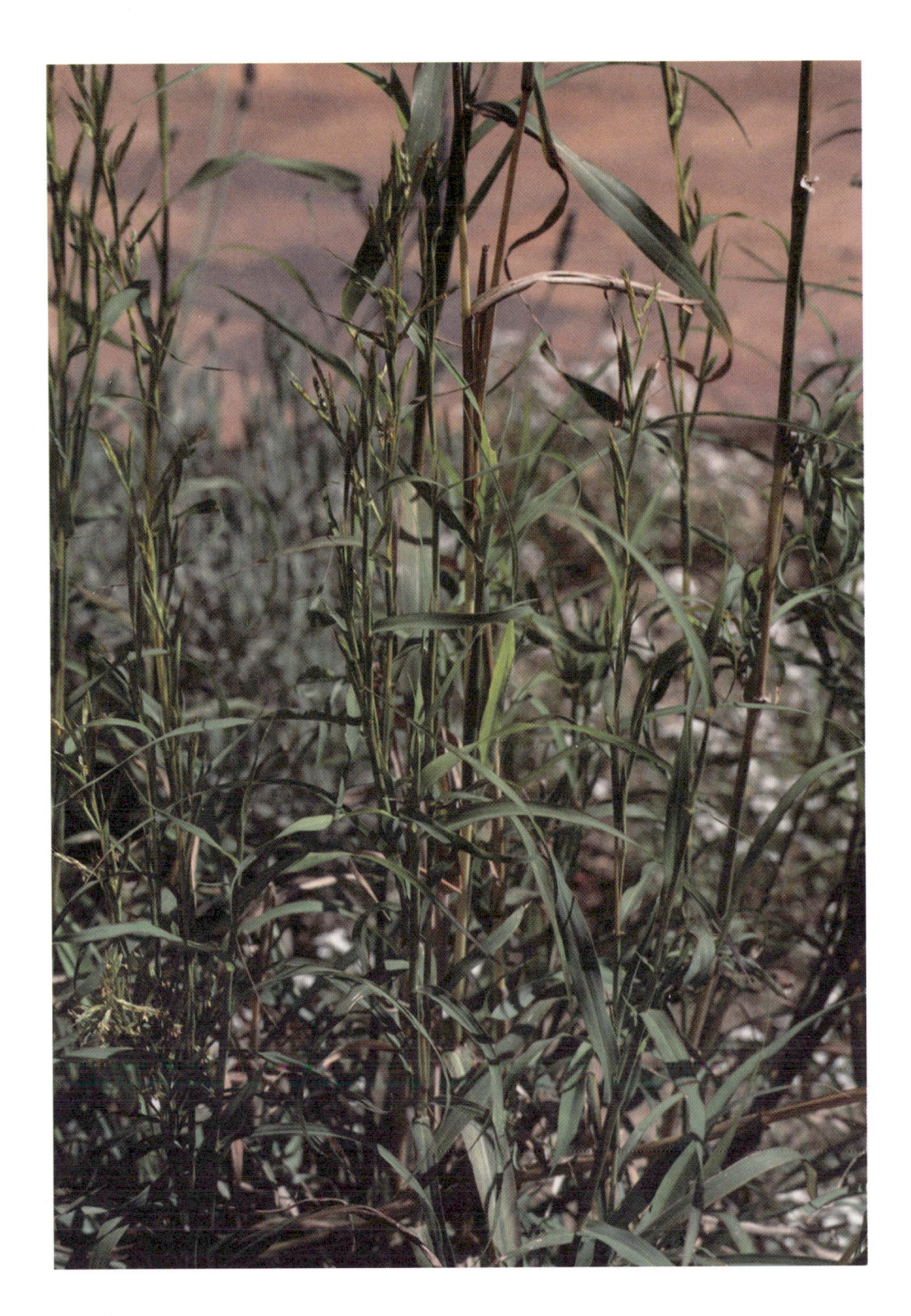

GRAMÍNEAS E FOLHAS

PALMAROSA

Cymbopogon martini

Família botânica:
Poaceae (Gramineae)

O óleo de palmarosa é muito usado nos perfumes e cosméticos modernos, particularmente em sabonetes, em razão de sua fragrância deliciosa e de suas propriedades benéficas para a pele.

MÉTODO DE EXTRAÇÃO: O óleo de palmarosa é destilado a vapor a partir das folhas da planta fresca ou seca. As folhas mais velhas contêm uma quantidade maior de óleo que as mais novas.

REGIÕES DE ORIGEM: África, Brasil, Ilhas Comores, Índia, Java, Paquistão, Ilhas Seychelles, Sudeste Asiático.

CARACTERÍSTICAS: O óleo de palmarosa é amarelo-claro ou verde-oliva, pouco espesso, e pinga facilmente do frasco.

DESCRIÇÃO DA FRAGRÂNCIA: O óleo de palmarosa tem notas de topo doces, leves e florais, com notas de fundo sutis de limão-siciliano, relva, gerânio-rosa. Tem uma fragrância complexa que varia de acordo com o local onde cresce.

SEGURANÇA NO USO: O óleo de palma-rosa é de uso seguro e não tem contraindicações.

DESCRIÇÃO DA PLANTA

A palmarosa é parente próxima do capim-limão e da citronela, e os três óleos são usados em aromaterapia. Apesar de sua semelhança, cada uma dessas plantas produz um óleo essencial muito diferente, com propriedades terapêuticas exclusivas. A palmarosa é uma gramínea perene e muito aromática, com caules rígidos e eretos, amarelo-esverdeados; suas folhas compridas e estreitas são de um verde mais claro que o dos caules. Pode alcançar 2,5 m de altura quando cresce livremente. Na Índia, a palmarosa é chamada *russa*, *rohisha* ou *rosha*.

PERFIL DE MISTURA

O óleo de palmarosa combina bem com os óleos cítricos e também com os de manjericão, cedro-do-atlas, erva-doce, olíbano, rosa, gerânio, lavanda, capim-limão, néroli, pinho e ilangue-ilangue.

USOS TRADICIONAIS

Há milhares de anos que a palmarosa é usada na medicina e como repelente de insetos. Na Índia, as folhas frescas eram esmagadas e postas na água do banho para tranquilizar a mente cansada e aliviar as dores do corpo. Era também usada em emplastros para aliviar dores lombares, ciática, reumatismo e nevralgia. O óleo essencial de palmarosa ainda é usado com os mesmos fins. Na medicina ayurvédica da Índia, faz-se uma decocção com as folhas e raízes da gramínea para tratar bronquite, tosse e outros transtornos respiratórios, e também para aliviar colite, dispepsia, febres e icterícia. Por muitos anos, a palmarosa foi usada para aromatizar tabaco.

PROPRIEDADES TERAPÊUTICAS
Antifúngico, antisséptico, antiviral, bactericida, cicatrizante, citofilático, digestivo, febrífugo e tônico. *(Ver o glossário na p. 158.)*

Útil na convalescença
O óleo de palmarosa tem poderosa ação antimicrobiana, considerada por alguns ainda mais poderosa que a do de *tea tree*, e suas propriedades antifúngicas ajudam a tratar pé de atleta e outras infecções causadas por fungos. O óleo de palmarosa é um bom estimulante da digestão e é recomendado em massagens tópicas e banhos para digestão lenta e perda de apetite. Também é tradicionalmente usado para combater infecções digestivas, e é útil durante a convalescença.

Usado em misturas para massagens, o óleo de palmarosa alivia a dor associada a artrite e reumatismo e dores musculares em geral, além de cólicas menstruais e problemas gástricos. Em razão de suas propriedades ao mesmo tempo tranquilizantes e revigorantes, é útil no tratamento de problemas emocionais como ansiedade, esgotamento nervoso e estresse. É especialmente eficaz quando misturado com os óleos de lavanda, vetiver e rosa.

Equilibra e hidrata
O óleo de palmarosa é muito usado em preparados para a pele em razão de sua fragrância deliciosa e das propriedades de hidratar e equilibrar a produção de secreção sebácea. Também ajuda a regenerar as células epiteliais, mantendo a pele sempre nova e radiante. É adequado para todos os tipos de pele, mas especialmente bom para pele seca, envelhecida e danificada. É útil, por isso, como ingrediente em cremes para o rosto, loções e cremes para o corpo e cremes para a mão, além de produtos esfoliantes para o rosto. Também é eficaz no combate à acne e no alívio da psoríase, do eczema e da dermatite. No geral, o óleo de palmarosa equilibra, refresca e acalma.

Do ponto de vista psicológico o óleo de palmarosa é revigorante e reconfortante, sendo útil para todos os tipos de estresse, tensão, ansiedade e inquietude, especialmente quando essas emoções provocam sensações de vulnerabilidade, solidão e insegurança.

Creme de limpeza e hidratação para o rosto

Este creme de limpeza, que faz espuma, é perfumado com óleos de palmarosa e lavanda, ambos os quais eram tradicionalmente usados para a limpeza da pele. Deixa o rosto limpo, hidratado e radiante.

Você vai precisar de:

- 1 xícara de base para banho de espuma
- 1 colher (sopa) de óleo de amêndoas
- 3 gotas de óleo essencial de palmarosa
- 3 gotas de óleo essencial de lavanda
- ½-1 colher (sopa) de argila Rhassoul (ou argila verde ou cor-de-rosa)

1. Coloque a base para banho de espuma numa vasilha e bata com um *mixer* até duplicar de tamanho.
2. Acrescente os óleos de palmarosa e lavanda ao óleo de amêndoa, despeje tudo na vasilha e bata até incorporar.
3. Misture a argila com uma colher até que a mistura pareça homogênea. Com a mesma colher, coloque num frasco. Coloque um rótulo no frasco.
4. Esfregue um pouco do creme em sua pele molhada – ele fará espuma como se fosse um sabonete – e depois enxágue com água. Sua pele estará profundamente limpa e terá o aspecto bonito e hidratado.

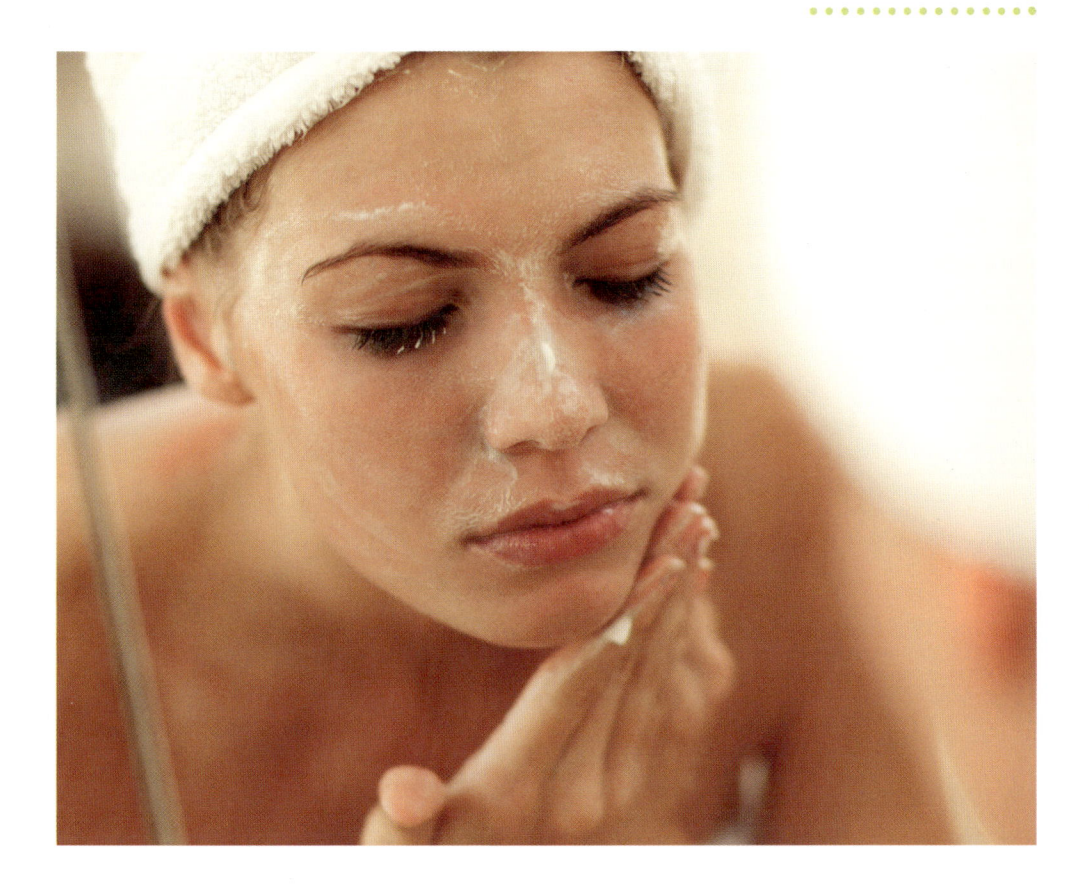

GRAMÍNEAS E FOLHAS

PATCHOULI

Pogostemom cablin

*Família botânica:
Lamiaceae (Labiatae)*

Do ponto de vista psicológico, o *patchouli* é calmante, estabilizante e levemente hipnótico. É excelente para reduzir o estresse e aliviar a ansiedade e a depressão.

MÉTODO DE EXTRAÇÃO: O óleo essencial de *patchouli* é destilado a vapor a partir das folhas secas e fermentadas.

REGIÕES DE ORIGEM: China, Índia, Indonésia, Malásia, Ilhas Maurício, Filipinas, África Ocidental, Índias Ocidentais, Vietnã.

CARACTERÍSTICAS: O óleo de *patchouli* é laranja-escuro ou castanho, levemente viscoso, e pinga facilmente do frasco.

DESCRIÇÃO DA FRAGRÂNCIA: O óleo de *patchouli* tem notas de topo cálidas, ricas, doces, picantes e amadeiradas, com notas de fundo terrosas, herbáceas, almiscaradas e balsâmicas. A fragrância desse óleo essencial é extremamente resistente e melhora com a idade.

SEGURANÇA NO USO: O óleo de patchouli *é de uso seguro.*

DESCRIÇÃO DA PLANTA

O *patchouli* é um arbusto aromático perene que alcança 1 m de altura na maturidade. Tem folhas verdes grandes e aveludadas e flores branco-rosadas, com as extremidades roxas.

PERFIL DE MISTURA

O óleo de *patchouli* combina bem com os de lavanda, vetiver, sândalo, cedro-do-atlas, rosa, néroli, jasmim, ilangue-ilangue, limão-siciliano, bergamota, laranja-doce, limão comum, tangerina, *grapefruit*, gerânio, mirra, olíbano e esclareia.

USOS TRADICIONAIS

O *patchouli* é usado em toda a Ásia como incenso, para repelir insetos, como perfume para o corpo e as roupas e cerimonialmente em templos. Na Índia, era usado para perfumar tecidos; na Arábia, para perfumar tapetes; e na China antiga para produzir um nanquim perfumado. No século XIX, quando tecidos e roupas começaram a ser exportados para a Europa em grandes quantidades, folhas de *patchouli* secas e quebradas eram colocados entre as camadas de tecido. Embora o objetivo fosse repelir insetos, a fragrância se tornou popular. Essa popularidade atingiu o auge entre os *hippies* dos anos 1960.

Na medicina tradicional chinesa, o *patchouli* é usado às vezes para tratar resfriados, dores de cabeça, náuseas, vômitos e dores abdominais. No mais, encontra extenso uso nos setores de perfumaria e cosméticos.

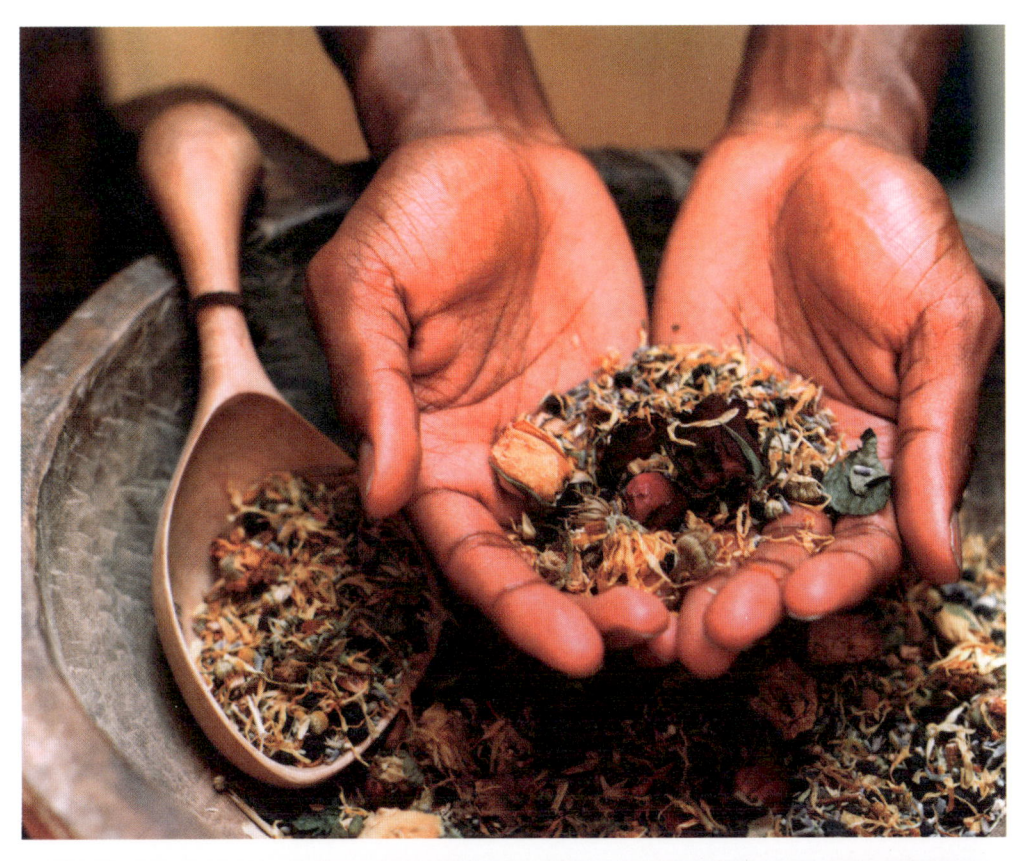

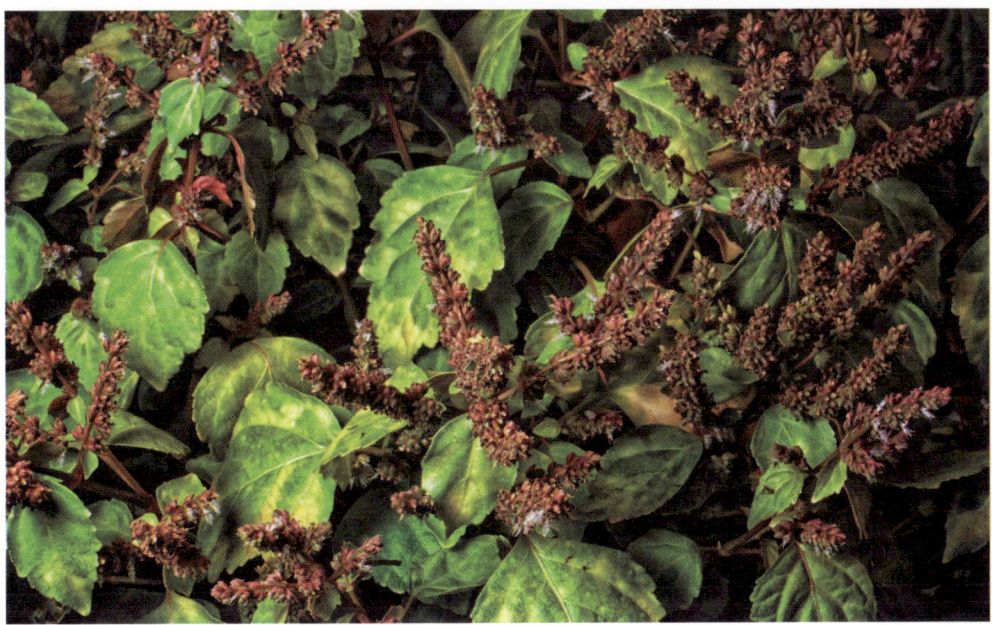

PROPRIEDADES TERAPÊUTICAS

Adstringente, afrodisíaco, antidepressivo, antiflogístico, anti-inflamatório, antimicrobiano, antisséptico, antitóxico, cicatrizante, citofilático, desodorante, diurético, febrífugo, fungicida, inseticida e sedativo. *(Ver o glossário na p. 158.)*

Qualidades afrodisíacas

O *patchouli* é um poderoso afrodisíaco e acrescenta aos perfumes uma nota sensual, erótica e oriental. No entanto, nem todos gostam de seu aroma característico; para quem não gosta, ele definitivamente não é afrodisíaco! No geral, o óleo de *patchouli* é relaxante, revigorante e sensual.

Hidratante e refrescante

Excelente em produtos para os cuidados da pele, o óleo de *patchouli* é regenerador, hidratante e refrescante: cura inflamações, dermatites, feridas, eczema e outros problemas de pele. É particularmente adequado para peles maduras e oleosas e estimula a regeneração das células epiteliais. Costuma ser incluído em cremes antienvelhecimento para o rosto. Associado ao óleo de germe de trigo, ajuda a reduzir a visibilidade de cicatrizes. Também constitui um excelente acréscimo às bases para xampu e condicionador; ajuda a diminuir a caspa e a coceira no couro cabeludo.

O *patchouli* é bom em misturas para massagens e ajuda as pessoas excessivamente intelectuais, colocando-as em contato com sua natureza terrena e sensual. Ancora os que se perdem em devaneios e, na meditação, é bom para acalmar o excesso de pensamentos e aquietar a mente.

Pot-pourri

Esta receita incorpora o patchouli *numa mistura tradicional para perfumar ambientes e afastar insetos. A tenacidade de seu aroma dá durabilidade ao* pot-pourri, *o qual, feito com ingredientes naturais, evita as substâncias químicas dos aromatizadores de ambientes comerciais, já identificados como alérgenos em potencial.*

Se o cheiro de patchouli *for forte demais para você, use uma mistura que inclua outros óleos essenciais mais leves, como, por exemplo, 1 gotas de óleo essencial de* patchouli, *2 gotas de óleo essencial de lavanda, 2 gotas de óleo essencial de tangerina e 2 gotas de óleo essencial de gerânio.*

Você vai precisar de:

- 1 punhado de botões ou pétalas de rosa secos, botões de lavanda, calêndulas, folhas de louro, ramos de alecrim ou folhas de eucalipto (ou outra mistura de ervas e flores secas)
- 8 a 10 gotas de óleo essencial de *patchouli*

1. Crie sua mistura de ervas e flores secas e coloque-a numa pequena vasilha ornamental.
2. Pingue o óleo de *patchouli* (e os outros, se estiver usando uma mistura) e, com uma colher, misture-o nas flores e ervas.

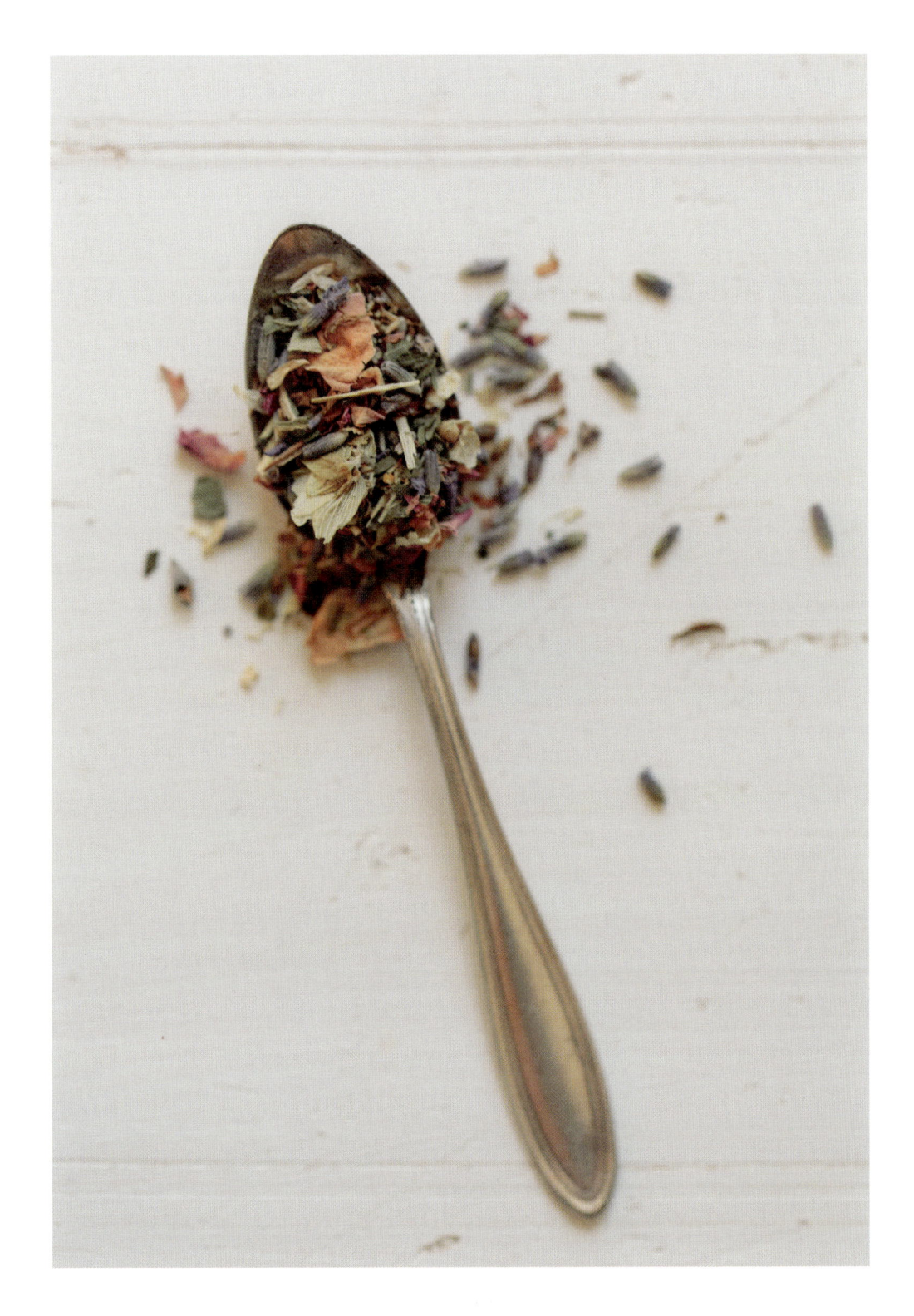

GRAMÍNEAS E FOLHAS

CAPIM-LIMÃO

Cymbopogon citratus, Cymbopogon flexuosus

Família botânica:
Poaceae (Gramineae)

O capim-limão é um excelente desodorante, sendo adequado, por isso, para limpar e refrescar o ar quando usado num queimador.

MÉTODO DE EXTRAÇÃO: O óleo essencial é destilado a vapor a partir das folhas picadas e frescas ou parcialmente secas.

REGIÕES DE ORIGEM: África, Argentina, Brasil, Birmânia, Ilhas Comores, Guatemala, Honduras, Índia, Madagáscar, Malásia, Sri Lanka, Tailândia, Vietnã.

CARACTERÍSTICAS: O óleo de capim-limão é amarelo ou cor de âmbar, levemente viscoso, e pinga facilmente do frasco.

DESCRIÇÃO DA FRAGRÂNCIA: O óleo de capim-limão tem notas de topo pungentes, frescas, de sorvete de limão-siciliano ou parecidas com o feno, com notas de fundo terrosas, de capim verde e de limão-siciliano.

SEGURANÇA NO USO: Não use em peles sensíveis. Use no máximo 3 gotas no banho e em diluição máxima de 2% nos óleos para massagem.

DESCRIÇÃO DA PLANTA

Há dois tipos de capim-limão: o *Cymbopogon citratus*, da América, e o *Cymbopogon flexuosus*, do Oriente. A planta é uma gramínea alta, aromática, perene, de crescimento rápido, e raramente dá flores. As duas variedades são espécies diferentes, mas têm propriedades semelhantes.

PERFIL DE MISTURA

O óleo de capim-limão combina bem com a maioria dos óleos cítricos e florais e também com manjerona, pimenta-do-reino, alecrim, esclareia, cardamomo e gengibre.

USOS TRADICIONAIS

O capim-limão sempre foi usado para dar sabor aos alimentos; suas folhas eram esmagadas na água e aplicadas no cabelo e na pele. Na medicina popular indiana, era usado contra doenças infecciosas e para abaixar a febre. O óleo essencial é empregado na produção do citral, um componente natural da erva, o qual é usado na produção de perfumes, aromatizantes e produtos farmacêuticos. O capim-limão ocidental é usado na medicina tradicional chinesa.

PROPRIEDADES TERAPÊUTICAS

Adstringente, analgésico, antibactericida, antidepressivo, antimicrobiano, antisséptico, bactericida, carminativo, desodorante, febrífugo, fungicida, inseticida, nervino, sedativo, tônico e tonificador. *(Ver o glossário na p. 158.)*

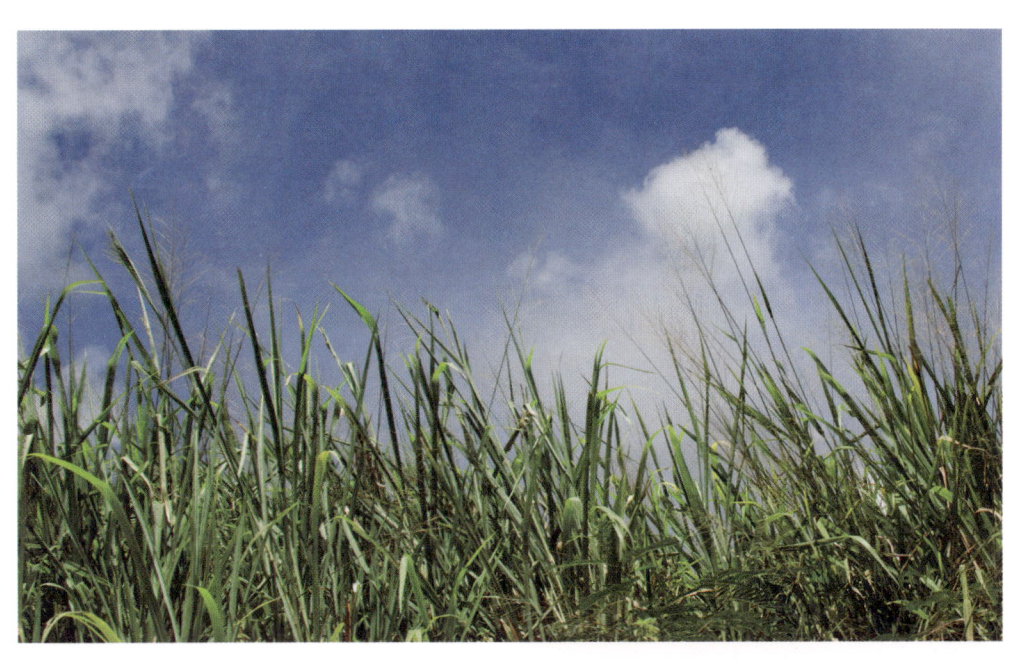

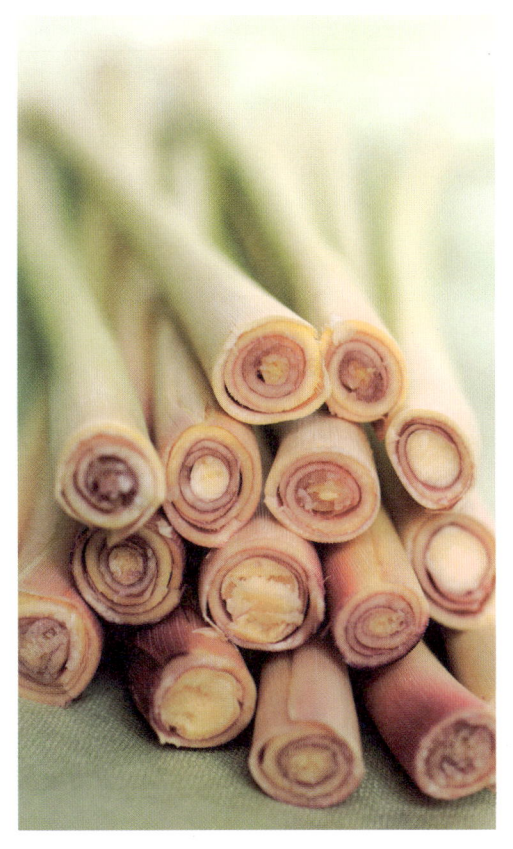

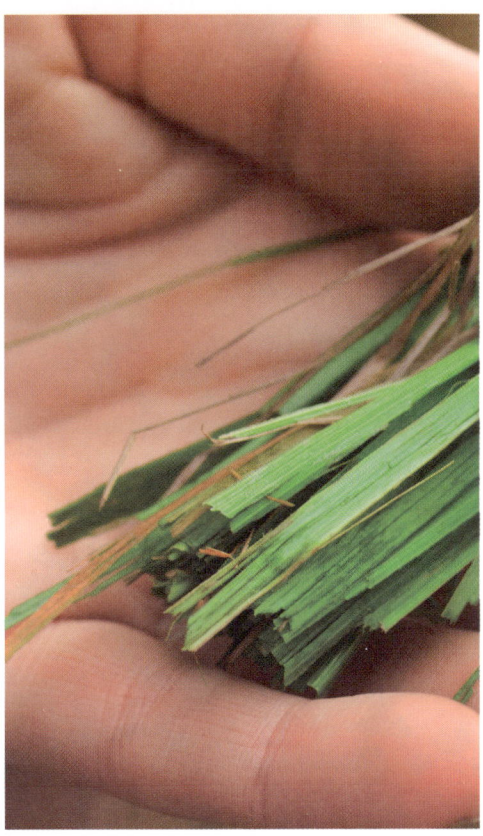

Capim-Limão

Tonifica o tecido conjuntivo

O óleo de capim-limão é considerado o melhor de todos para o tecido conjuntivo, pois o tonifica, além de tonificar a pele. Por isso, é útil em massagens e compressas aplicada as lesões provocadas pela prática esportiva, pelo excesso de esforço no treino ou na academia, para torceduras e distensões em geral e também depois de um regime, quando o tecido conjuntivo e a pele perdem tônus. No geral, o óleo de capim-limão resfria, refresca e estimula.

Um poderoso antisséptico

O óleo de capim-limão é bom para a pele, pois sua ação tonificadora fecha os poros e reequilibra glândulas sebáceas hiperativas. Por isso, é útil no tratamento da pele oleosa e para reduzir e eliminar pintas e acne. É um poderoso antisséptico; por isso, e também por suas propriedades antivirais e antifúngicas, é útil para tratar pé de atleta e outras infecções por fungos e bactérias. Acrescentado a uma base para xampu ou condicionador, estimula os folículos capilares e, assim, promove o crescimento e estimula o ressurgimento dos cabelos.

Alivia dores de cabeça

O óleo de capim-limão alivia dores de cabeça, mas deve ser diluído de modo adequado antes de ser aplicado às têmporas; é particularmente bom quando associado ao de lavanda. Também é eficaz para estimular o sistema digestório e é recomendado para colite, indigestão e gastroenterite.

Do ponto de vista psicológico, o óleo de capim-limão é revigorante e energético. É especialmente bom para dar ânimo pela manhã: umas poucas gotas no *box* do banheiro se vaporizam com a água quente e o vapor, envolvendo você numa energia perfumada. É útil para a concentração e a clareza de pensamento, de modo que, difundido num queimador, auxilia o estudo e a meditação.

Chá de capim-limão com gengibre

O capim-limão é um tônico benéfico do sistema digestório quando bebido em infusão; esse chá também ajuda a eliminar as toxinas. Esta tisana fácil de fazer é útil para quem está de dieta, fazendo desintoxicação ou simplesmente quer submeter o organismo a uma purificação matinal.

Você vai precisar de:

- 1 bulbo de capim-limão
- 1 pedaço de gengibre de 2,5 cm
- mel para adoçar, se quiser
- 1 xícara de água fervente

1. Lave, pique e amasse o capim-limão e o gengibre para liberar os óleos essenciais e outros nutrientes.
2. Coloque-os numa panela e acrescente a água fervente.
3. Espere ferver de novo, abaixe o fogo e deixe ferver em fogo bem baixo por 10 minutos.
4. Coe numa caneca, prove e, se quiser, acrescente um pouquinho de mel para adoçar.

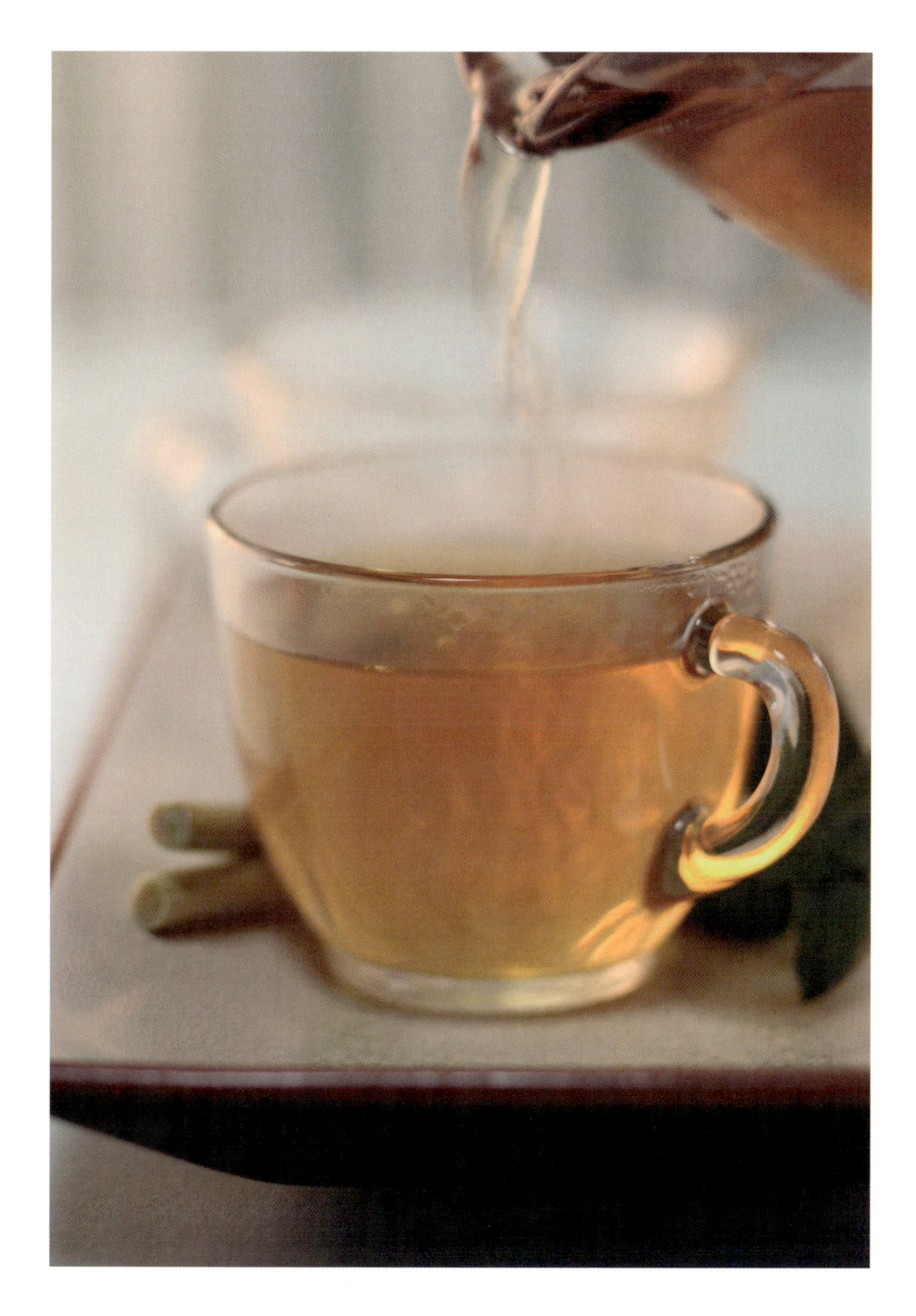

Capim-Limão

Gramineas e Folhas

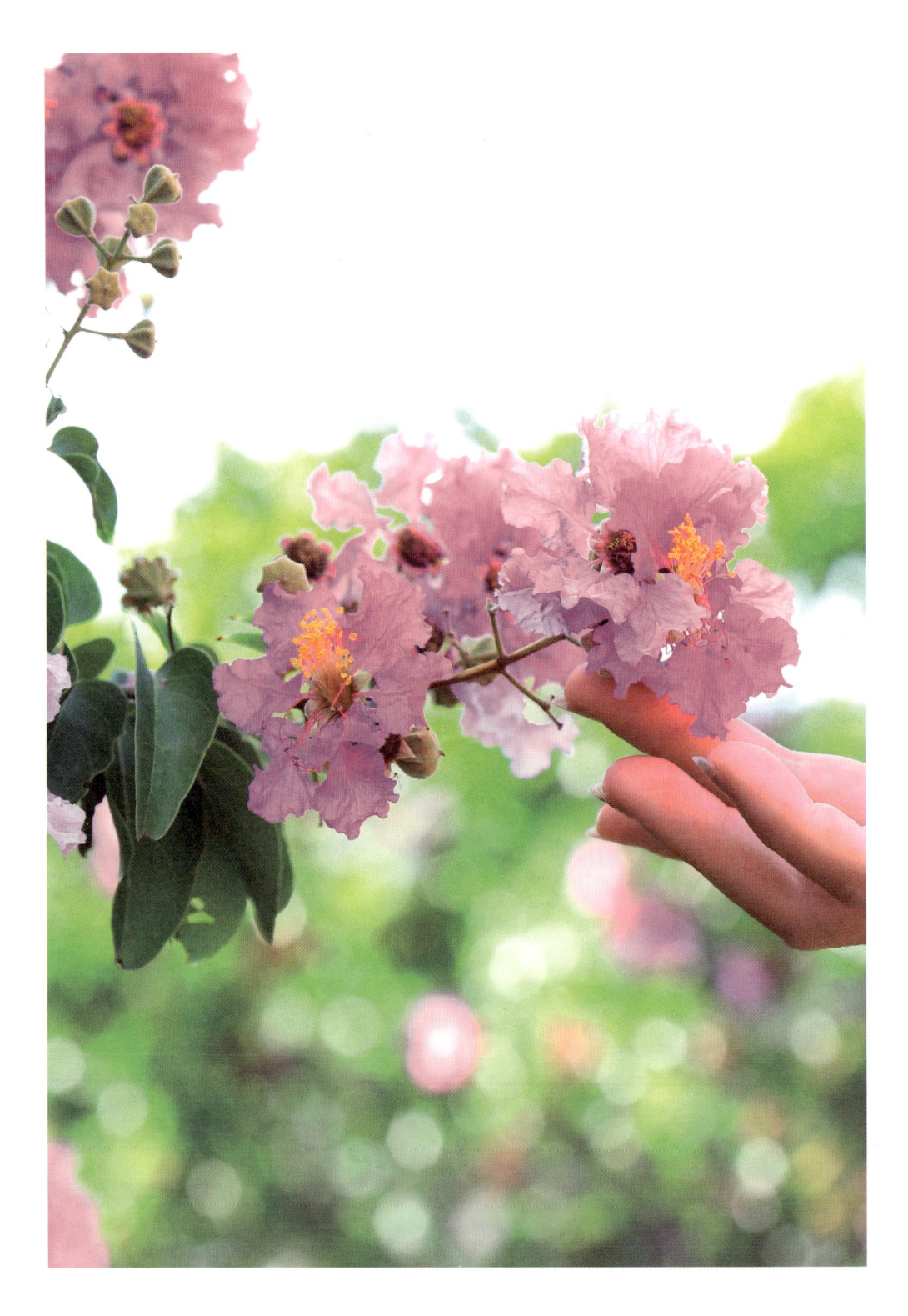

GRAMÍNEAS E FOLHAS

MURTA

Myrtus communis

Família botânica: Myrtaceae

O óleo de murta é um dos melhores para problemas infantis, pois é levemente sedativo e tem ação suave, além de uma fragrância agradável.

MÉTODO DE EXTRAÇÃO: O óleo essencial de murta é destilado a vapor a partir das folhas e dos galhinhos menores; às vezes se incluem também as flores.

REGIÕES DE ORIGEM: Córsega, França, Itália, Marrocos, Espanha, Tunísia.

CARACTERÍSTICAS: O óleo essencial de murta é amarelo-claro, alaranjado ou esverdeado, pouco espesso, e pinga facilmente do frasco.

DESCRIÇÃO DA FRAGRÂNCIA: O óleo de murta tem notas de topo quentes, frescas, picantes e canforadas, com notas de fundo florais, herbáceas e amadeiradas. Sua fragrância é semelhante à do de eucalipto, mas mais suave.

SEGURANÇA NO USO: O óleo essencial de murta é de uso seguro e costuma ser aplicado no tratamento de crianças.

DESCRIÇÃO DA PLANTA

A murta é um arbusto ou arvorezinha perenifólia com casca vermelha-acastanhada, folhas pequenas, pontudas e perfumadas e flores brancas ou rosadas intensamente fragrantes, que se transformam em pequenas bagas roxo-escuras, quase pretas.

PERFIL DE MISTURA

O óleo de murta combina bem com os de especiarias e também com os de lavanda, néroli, limão-comum, bergamota, limão-siciliano, hissopo, louro, alecrim, esclareia, pinho e cipreste.

USOS TRADICIONAIS

A murta tem longa tradição de uso na medicina fitoterápica. As folhas eram deixadas de molho no vinho, o qual era então empregado para tratar infecções dos pulmões e brônquios ou do trato urinário. Tanto as folhas quanto as bagas eram usadas para tratar diarreia, disenteria, congestão do peito por catarro e tuberculose; considerava-se que elas tinham ação secante e adstringente.

As flores e folhas da murta também eram ingredientes da "água dos anjos" um preparado para a pele da Inglaterra do século XVI. Na Itália, a murta era empregada nos xaropes antitosse para crianças.

PROPRIEDADES TERAPÊUTICAS
Adstringente, anticatarral, antisséptico, bactericida, balsâmico, expectorante e levemente sedativo. *(Ver o glossário na p. 158.)*

Alivia a tosse
O óleo de murta é especialmente indicado para problemas respiratórios e é bom em massagens do peito e das costas, banhos e inalações de vapor. À noite, no quarto das crianças, um queimador com óleo de murta – fora do alcance dos pequenos – aquieta e alivia a tosse. Por ter ação suave, o óleo de murta é preferido a outros óleos essenciais semelhantes que têm ação mais forte, como os de *tea tree* e eucalipto, mas é tão bom quanto estes para fortalecer o sistema imunológico. Isso é particularmente importante no tratamento de crianças, pessoas fracas ou inválidas e idosos com tosse, bronquite e outros problemas respiratórios.

Deixa a pele brilhante
As propriedades adstringentes do óleo de murta o tornam útil no cuidado da pele oleosa, de irritações gerais da pele, pintas, acne e poros abertos; tem o efeito de dar brilho à pele cansada e opaca. Misturado com óleo de cipreste, é bom como base de uma pomada contra hemorroidas. Pode ser usado numa lavagem íntima ou em compressa quente sobre os rins para ajudar a tratar infecções urinárias. No geral, o óleo de murta acalma, tranquiliza e alegra.

Clareia e protege
Do ponto de vista psicológico, o óleo de murta clareia, purifica e protege. Tem sido indicado para combater dependência e comportamentos autodestrutivos, compulsivos e obsessivos, em especial quando se manifestam no uso de drogas. A massagem feita por um aromaterapeuta que integre uma equipe de profissionais sérios é recomendada para todos os casos graves. Para casos isolados ou menos sérios, entretanto, o óleo de murta usado numa massagem, no banho ou em perfumes pode ter um bom efeito, especialmente quando associado a esclareia, bergamota e néroli.

O óleo essencial de murta é considerado um óleo espiritual e, segundo se diz, leva em si o espírito da fidelidade e do perdão. Atua como um portal para energias divinas universais, sendo por isso útil em misturas para meditação.

Tonificador da pele

Este tonificador refrescante e adstringente é uma versão moderna da tradicional "Angels' water" [água dos anjos], do século XVI, mas é muito mais simples de fazer. Tem o objetivo de tonificar e fechar os poros, impedir o desenvolvimento da acne e de pintas – ou impedir que pintas já existentes piorem ou infeccionem – e ajudar a recuperar a pele oleosa. A fragrância do produto será apreciada por homens e mulheres, pois não é doce e floral mas, ao mesmo tempo, não tem aroma obviamente masculino.

Você vai precisar de:

- 1 frasco de vidro escuro de 100 ml
- 5 ml de álcool para perfumaria (ver p. 40)
- 40 ml de água de flor de laranjeira
- 45 ml de hamamélis
- 10 gotas de óleo essencial de murta
- 2 gotas de óleo essencial de gerânio
- 3 gotas de óleo essencial de bergamota
- 2 gotas de óleo essencial de junípero
- 1 gota de óleo essencial de néroli
- 2 gotas de óleo essencial de lavanda

1. Meça o álcool para perfumaria e despeje no frasco.
2. Pingue cuidadosamente o número correto de gotas de cada óleo essencial dentro do frasco e agite para dispersar.
3. Complete com a água de flor de laranjeira e o hamamélis e agite mais uma vez para misturar muito bem todos os ingredientes.
4. Coloque um rótulo no frasco especificando os ingredientes, as quantidades e a data de fabricação.

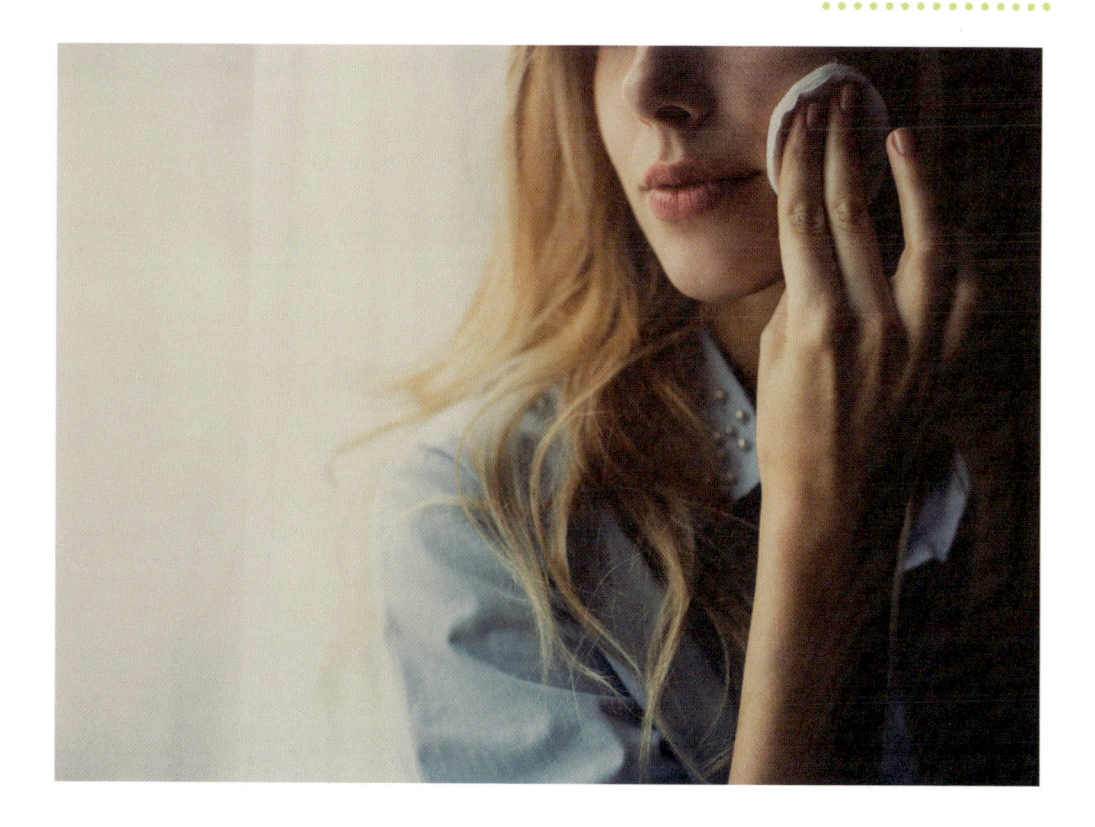

RESINAS E RAÍZES

OLÍBANO

Boswellia carterii, Boswellia frereana, Boswellia serrata

Família botânica:
Burseraceae

> Todas as variedades de óleo de olíbano tornam a respiração mais lenta e profunda, ajudando a combater o medo, a ansiedade, a tensão nervosa e o estresse.

MÉTODO DE EXTRAÇÃO: O olíbano é uma resina oleosa. Incisões na casca das árvores do gênero *Boswellia* produzem uma resina leitosa que, quando seca, se transforma em "gotas" de cor marrom, a partir das quais o óleo essencial é destilado a vapor.

REGIÕES DE ORIGEM: Etiópia, Omã, Arábia Saudita, Somália, Iêmen.

CARACTERÍSTICAS: O óleo essencial de olíbano é amarelo-claro, pouco viscoso e pinga facilmente do frasco.

DESCRIÇÃO DA FRAGRÂNCIA: O óleo de olíbano tem notas de topo frescas, cítricas, de terebintina e notas de fundo doces, cálidas, balsâmicas, canforadas e de madeira queimada.

SEGURANÇA NO USO: *De maneira geral, o óleo de olíbano é de uso seguro.*

DESCRIÇÃO DA PLANTA

Há várias espécies do gênero *Boswellia* usadas em aromaterapia. A mais comum é a *carterii*, que, como a *sacra* e a *frereana*, em geral cresce na Somália. A *payfera* vem da Etiópia ocidental e a *serrata* da Índia ocidental. As árvores do gênero *Boswellia* são pequenas, de flores brancas.

PERFIL DE MISTURA

O óleo de olíbano combina com a maioria dos óleos florais, amadeirados, de especiarias e cítricos, e também com os de mirra, *patchouli*, esclareia, alecrim, manjericão e vetiver.

USOS TRADICIONAIS

O olíbano é chamado *frankincense* em inglês, palavra composta por *franc* (do francês antigo, "livre, puro, abundante") e *incensum* ("defumação"). O olíbano teve importância histórica e desempenhou na Antiguidade um papel importante nas civilizações dos egípcios, persas, hebreus, gregos e romanos. Era usado como incenso em cerimônias religiosas e era também um importante ingrediente de cosméticos.

PROPRIEDADES TERAPÊUTICAS

Adstringente, anti-inflamatório, antisséptico, carminativo, cicatrizante, citofilático, digestivo, diurético, emenagogo, expectorante, sedativo, tônico, uterino e vulnerário. (Ver o glossário na p. 158.)

Olibano

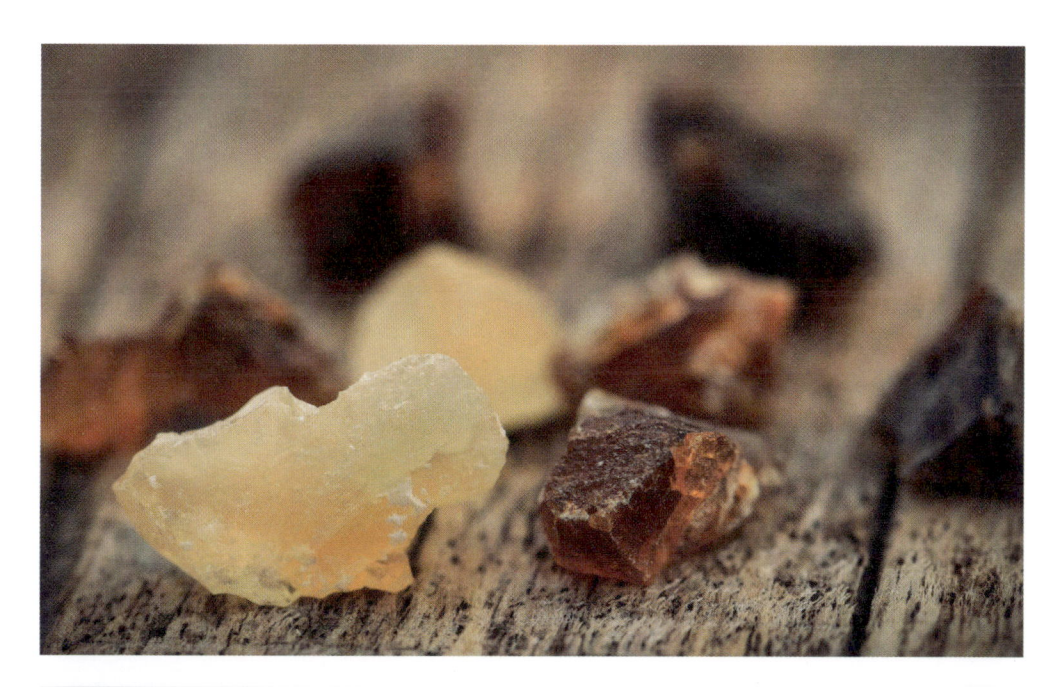

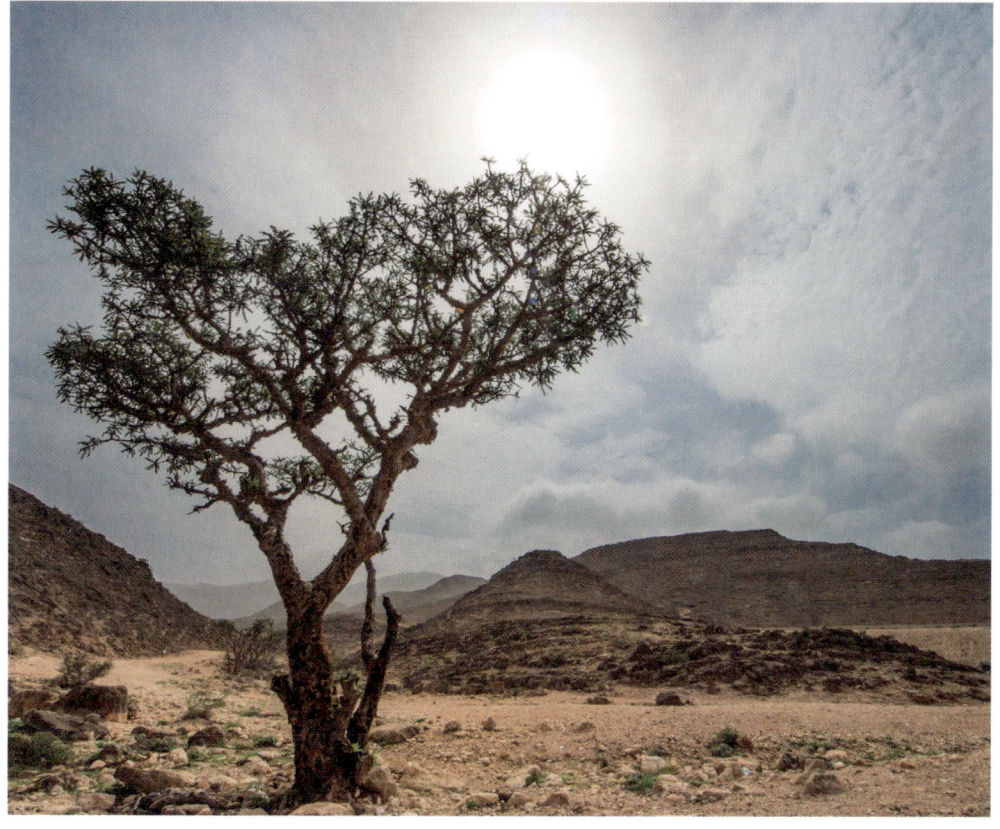

Benefícios das variedades de olíbano

O óleo de *Boswellia carterri* é o mais familiar dos óleos de olíbano. Tem muitas propriedades terapêuticas, entre as quais as de fortalecer o sistema imunológico, e é fantástico para os cuidados da pele, chegando inclusive a reduzir as rugas. Também melhora a aparência de cicatrizes em razão de sua capacidade de reparar as células epiteliais. Seu efeito sobre o sistema respiratório é curioso: o óleo de olíbano torna a respiração mais lenta e profunda, o que talvez explique por que era usado para se fazer incenso. Tem um aroma profundo, rico e embriagante, que aquieta a mente e traz tranquilidade.

A *Boswellia frereana* cresce no alto das montanhas da Somália. Dá o melhor olíbano para aliviar a inflamação e a dor causada pela artrite e combater alergias.

A *Boswellia serrata* dá o olíbano mais antigo já mencionado em documentos e talvez seja o incenso de que falava a Bíblia. Isso o torna excelente para a meditação e como óleo tradicional de unção. Tem potentes propriedades antissépticas, descongestionantes e anti-inflamatórias e é um bom desodorante e purificador de ar. Seu aroma é doce e delicado, com notas de topo limpas, cítricas e de pinho.

Alivia a ansiedade

O óleo de olíbano é usado para tratar problemas respiratórios, especialmente bronquite, resfriado, dor de garganta, tosse e congestão. Para quem sofre de asma, o olíbano alivia a ansiedade, aprofunda a respiração e diminui os sintomas físicos. É útil em óleos para massagens e banhos e também em inalações, queimadores e perfumes. É bom em misturas para massagens de corpo inteiro, pois produz uma calma e um relaxamento profundos. No geral, o óleo de olíbano acalma, revitaliza e revigora.

Do ponto de vista psicológico, o óleo de olíbano inspira estados místicos e aquieta a mente. Era usado tradicionalmente para afastar os maus espíritos, e ajuda a quebrar os vínculos com o passado.

Creme antienvelhecimento para os olhos

Este creme ajuda a fazer desaparecer as marcas de expressão ao redor dos olhos.

Você vai precisar de:

- 1 frasco pequeno de vidro escuro
- 25 ml de base para creme
- 1 colher (sopa) de gel de hamamélis
- 4 gotas de óleo de sementes de rosa-mosqueta
- 2 ml de água de rosas
- 4 gotas de óleo essencial de *Boswellia carterii*

1. Com uma colher, coloque a base para creme no frasco e acrescente o gel de hamamélis e a água de rosas. Mexa com um palito de churrasco ou haste de vidro até misturar bem.
2. Acrescente as gotas de óleo de rosa-mosqueta e de olíbano e misture bem.
3. Coloque um rótulo no frasco especificando os ingredientes, as quantidades e a data de fabricação.

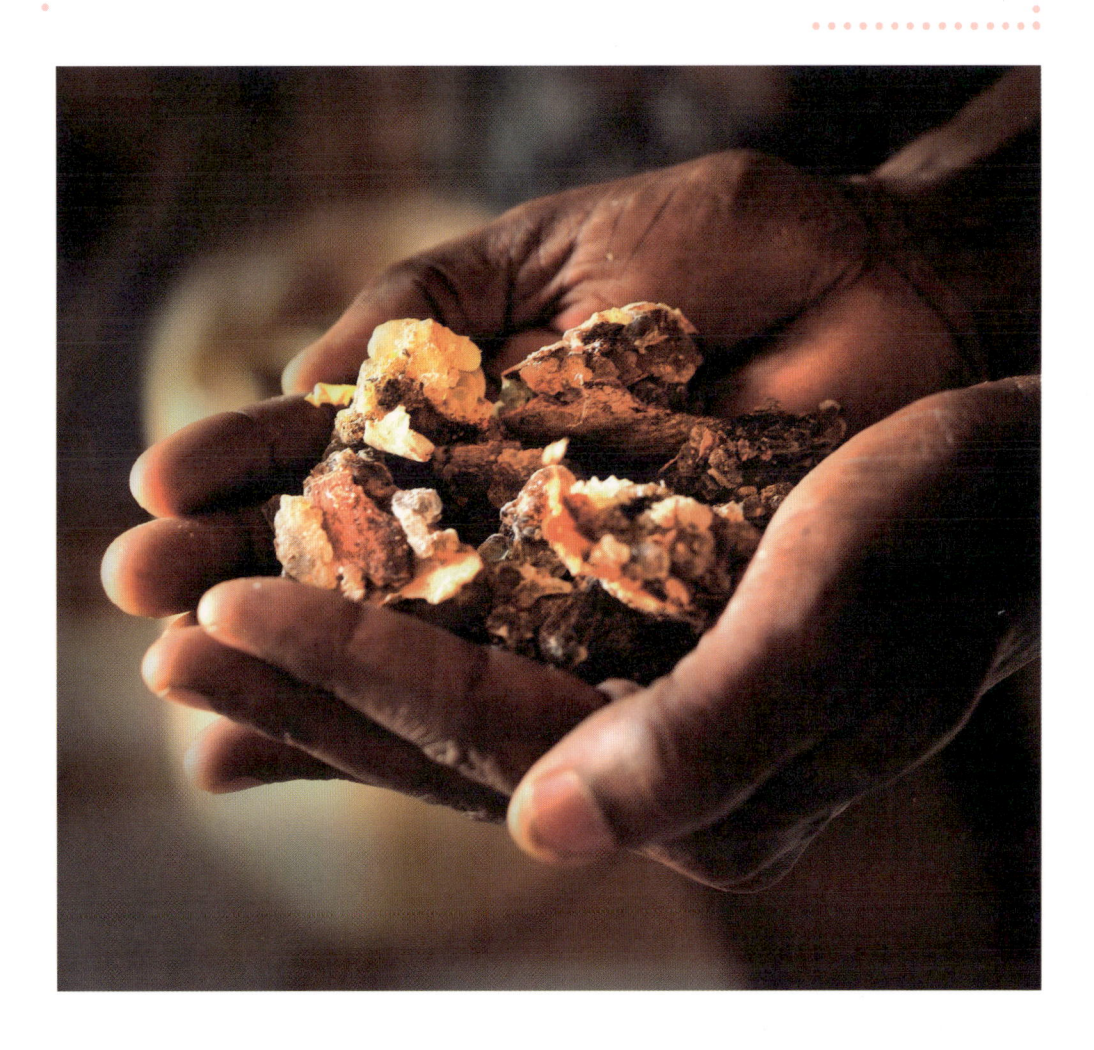

RESINAS E RAÍZES

MIRRA

Commiphora myrrha

*Família botânica:
Burseraceae*

A mirra vem sendo usada na aromaterapia há mais de 4 mil anos. O nome vem do árabe *mur*, que significa "amargo".

MÉTODO DE EXTRAÇÃO: Incisões na casca da árvore produzem uma resina amarela que, quando seca, se transforma em "gotas" de cor vermelho-acastanhada, a partir das quais o óleo essencial é destilado a vapor.

REGIÕES DE ORIGEM: Etiópia, Somália, Iêmen.

CARACTERÍSTICAS: O óleo essencial de mirra é marrom-escuro, âmbar ou amarelo, viscoso, e se torna mais espesso com o tempo. Talvez seja preciso aquecer o frasco em água morna para que o óleo pingue.

DESCRIÇÃO DA FRAGRÂNCIA: O óleo de mirra tem notas de topo amargas, picantes e balsâmicas, com notas de fundo resinosas, medicinais, doces e de madeira queimada.

DESCRIÇÃO DA PLANTA
A mirra é uma árvore que chega a 10 m de altura, com ramos retorcidos, folhas aromáticas e flores brancas.

PERFIL DE MISTURA
O óleo de mirra combina bem com os outros óleos resinosos e também com os de *patchouli*, rosa, sândalo, tangerina, gerânio, lavanda, junípero, cipreste e pinho.

USOS TRADICIONAIS
Os antigos egípcios usavam a mirra em cerimônias religiosas, como incenso, para embalsamar os mortos, no perfume *kyphi* e para os cuidados faciais. Os soldados da Grécia antiga a levavam para a guerra como proteção psíquica e para primeiros socorros. A medicina tradicional chinesa a emprega para parar sangramentos, aliviar hemorroidas, precipitar a menstruação, aliviar dores e curar feridas. O óleo essencial de mirra é usado em pastas de dente, enxaguantes bucais e produtos para gargarejo.

PROPRIEDADES TERAPÊUTICAS
Adstringente, anticatarral, anti-inflamatório, antimicrobiano, antisséptico, balsâmico, carminativo, cicatrizante, digestivo, emenagogo, estimulante pulmonar, estomáquico, expectorante, fungicida, sedativo, tônico, uterino e vulnerário. *(Ver o glossário na p. 158.)*

SEGURANÇA NO USO: Evite durante a gravidez. No mais, é de uso seguro.

O óleo de mirra é a primeira opção para tratar pé de atleta, feridas crônicas, úlceras e infecções da gengiva, e é usado com frequência como tintura, diluído em 70% a 80% de álcool. Misturado numa base para pomadas, trata hemorroidas e as escaras. No geral, o óleo de mirra é curativo, calmante e suavemente restaurador.

Cura da pele

Misturado a cremes e géis, o óleo de mirra trata eczema e a pele rachada, inflamada e descamada. Tem a reputação de reduzir as rugas e revitaliza a pele envelhecida, em especial quando misturado com rosa. Também trata tosse, problemas dos brônquios e resfriado; tem o efeito de secar o excesso de muco.

Do ponto de vista psicológico, o óleo de mirra alivia o estresse e a ansiedade e inspira a paz e a tranquilidade. É associado ao chakra da base e ajuda as pessoas que não se sentem mobilizadas a seguir adiante na vida.

Gel curativo para os pés

A capacidade curativa da mirra e suas propriedades antifúngicas recomendam este gel para o tratamento do pé de atleta.

Você vai precisar de:

- 1 frasquinho de vidro
- 1 colher (sopa) de gel de hamamélis
- 3 gotas de óleo essencial de mirra

1. Com uma colher, coloque o gel de hamamélis no frasco e acrescente as gotas de mirra. Misture bem.
2. Use até quatro vezes por dia até restabelecer-se da infecção.

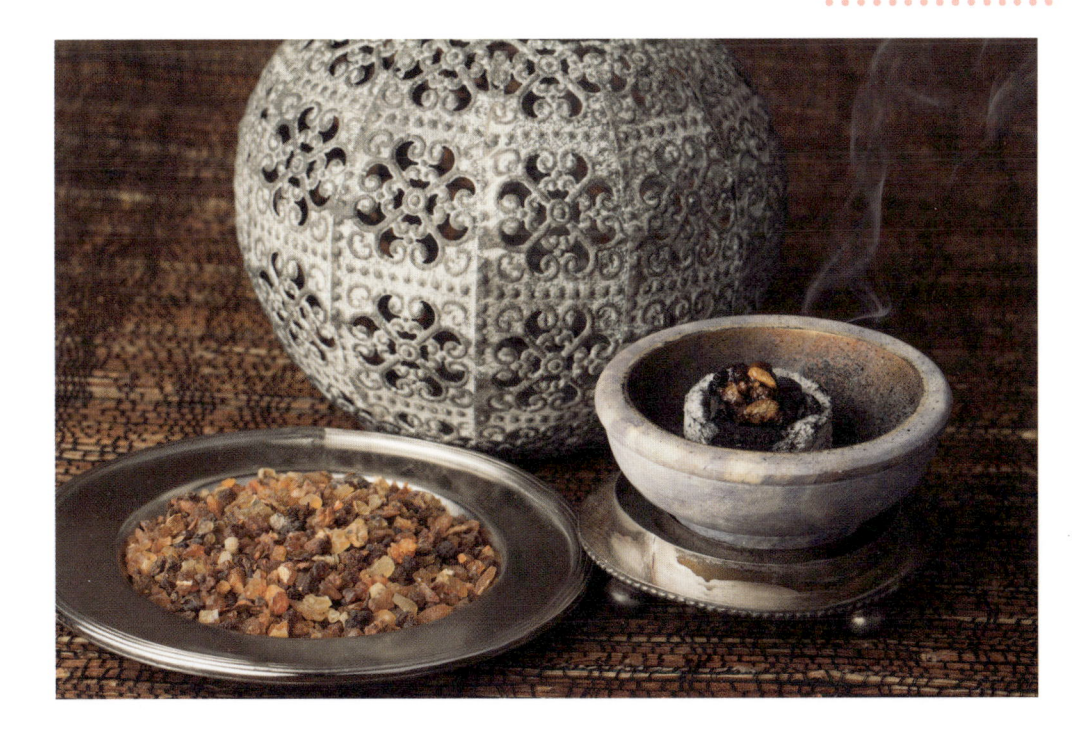

RESINAS E RAÍZES

VETIVER

Vetiveria zizanoides

*Família botânica:
Poaceae (Gramineae)*

Vetiver é conhecido como o óleo da tranquilidade. As raízes de vetiver são tradicionalmente trançadas para formar telas e esteiras para perfumar as casas e afastar mariposas.

MÉTODO DE EXTRAÇÃO: O óleo essencial é destilado a vapor a partir das raízes lavadas e picadas, que primeiro são secas para aumentar a produção de óleo e depois são mergulhadas em água.

REGIÕES DE ORIGEM: Brasil, Caribe, Ilhas Comores, Índia, Indonésia, Malásia, Ilha da Reunião, Sri Lanka.

CARACTERÍSTICAS: O óleo de vetiver é marrom-escuro ou âmbar, viscoso e pinga facilmente do frasco.

DESCRIÇÃO DA FRAGRÂNCIA: O óleo de vetiver tem notas de topo profundas, enfumaçadas e terrosas, e notas de fundo doces, almiscaradas, amadeiradas e que lembram a batata.

SEGURANÇA NO USO: O óleo de vetiver é de uso seguro.

DESCRIÇÃO DA PLANTA
O vetiver é uma gramínea alta e perene.

PERFIL DE MISTURA
O óleo de vetiver combina bem com os de laranja-doce, tangerina, manjerona, sândalo, limão-siciliano, néroli, cardamomo, rosa, jasmim, lavanda, ilangue-ilangue, gerânio, *patchouli* e esclareia.

USOS TRADICIONAIS
Na Índia, a gramínea vetiver é cultivada para evitar a erosão do solo. Na medicina ayurvédica, a decocção de vetiver é usada para aliviar a sede, insolação, febres e dores de cabeça. O óleo essencial é usado para amenizar enfermidades inflamatórias e no setor de perfumaria.

PROPRIEDADES TERAPÊUTICAS
Antiespasmódico, antisséptico, depurativo, nervino, sedativo, tônico e vermífugo. *(Ver o glossário na p. 158.)*

Aterra e regenera
O óleo de vetiver ajuda você a encontrar o seu centro imóvel. Usado em loções pós-barba e produtos de perfumaria para homens, vetiver é também recomendado em banhos, massagens e loções para a pele. Para as mulheres, ajuda a equilibrar os hormônios durante a menopausa. No geral, é equilibrante, regenerador e protetor.

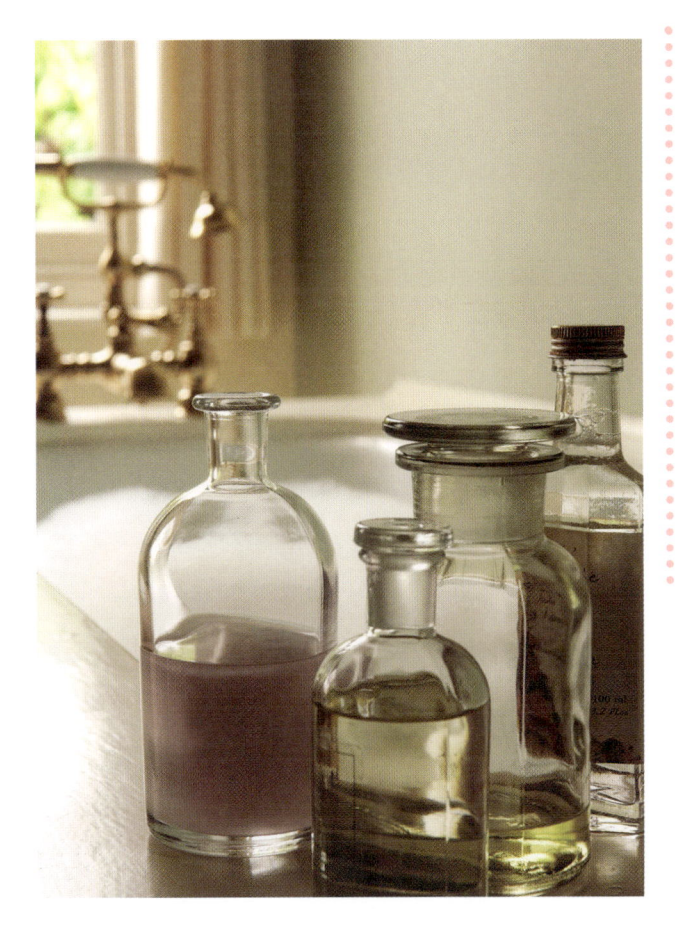

O óleo de vetiver é bom em massagens para dores musculares, artrite e reumatismo. Fortalece e tonifica a pele envelhecida e cansada, sem tônus e subnutrida. É um imunoestimulante, indicado quando o estresse esgota as defesas naturais do corpo.

Tonifica a energia sutil

Do ponto de vista psicológico, o óleo de vetiver é bom para esgotamento nervoso, exaustão, depressão, ansiedade e insônia. Acalma, suaviza e restaura, tonificando as energias sutis e equilibrando o chakra da base. Protege contra a hipersensibilidade, facilitando as ideias visionárias e a sabedoria.

Banho suave de vetiver

Sempre que você se sentir exausta, um banho de vetiver poderá recuperar sua energia. (O óleo dispersante é uma base que permite que os óleos se misturem na água.)

Você vai precisar de:

- velas luminárias
- 1 colher (sopa) de óleo dispersante para banho
- 3 gotas de óleo essencial de vetiver
- 1 gota de óleo essencial de lavanda
- 2 gotas de óleo essencial de néroli

1. Comece a encher a banheira. Coloque velas nas proximidades, numa superfície plana e segura.
2. Acenda as velas, apague a luz e, logo antes de entrar, misture os óleos entre si e dissolva-os na água.
3. Entre, sente-se e relaxe. Sinta a tensão e o estresse do dia indo embora. Ao apreciar a fragrância, repare em como cada respiração sua vai ficando mais longa e mais profunda à medida que você relaxa, até estar se sentindo completamente tranquila.

RESINAS E RAÍZES

BENJOIM

Styrax benzoin

Família botânica: Styracaceae

O óleo de benjoim tranquiliza, conforta e eleva. Também pode ser usado para afastar os "maus espíritos" ou a exaustão psíquica.

MÉTODO DE EXTRAÇÃO: Incisões na casca da árvore produzem uma resina. O óleo essencial é destilado a vapor a partir desta e, depois, dissolvido em etilenoglicol.

REGIÕES DE ORIGEM: Camboja, China, Indonésia, Laos, Malásia, Sumatra, Tailândia, Vietnã.

CARACTERÍSTICAS: O óleo de benjoim é laranja-amarronzado, viscoso e pegajoso. É mais fácil usar a tintura composta de benjoim.

DESCRIÇÃO DA FRAGRÂNCIA: O óleo de benjoim tem notas de topo de sorvete de baunilha e notas de fundo de melaço doce, e balsâmicas. O benjoim tailandês tem uma nota refinada de baunilha e chocolate.

SEGURANÇA NO USO: O óleo de benjoim é seguro, mas pode sensibilizar a pele. Não use no banho, pois deixa um depósito amarelo e pegajoso.

DESCRIÇÃO DA PLANTA
O benjoim é uma árvore tropical que chega a 20 m de altura.

PERFIL DE MISTURA
O óleo de benjoim combina bem com os óleos de resinas e especiarias e também com os de rosa, sândalo, jasmim, cipreste, junípero, limão-siciliano e pinho.

USOS TRADICIONAIS
Os herboristas chineses usavam o óleo de benjoim como antisséptico para o trato urinário e auxiliar da digestão em razão de sua qualidade quente e seca. Queimado como incenso, diz-se que o benjoim afasta os maus espíritos.

PROPRIEDADES TERAPÊUTICAS
Adstringente, anti-inflamatório, antisséptico, carminativo, desodorante, estíptico, expectorante e sedativo. *(Ver o glossário na p. 158.)*

Um remédio útil contra os resfriados
A fragrância doce do benjoim consola quem está triste, solitário, isolado, deprimido ou sofrendo pela morte de um ente querido. Tanto o óleo quanto a tintura composta, usados em inalações de vapor, são remédios úteis contra o resfriado e suaves o bastante para serem administrados a crianças. O benjoim trata asma, bronquite e tosse. No geral, esquenta, tranquiliza e reconforta.

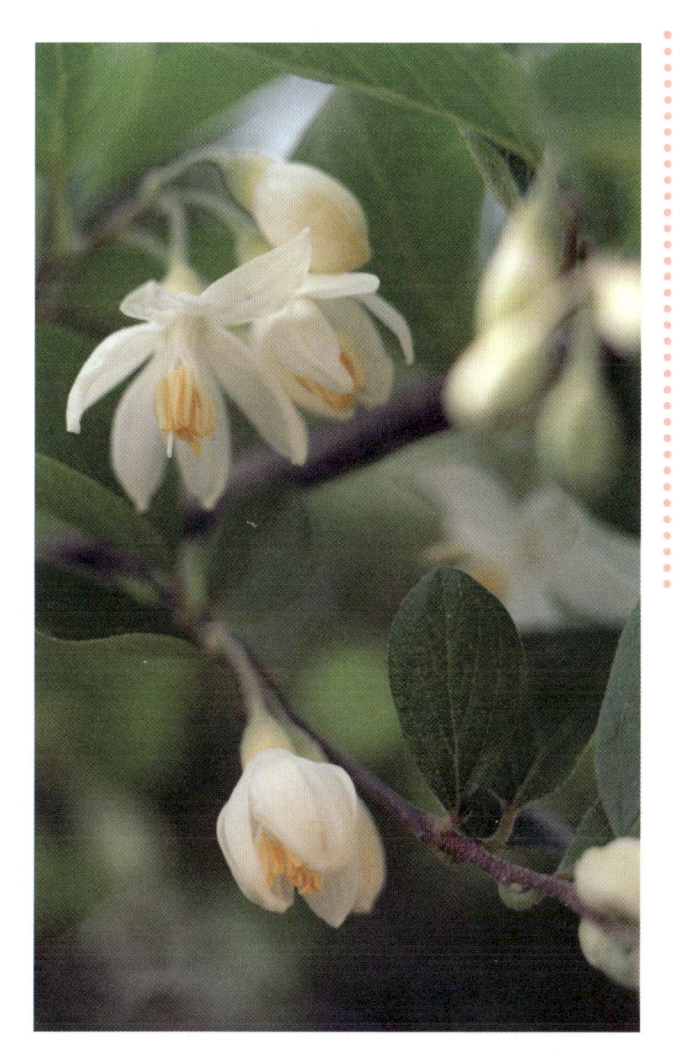

O benjoim é útil nos cuidados da pele, em especial quando ela está cortada, muito seca, rachada ou inflamada. É bom em massagens para problemas circulatórios e para aliviar as dores da artrite e do reumatismo.

Equilíbrio dos chakras
Do ponto de vista psicológico, o benjoim atua como um escudo protetor contra as asperezas da vida. Ajuda a equilibrar os chakras do coração e da base.

Creme para as mãos

Este creme é excelente para a pele rachada e muito seca.

Você vai precisar de:

- 1 frasco de vidro escuro de 50 ml
- 40 g de base para creme sem perfume
- 2 colheres (sopa) de manteiga de karité
- 1 colher (sopa) de óleo de amêndoas
- 10 gotas de óleo essencial de benjoim
- 5 gotas de óleo essencial de mirra

1. Com uma colher, coloque o creme no frasco.
2. Coloque a manteiga de karité num recipiente refratário e leve ao banho-maria até derreter.
3. Com uma colher, despeje a manteiga sobre a base para creme e misture rapidamente.
4. Mexendo, acrescente o óleo de amêndoas, o de benjoim e o de mirra até tudo ficar bem homogêneo.
5. Coloque um rótulo no frasco especificando os ingredientes, as quantidades e a data de fabricação.

GLOSSÁRIO

adstringente: contrai e enrijece os tecidos

afrodisíaco: aumenta ou estimula o desejo sexual

anafrodisíaco: alivia ou diminui o desejo sexual

analgésico: diminui ou alivia a dor

antialérgico: alivia ou reduz os sintomas de alergia

antibactericida/ antibiótico: previne o crescimento de ou destrói as bactérias

anticatarral: alivia ou reduz a produção de muco

anticonvulsivo: alivia ou controla convulsões

antidepressivo: anima e combate a depressão

antiespasmódico: alivia espasmos e cãibras da musculatura lisa

anti-inflamatório: abranda ou alivia a inflamação

antimicrobiano: resiste aos agentes patógenos ou os destrói

antinevrálgico: alivia ou reduz a dor nos nervos

antirreumático: alivia ou reduz os sintomas do reumatismo

antisseborreico: ajuda a controlar a produção de sebo

antisséptico: destrói ou controla bactérias patogênicas

antissudorífico: diminui a transpiração

antitóxico: combate o envenenamento

antiviral: inibe o crescimento de vírus

bactericida: previne o crescimento de bactérias ou as destrói

balsâmico: calmante e terapêutico

carminativo: acalma a digestão, diminui as cólicas e alivia a flatulência

cefálico: estimula e desanuvia a mente

cicatrizante: promove a cura por meio da formação do tecido conectivo

citofilático: estimula o crescimento de novas células da pele sadias

colagogo: estimula o fluxo de bile da vesícula biliar para os intestinos

demulcente: acalma, suaviza e alivia a irritação das membranas mucosas

depurativo: purifica e limpa o sangue

descongestionante: alivia e reduz a congestão, especialmente de muco

desintoxicante: ajuda a eliminar as toxinas do corpo

desodorante: combate os odores do corpo

digestivo: ajuda a digestão do alimentos

diurético: aumenta a produção e a secreção de urina

emenagogo: promove e regula a menstruação

esplênico: tônico para o baço

estimulante: estimula as funções fisiológicas do corpo

estíptico: adstringente, ajuda a reduzir sangramento externo

estomáquico: tônico para o estômago, ajuda a digestão

expectorante: ajuda a expelir o muco do sistema respiratório

febrífugo: reduz a febre

fungicida: resiste às infecções por fungos ou as destrói

galactagogo: aumenta o fluxo de leite materno

hemostático: ajuda a estancar o sangramento

hepático: tônico hepático, estimula e auxilia a função do fígado

hipertensor/ hipertensivo: aumenta a pressão sanguínea

hipotensor/ hipotensivo: reduz a pressão sanguínea

imunoestimulante: estimula a função do sistema imunológico

inseticida: destrói insetos

laxante: ajuda a evacuação intestinal

nervino: tônico para os nervos, estimula e fortalece o sistema nervoso

rubefaciente: aquece a pele e aumenta o fluxo sanguíneo

sedativo: acalma e reduz o nervosismo, o estresse e a agitação

tônico: revigora e fortalece o corpo

uterino: tônico para o útero

vasoconstritor: constringe e contrai as paredes dos vasos sanguíneos capilares

vasodilatador: dilata as paredes dos vasos sanguíneos capilares

vulnerário: promove a cura de feridas e previne a degradação dos tecidos

ÍNDICE REMISSIVO

A
acne 12, 40, 52, 56, 59, 78, 86, 90, 102, 124, 130, 134, 142, 146
adrenal, glândula 98
adstringente 12, 20, 23, 24, 34, 51, 54, 59, 66, 70, 78, 82, 85, 90, 94, 106, 120, 138, 140, 145, 148, 152, 156
afrodisíaco 12, 23, 24, 26, 28, 31, 32, 33, 34, 62, 70, 80, 82, 85, 110, 113, 116, 120, 126, 138
alecrim **64-7**
alergia 15, 16, 150
analgésico 10, 15, 16, 32, 38, 62, 66, 78, 86, 94, 98, 110, 113, 124, 126, 140
anemia 114
anestésico 78, 124
anorexia nervosa 40, 43, 134
ansiedade 16, 20, 24, 26, 28-9, 32, 36, 38, 40, 44, 70, 82, 86, 90, 127, 130, 134, 136, 148, 153, 155
anticonvulsivo 70
antiespasmódico 12, 15, 23, 26, 28, 32, 38, 43, 46, 51, 54, 62, 66, 74, 78, 82, 85, 90, 94, 113, 118, 120, 124, 126, 128, 154
antiflogístico 10, 15, 23, 78, 138
antimicrobiano 12, 51, 52, 59, 96, 101, 134, 138, 140, 152
antioxidante 46
antisséptico 1, 10, 12, 15, 20, 23, 26, 32, 34, 38, 43, 46, 51, 54, 59, 62, 66, 70, 74, 78, 82, 85, 90, 93, 94, 96, 101, 106, 110, 113, 118, 120, 124, 134, 138, 140, 142, 145, 148, 150, 152, 154, 156
antiviral 10, 15, 23, 38, 59, 62, 94, 96, 101, 134, 142
apatia 58
apetite 40, 73, 114, 124, 134

articulações, dor nas 12, 59, 60, 86, 98, 114, 120, 124, 126
artrite 52, 59, 86, 114, 134, 150, 154, 157
asma 66, 70, 82, 150, 156
autoestima 54, 56, 78

B
baço 74, 78, 114
bactérias 10, 21, 23, 26, 43, 51, 52, 59, 62, 82, 94, 96, 101, 110, 113, 124, 128, 134, 140, 145
balsâmico 94, 96, 145, 152
banho suave 155
benjoim **156-7**
bergamota **38-41**
betume, manchas de 93, 94
bronquite 59, 62, 66, 82, 90, 98, 102, 104, 106, 118, 124, 133, 146, 150, 153, 156

C
calmante 12, 16, 26, 28, 36, 40, 46, 82, 90, 106, 130, 134, 146, 150, 155
camomila **14-7**
canela **120-21**
capilar, tônico 65, 66, 71, 142
capim-limão **140-43**
cardamomo **116-19**
carminativo ver flatulência
caspa 56, 65, 70, 94, 106, 138
catapora 40
catarro 74, 110, 113, 145, 150, 152
cedro-do-atlas **104-07**
cefálico 66, 78, 110, 118
celulite 20, 52, 56, 59, 74, 106
choque 26, 28, 36, 78
ciática 133
cicatrização 138, 150
cicatrizante 12, 16, 20, 23, 26, 38, 51, 82, 85, 101, 134, 138, 148, 152
cipreste **88-91**
cistite 16, 40, 74, 86, 98, 150

citofilático 12, 20, 134, 138, 148
citral 140
citronela 65
coceira no couro cabeludo 138
coentro 38, 68
colagogo 10, 16, 43, 46, 66, 96
colerético 23
cólica 16, 62, 114, 118
cólica menstrual 44, 118
colite 134, 142
confiança 24, 28, 31, 32, 44, 98, 106
conjuntivite 31
constipação 44, 62, 114
coqueluche 62
coração 24, 28, 34, 66, 110
cordial 26, 38, 62
cortes e arranhões 12, 52, 102
couro cabeludo, tônico para o 37, 56, 65, 66, 106
cravo **122-25**
criatividade 32, 66, 127

D
demulcente 82
dentes 76, 78, 120, 124, 152
dentição 16
depressão 10, 12, 20, 23, 24, 26, 32, 34, 36, 38, 40, 43, 46, 48, 54, 56, 58, 66, 70, 82, 121, 127, 130, 136, 138, 140, 155, 156
depressão pós-parto 24
depurativo 23, 46, 51, 54, 74, 86, 154
dermatite 134, 138
descongestionante 12, 78, 93, 94, 110, 150
desinfetante 54, 59
desintoxicante 20, 48, 52, 54, 56, 59, 74–5, 85, 138
desodorante 10, 12, 20-1, 26, 38, 70, 90, 94, 96, 128, 138, 140, 150, 156
diarreia 16, 18, 28, 44, 124, 126, 145
disenteria 18, 145
dispepsia 16, 118, 130, 134

diurético 16, 20, 46, 51, 54, 62, 66, 74, 82, 86, 90, 94, 96, 106, 118, 138, 148
dor 16, 152
dor de cabeça 12, 15, 16, 62, 78, 82, 94, 136, 142, 154
dor de garganta 59, 68, 94, 110, 150
dores musculares 12, 16, 59, 60, 62, 66, 86, 94, 110, 114, 120, 124, 126, 134, 142, 154

E
eczema 16, 40, 82, 134, 153
edema 20, 90, 106
emenagogo 12, 16, 23, 62, 66, 70, 74, 86, 126, 148, 152
enfisema 62
enjoo de viagem 110
enjoo matinal 110
enxaguante bucal 78, 120
enxaqueca 12, 16, 78
erupções cutâneas 15
erva-doce **72-5**
escaras 153
esclareia **68-71**
esgotamento 54, 56, 58, 98
esgotamento nervoso 98, 110, 118, 121, 134, 155
estimulante 12, 54, 56, 66, 86, 98, 101, 110, 114, 118, 120, 124, 126
estíptico 90, 156
estresse 16, 44, 48, 56, 62, 70, 82, 134, 136, 148, 153
estrias 48
eucalipto **92-5**
expectorante 62, 74, 82, 94, 96, 98, 101, 106, 110, 114, 118, 145, 148, 152, 156

F
fadiga 58, 78, 86, 98, 118, 127
fadiga mental 78, 86, 98
febre 12, 16, 38, 40, 51, 59, 94, 110, 114, 134, 138, 140, 154

febre glandular 102
feridas 12, 16, 20, 38, 52, 62, 86, 94, 108, 148, 152–3 *ver também* cicatrizante; hemostático
feridas 138
feridas nos cantos da boca 40, 94, 101, 102
fígado 16, 23, 31, 56, 66, 88, 90
fito-hormônios 70
flatulência 10, 12, 16, 26, 38, 43, 44, 46, 51, 62, 66, 70, 74, 78, 82, 85, 110, 113, 114, 118, 120, 124, 126, 140, 148, 152, 156
fraqueza 20, 59, 98, 110, 121, 127
frieiras 114
frigidez 36

G
galactagogo 32, 74
gastroenterite 142
gengibre **108-11**, 142
gengiva, infecções da 53
gerânio **18-21**
gota 52, 86
grapefruit **54-7**
gravidez 16, 46, 48
gripe 12, 62, 78, 93, 94, 114, 124

H
halitose 124
hematomas 20, 114
hemorroida 90-1, 152, 146, 153
hemostático 20, 23, 51, 52, 59
hérnia 124
herpes 40, 94, 102
herpes-zóster 40, 94, 102
hipertensão 12, 28, 34, 51, 62, 66, 70
histeria 26
hortelã-pimenta **76-9**
humor, mudanças bruscas de 16, 18, 20

I
icterícia 134
ilangue-ilangue **34-7**
impotência 36
imunoestimulante 59, 101, 102, 146, 150, 155
infecção 128
infecções por fungos 12, 43, 101, 134, 138, 140, 142, 152-53
inflamação 15, 16, 23, 32, 46, 68, 82, 128, 138, 148, 150, 152, 154, 156-57

inquietude 32, 46, 134
inseticida 51, 59, 96, 101, 106, 138, 140, 142
insônia 12, 15, 16, 26, 28, 44, 82, 130, 155
intuição 78

J
jasmim 8, **30-3**
junípero **84-7**

L
laranja-doce **43-5**
lavanda **10-3**
laxante 23, 110, 114
leite materno, produção de 32, 74
lesões decorrentes de atividades esportivas 98, 142
letargia 118, 121
limão-comum **58-9**
limão-siciliano **50-3**
lombar, dor 133

M
manjericão 10, 18, 65
manjerona **60-3**
medo 24, 36, 44, 148
menopausa 20, 24, 70, 74, 90, 154
menstruação, problemas da 16, 18, 20, 24, 60, 62, 68, 70, 74, 90, 120, 152
mialgia 78
mirra **152-53**
mithridate 106
murta **144-47**

N
náusea 16, 108, 110, 114, 126, 136
néroli **26-9**, 130
nervino 12, 16, 23, 32, 62, 66, 70, 86, 128, 140, 154
nevralgia 78, 94, 96, 124, 133
niaouli 102
noz-moscada **126-27**

O
obesidade 73, 74
olíbano 8, **148-51**
órgãos sexuais masculinos 32

P
palmarosa **132-35**
pânico, acessos de 26, 36
parasitas intestinais 38, 122
parto 31, 32, 122
patchouli **136-39**

pau-rosa 18, 31, 34, 46
pé de atleta 94, 102, 122, 134, 142, 153
pele
  cuidados da 23, 24, 28, 32
  cura da 153, 157
  e cabelos oleosos 20, 40, 52, 56, 59, 70, 74, 106, 130, 134, 138, 142, 146
  excessivamente seca 153, 157
pintas na 101, 130, 142, 146 *ver também* acne
tônus da 52, 147, 150, 154-55
petitgrain **128–31**
picadas de insetos 12, 93, 94, 102
pimenta-do-reino **112-15**
pinho **96-9**
poros 59, 142, 146
pot-pourri 23, 138
próstata 32
psoríase 40, 82, 134

Q
queimaduras 12, 20

R
raiva 24, 36
relaxante 12, 16, 36, 68, 70, 150
repelentes de insetos 12, 66, 94, 95, 133, 136
resfriado 12, 43, 62, 78, 94, 108, 110, 114, 124, 136, 150, 153, 156
ressaca 56, 66
retenção de líquidos 20, 56, 59, 66, 74, 90
reumatismo 51, 52, 59, 62, 85, 86, 90, 94, 96, 114, 120, 124, 126, 130, 133, 134, 154, 157
rinite alérgica 16
rins 98
rosa **22-5**
rubefaciente 51, 66, 86, 94, 96, 110, 114, 118, 126
rugas 150, 153

S
sândalo **80-3**
sapinho 102
sarna 122, 138
sedativo 12, 16, 20, 23, 26, 32, 34, 36, 38, 43, 46, 48, 62, 70, 82, 106, 128, 130, 138, 140, 145, 148, 152, 154, 156
sinusite 59, 66, 78, 94, 98, 102

sistema
  circulatório 12, 52, 62, 66, 78, 90, 110, 120, 157
  digestório 12, 15-7, 26, 38, 43, 44, 46, 48, 52, 54, 62, 66, 70, 74, 76, 78, 108, 110, 114, 118, 120, 122, 124, 126, 128, 130, 134, 142, 148, 152
  linfático 20, 43, 44, 48, 52, 56, 66, 73, 78, 86, 106
  reprodutor feminino 23, 24, 32, 148, 152
  respiratório 59, 74, 88, 94, 96, 98, 102, 104, 106, 110, 118, 120, 130, 134, 145-46, 148, 150, 152-53
sofrimento 24, 40, 156
sudorese 12, 16, 51, 66, 70, 78, 86, 90, 101, 108, 110, 113

T
tangerina **46-9**
tea tree **100-03**
tecido conjuntivo 142
tensão nervosa 16, 24, 26, 28-9, 56, 62, 78, 82, 86, 90, 98, 130, 148
tomilho 65
tônico 12, 20, 23, 24, 26, 32, 38, 43, 44, 46, 51, 54, 59, 62, 66, 70, 82, 86, 90, 96, 106, 110, 114, 118, 126-27, 140, 148, 152, 154
tonificação 140, 142
torcedura 124, 142
tosse 43, 59, 90, 102, 106, 110, 134, 145, 146, 153, 156
Transtorno Afetivo Sazonal 40, 110
trato urinário 74, 82, 86, 94, 98, 104, 106, 145, 146, 156
tuberculose 145

U
úlcera 31, 153

V
varizes 52, 90, 91
vermífugo 12, 20, 38, 51, 94, 120, 154
verrugas 52, 101
vesícula biliar 66
vetiver **154-55**
vômito 110, 136
vulnerário 10, 16, 20, 38, 62, 86, 94, 148, 152